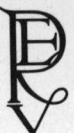

Zu diesem Buch

Zähne sind ins Gerede gekommen. Schlagzeilen über Gift in Zahnfüllungen, korrodierenden Zahnersatz, Schadstoffe in der Zahnpasta, Kollaboration zwischen Zahnarztverbänden und Zuckerindustrie, das Kostendämpfungsgesetz im Gesundheitswesen und anderes mehr haben die Öffentlichkeit in den letzten Jahren mehrfach aufgeschreckt. Nicht zuletzt spielen für das rege Interesse der Bevölkerungsmehrheit an diesem Thema die eigenen leidvollen Erfahrungen im Behandlungsstuhl (und danach) eine Rolle: Die Zähne der Deutschen sind mit Abstand die schlechtesten in Europa, und es gibt bei uns nur noch wenige Menschen mit einem völlig gesunden Gebiß.

Die Münchner Diplompsychologin und freie Journalistin BARBARA WENDT gibt Antworten auf viele Fragen, die Patienten und Zahnärzte angehen. Dabei beschränkt sie sich nicht auf die Zähne allein, sondern begreift diese als Teil des Mund-, Kiefer- und Rachenraumes, der wiederum einen Teil des gesamten Körpers bildet und zu ihm in vielerlei Beziehungen steht. Sie verweist auf Gefahren, diskutiert Streitfälle und zeigt mögliche Alternativen auf: Damit Sie bald wieder «kraftvoll zubeißen» können.

Barbara Wendt

Gesund im Mund

Das lückenlose Zahnbuch

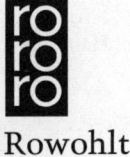

Rowohlt

Umschlagentwurf Manfred Manke
Originalausgabe
Redaktion Marion Schweizer
Illustrationen im Text Georg Wendt

Veröffentlicht im Rowohlt Taschenbuch Verlag GmbH,
Reinbek bei Hamburg, April 1990
© 1990 by Rowohlt Taschenbuch Verlag GmbH, Reinbek bei Hamburg
Satz Trump Mediaeval (Linotron 202)
Gesamtherstellung Clausen & Bosse, Leck
Printed in Germany
1280-ISBN 3 499 18753 1

Inhalt

1 Warum bringt die Zahnmaus Geschenke?

Die Bedeutung von Mund und Zähnen

Mienenspiele

Ein Baby, acht Monate alt, wird im Kinderwagen ausgefahren. Die Mutter beugt sich über ihr Kind: Es verzieht die Mundwinkel nach oben, lächelt sie an. Als sich eine neugierige Passantin nähert, rutschen die Mundwinkel nach unten: Gleich fängt es an, jämmerlich zu weinen.

Bleibt einem Kind der Mund offen, sehen wir: Es staunt. Erst Erwachsene haben gelernt, Gemütsregungen weitgehend unter Kontrolle zu halten. Aber auch wir drücken Freude, Entspannung, Erleichterung ebenso wie Trauer, Wut und Zorn nicht nur durch Sprache und Augen, sondern auch über die Mimik in der Mundregion aus. Selbst Verachtung kann das Gegenüber an den Mundwinkeln erkennen. Wenn Schmerz nicht geäußert werden soll, beißen wir die Zähne zusammen und pressen die Lippen aufeinander, so daß der schmale Rand darüber vor Anstrengung weiß wird. Von jemandem, der nicht lockerlassen kann, heißt es, er sei verbissen. Und wenn wir uns einem Gegner stellen, zeigen wir ihm die Zähne – oder wir machen gute Miene zum bösen Spiel.

Das Mienenspiel ist aber nicht nur das Produkt unserer Gefühle, sondern es wirkt auch darauf zurück. So werden lachende Menschen durch ihre Mimik noch fröhlicher und düster dreinblickende, denen die Mundwinkel herabhängen, noch trauriger gestimmt. Das behauptete schon der Vater des Evolutionsgedankens Charles Darwin.

Die Wirklichkeit ist vielleicht noch aufregender. Ein Experiment zeigte, daß die Mundmuskeln nicht nur die *Stärke* unserer Gefühle, sondern auch ihre *Art* beeinflussen. Der Mannheimer

Psychologe Fritz Strack teilte gesunden Versuchspersonen mit, er plane eine Studie über die motorischen Fähigkeiten von Behinderten. Das war nicht der eigentliche Zweck des Experiments, aber die Freiwilligen der «Vergleichsgruppe» sollten den wahren Sinn der Untersuchung zunächst nicht kennen, um das Ergebnis nicht zu verfälschen. Der Psychologe ließ die Teilnehmer einen Bleistift zuerst zwischen den Lippen und danach zwischen den Zähnen halten. Solange sich die Lippen um den Stift pressen, ist damit der Lachmuskel um den Mund herum blockiert. Halten die Versuchspersonen den Bleistift jedoch mit den Zähnen, spannen sich Muskeln um Mund- und Augenpartie an wie zu einem versteckten Lächeln.

Die Versuchsteilnehmer mußten sich dann Karikaturen ansehen. War die Lachmuskulatur durch die zusammengepreßten Lippen blockiert, fanden sie diese Zeichnungen gar nicht witzig. Waren die Muskeln, die fürs Lachen sorgen, durch den Stift zwischen den Zähnen angeregt, erschienen den Versuchspersonen dieselben Karikaturen als äußerst komisch.

Forscher vermuten, daß unser Wohlbefinden unter anderem von ganz geringfügigen Temperaturschwankungen im Gehirn abhängt. Das Venengeflecht, das sich an die ins Gehirn eintretende Schlagader anschmiegt, erhält nämlich kühles Blut aus den Gesichtsvenen. Gehirnbotenstoffe (Neurotransmitter), die unser Gefühlsleben steuern, werden vom zentralen Nervensystem über die Klimaveränderung informiert. Jeder kennt das Gefühl von dumpfem Nebel im Kopf und schlechtem Befinden, wenn er stark erkältet ist: Der Schnupfen verhindert, daß die Atemluft durch die Schleimhautvenen gekühlt nach oben dringt.

Denkbar ist, daß die Bewegung der Muskulatur beim Lachen und Lächeln dazu beiträgt, daß die Gesichtsvenen nicht «gequetscht» werden und so ihre Funktionen besser erfüllen können. Möglich ist auch, daß das Muskelspiel sich auf die Kühlung der Nasen-Atemluft auswirkt.

Unser Mienenspiel hat also eine ganz spezifische Auswirkung auf unser Wohlbefinden. Gleichzeitig ist es universell verständlich. Während Worte und Sprachen auf der Welt denkbar unterschiedlich sind – so klingen romanische Sprachen mit vielen Vokalen, slawische haben oft viele Konsonanten, die ohne Selbstlaut dazwischen aneinandergereiht werden, im Fernen Osten, etwa im

Chinesischen, hängt die Bedeutung eines Wortes von der Tonhöhe ab –, aber der Gesichtsausdruck, besonders um den Mund herum, ist, ob große Freude oder tiefe Trauer, ob Lachen oder Weinen, bei allen Völkern gleich.

Lust und Last von Anfang an

Auch Sigmund Freud, der Begründer der Psychoanalyse, maß der Mundregion ganz besondere Bedeutung bei. Er nannte das erste Entwicklungsstadium des Sexualtriebs die *orale* – die »mündliche« – *Phase*. In den ersten Lebensmonaten des Kindes ist der Mund die erste und hauptsächliche Quelle aller Lust: Das Baby saugt und wird satt – äußerst angenehme Empfindungen.

Andere Psychoanalytiker sehen in diesen frühen Erfahrungen nicht nur den Lustgewinn, sondern auch die Äußerung von Aggressionen. Sobald nämlich das Baby Zähnchen hat, beißt es in die nahrhafte Quelle. Weil die Mütter in den meisten Fällen schnell genug davon haben, ein Kind zu stillen, das schmerzhaft an ihrer Brustwarze knabbert, kommt es dann auch bald zur ersten großen Enttäuschung in seinem Leben: Die Brust wird ihm entzogen.

Der Doppelcharakter von Mund und Zähnen bleibt auch später erhalten: Der Mund wird zum Symbol der erotischen Anziehung. Leuchtend roter Lippenstift verstärkt die Signalwirkung. Mit dem Mund beginnen wir eine nahe Beziehung, küssen und liebkosen. Ein intaktes Gebiß strahlt Vitalität und Stärke aus – aber es symbolisiert auch Mut und Aggression. Wir können damit zupacken und zubeißen, sogar verschlingen. Wer seine Zähne verliert, befürchtet häufig, daß damit auch seine sexuelle Anziehungskraft abnimmt. Bei manchen Prothesenträgern geht diese Furcht so weit, daß sie gar keine sexuellen Kontakte mehr suchen. Freud schloß in seinen Traumdeutungen, daß Zahnziehen oder der Verlust von Zähnen mit dem Verlust der Sexualität zusammenhängt.

Zahngeschichten

Zähne zu bekommen und zu verlieren bedeutete den Menschen schon immer viel: Sie waren Symbol von Fruchtbarkeit, von Tod und Leben. Sie hingen mit der Unversehrtheit des Körpers und der eigenen Beziehung zu ihm zusammen.

Die französische Ethnologin Françoise Loux hat jahrelang in ihrem Land nach alten Weisheiten und Mythen der Volksmedizin gesucht. Viele der mündlich überlieferten Regeln und Redensarten handeln von den Zähnen. Manche davon sind auch unseren deutschen Großeltern geläufig: «*Wem spät erscheinen die Zähn',* *kann die Seinigen sterben sehn*», oder auch «*Wem früh wachsen* *die Zähn', wird auch früh zu Grabe gehn*».

Wenn frühes Zahnen mit dem Tod in Verbindung gebracht wurde, so hatte dies ganz reale Hintergründe. Die Muttermilch wurde beim Erscheinen der ersten Zähne durch Kuhmilch ersetzt, die anfällig für Verschmutzungen ist und die viele Kinder nicht gut vertragen. Schwere Darmkrankheiten kosteten in einer Zeit, in der es noch keine der Muttermilch angepaßte Fertigmilch gab, vielen Säuglingen das Leben.

Andere Sprichwörter vom frühen Zahnen setzen Liebe und Fruchtbarkeit damit gleich: «Proches dents, proches parents» – wenn die Zähne früh erscheinen, sind sich die Eltern nahe. Mit der Entwöhnung des Babys von der Brust war es den Eltern nach traditioneller Vorstellung auch wieder gestattet, ihre sexuellen Beziehungen aufzunehmen. Je früher also die Zähne ihres Babys kamen, desto eher konnte die Frau wieder schwanger werden.

In vielen Ländern ranken sich Mythen und Legenden um den ausgefallenen Zahn des Kindes: Er ist ein Teil des Körpers, der sich auf dem Weg zum Erwachsenwerden wie die Nabelschnur von ihm löst. Das Kind – so erzählen die Geschichten – darf den Zahn beileibe nicht einfach wegwerfen. Wenn dieser von einem Tier gefressen würde, nähme der nachwachsende Zahn die Form etwa eines Schweine- oder Hundezahns an. Wirft das Kind den Milchzahn ins Feuer, so läuft es den Mythen entsprechend später selbst Gefahr, ins Feuer zu fallen.

Deswegen hält sich bis heute vor allem in südlichen Ländern die Geschichte von der Zahn-Maus: Eine kleine Maus holt den ausgefallenen Milchzahn unter dem Kopfkissen ab und bringt ein kleines Geschenk dafür. Der neue Zahn, der dem Kind wächst, soll dann ebenso hübsch, spitz und kräftig werden wie der einer Maus.

Auch bei uns glauben viele Menschen, an der Entwicklung der Milchzähne lasse sich die Zukunft des Kindes ablesen. Die kleine Lücke zwischen den mittleren Schneidezähnen im Oberkiefer wird *Glücksgraben* genannt. Kommen die Zähnchen im Unterkiefer zuerst, was die Regel ist, dann werde das Kind klug. Brechen aber zuerst die im Oberkiefer durch, dann befürchten die Verwandten, daß diese «dem Kind das Grab schaufeln» könnten.

Mund und Zähne: Spiegel von Leib und Seele

Mund- und Kiefersystem sind geniale technische Konstruktionen. Lippen, Wangen, Zunge, Kiefergelenk, Kaumuskulatur und Zähne sind die Werkzeuge, mit deren Hilfe der «Allesfresser» Mensch im Lauf der Jahrzehnte viele Tonnen Nahrungsmittel zerkleinern und zu sich nehmen kann. Nur mit einem gesunden Gebiß kann die Nahrung so sorgfältig gekaut und mit Speichel-Enzymen angereichert werden, daß Magen- und Darmsystem die Nährstoffe aufnehmen können – eine wichtige Voraussetzung für die Gesundheit.

Nicht nur Zahnärzte schauen ihren Patienten aufmerksam in die Mundhöhle. Auch der Allgemeinarzt und der Internist erkennen an bestimmten Veränderungen schon in frühem Stadium Anzeichen für diverse Erkrankungen, etwa bei Störungen der Durchblutung, des Immunsystems und des Stoffwechsels. Manchmal sind Schleimhaut-Veränderungen sogar der einzige Hinweis auf eine schwere Krankheit, etwa Tuberkulose oder Leukämie (Blutkrebs). Der Zustand der Zunge ist ein Spiegel des Gesamtzustandes des Menschen. Und die Zähne können sogar noch Spuren *früherer* Krankheiten tragen. Wenn ein Kind etwa eine leichte Form von *Rachitis*, einer Knochenerkrankung, durchmacht, sind die Symptome zum Zeitpunkt der Erkrankung so unspezifisch, daß die Krankheit oft gar nicht erkannt wird. Später aber verraten typische Schmelzdefekte, Rillen und Zacken an den bleibenden Zähnen, daß die Vitamin-D-Mangelkrankheit ihre Spuren im Körper hinterlassen hat.

Mund und Zähne sind also Spiegel unseres Körpers, unseres Selbst, auch wenn wir uns dessen nicht immer bewußt sind. Da ist zum Beispiel der Patient, der mit starken Schmerzen in die Zahnarzt-Praxis kommt. Obwohl er eine «dicke Backe» hat und der Schmerz bis in den Nacken ausstrahlt, hat er nicht das Gefühl, daß dieser Zustand allzuviel mit seinem übrigen Körper zu tun hat: Er möchte den Zahn wie ein defektes Teil «reparieren» lassen. Kann der Fehler nicht behoben werden, dann wird das Stück eben ersetzt, wie bei der technischen Überholung eines Autos. Ein Standardsatz, der in solchen Fällen oft zu hören ist, lautet: «Ich bin froh, wenn endlich einmal Ruhe ist!» Die meint der Patient mit einem kompletten Zahnersatz gefunden zu haben.

Ganz anders etwa die Patientin mit schiefen Frontzähnen, die zutiefst unglücklich beim Zahnarzt erscheint und all ihre Aufmerksamkeit und ihre Hoffnung auf neue Porzellankronen richtet. Zahnarzt und Labortechniker geben sich die größte Mühe, mit dem teuersten Material eine wunderbar gleichmäßige Zahnfront aufzubauen. Nach einigen Monaten sitzt dieselbe Patientin, immer noch unglücklich, schon wieder im Wartezimmer: Diesmal wünscht sie sich dringend eine keramikverblendete Brücke und ein goldenes Inlay auf der anderen Seite. Ihre Gedanken sind ausschließlich mit dem neuen Gebiß und dessen Schönheit beschäftigt, obwohl die eigenen Zähne ganz in Ordnung sind.

Aber auch diese aufwendige Arbeit wird sie nicht zufriedener machen. Hinter ihrem Kummer mit den schiefen, engstehenden Zähnen stecken nämlich ganz andere Lebensprobleme: Sie findet keine Freunde, fühlt sich an ihrer Arbeitsstelle nicht wohl und hat nicht den Mut zu kündigen. Dafür macht sie ihre Zähne verantwortlich: Solange die nicht «in Ordnung» sind, kann auch nichts anderes klappen.

Auch Schönheitschirurgen verdienen an dieser Art Patienten, die glauben, wenn erst die Falten weggeliftet, die Ohren angelegt, die Nase korrigiert seien, werde ihr Leben erfolgreich, glücklich und völlig unproblematisch sein. Alles, was schiefgeht, wird auf den Fehler projiziert, die Verantwortung für dessen Behebung an den Arzt delegiert.

Natürlich gibt es auch andere Fälle, in denen ein Eingriff tatsächlich zu mehr Selbstsicherheit und damit zu mehr persönlichem Erfolg verhelfen kann. Für jemanden, der schon jahrelang mit der Hand vor dem Mund einen abgesplitterten oder sehr schräg stehenden Zahn zu verbergen suchte, kann es wirklich neue Lebensqualität bedeuten, wenn er andere Menschen strahlend anlachen kann – gleichgültig, ob die überhaupt jemals den Defekt bemerkt hatten.

Ob wir uns innerlich und äußerlich wohl fühlen, hat also viel mit der Gesundheit von Mund und Zähnen zu tun, nicht nur in ästhetischer Hinsicht. Das Mund- und Kiefersystem hängt mit vielen anderen Organen und Funktionen zusammen (siehe auch das Kapitel «Ganzheitsmedizin», Seite 172 ff). Ersatz kann zwar – zum Teil – geliefert werden, letztlich aber die eigenen Zähne niemals wirklich ersetzen. Eine Vielzahl von Faktoren ist am sensiblen Zusammenspiel beteiligt, damit wir gesund im Mund bleiben.

2   Zahn um Zahn gesund im Mund

Biotop Mundhöhle

Höhlenbewohner: Bakterien im Mund

Ein Blick ins Elektronenmikroskop zeigt: die Mundhöhle ist ein
äußerst belebter Ort. In dem feuchtwarmen Milieu leben etwa
fünfzig Milliarden Bakterien verschiedenster Art in einer Lebens-
gemeinschaft, *Symbiose* genannt. Die Mikroflora befindet sich im
biologischen Gleichgewicht, die verschiedenen Keime halten einander in Schach. Sie leben voneinander und von dem, was wir essen und trinken.

Kleine Wunden im Mund infizieren sich nicht wie solche auf
der äußeren Haut, sondern heilen erstaunlich schnell ab. Wenn
wir uns durch ein zu heißes Getränk eine Brandblase an der Mundschleimhaut zuziehen, ist sie meist schon am nächsten Tag verschwunden. Dabei müßten Wärme und Feuchtigkeit Erregern und
Pilzen eigentlich ideale Lebensbedingungen bieten. Mit der Nahrung und mit der Atemluft, die hier wie in der Nase vorgewärmt
und befeuchtet wird, geraten immer wieder neue Keime in den
Mund, ganz zu schweigen von den Schadstoffen und Schmutzpar-
tikeln in der Luft einer Großstadt, aus dem Rauch von Zigaretten
und Pfeifen. Die Selbstheilungskräfte sind stark gefordert, um die
schädlichen Einflüsse in Schach zu halten. Wenn das körpereigene
Abwehrsystem gut funktioniert, bleibt das Gleichgewicht der
Keime und Pilze erhalten. Eine gesunde Schleimhaut schimmert
hellrosa.

Allerdings tragen wir unermüdlich dazu bei, die empfindliche
Balance zu stören. Jedes Spray oder Mundwasser, das angeblich
desinfiziert, bringt in erster Linie die Mikroflora durcheinander,
kann aber nicht die Ursache, etwa von Mundgeruch, beseitigen.

Bestimmte Chemikalien in Zahnpasten oder Gurgelpräparaten stören die natürlichen Prozesse im Mund. Noch Schlimmeres bewirken Antibiotika oder Cortisone, die durch andere Medikamente in den Körper gelangen. Sie töten zwar auch krank machende Keime ab, doch entsteht damit ein Ungleichgewicht, in welchem bis dahin harmlose Bakterienarten gefährlich werden können, indem sie sich im Übermaß vermehren. Oft sind Krankheitserreger auch schon resistent gegen Antibiotika, etwa wenn diese zu häufig verschrieben oder nicht in der vorgeschriebenen Mindestmenge eingenommen werden. Solche resistenten Bakterien richten oft größeres Unheil an.

Der Speichel: Polizei und erste Hilfe

Eine Flüssigkeit, die wahre Wunder wirkt, ist der Speichel, mit dem sich die Forscher erst seit kurzer Zeit befassen. An den Innenseiten der unteren Schneidezähne und an den Außenseiten der oberen Backenzähne münden die *Speicheldrüsen*. Sind sie gesund, produzieren sie täglich ein bis zwei Liter Speichelflüssigkeit. Der Speichel besteht zu 99 Prozent aus Wasser, enthält aber auch Enzyme (Verdauungsstoffe) und gelöste Mineralien (Kalzium, Phosphate, Fluoride und antibakterielle Wirkstoffe). Der Speichel schwemmt diese Mineralien in die Zähne ein und trägt dadurch entscheidend dazu bei, deren Schmelz vor Karies zu schützen. Entkalkte und mineralienarme Zähne können so im Mund «repariert» werden.

Der Speichel wehrt Entzündungen ab, indem er seine antibakteriellen Wirkstoffe auch in den kleinen Graben zwischen Zahnfleischsaum und der Stelle, wo das Zahnfleisch an der Zahnwurzel angewachsen ist, spült. Dabei entfernt er Nahrungsreste und wirkt gleichzeitig als natürliches Desinfektionsmittel an den kritischen Stellen, an die die Bürste nicht hinkommt.

Der Speichel besorgt außerdem schon die erste Stufe der Verdauung. Er weicht die zerkleinerte Nahrung ein, spaltet die Stärkeanteile auf und wirkt schließlich als «Schmiermittel» auf dem Weg durch die Speiseröhre.

Wieviel wir von der nützlichen Flüssigkeit produzieren und

woraus sie im einzelnen besteht, hängt von verschiedenen Faktoren ab: Hunger und Streß verändern die Zusammensetzung des Speichels, ältere Menschen produzieren insgesamt weniger davon. Die Art unserer Nahrung beeinflußt sowohl die Quantität als auch die Qualität des Speichels. Purer Zitronensaft zum Beispiel könnte die empfindliche Schleimhaut verätzen. Wenn die Geschmacksrezeptoren die Empfindung «sauer» melden, ziehen sich daher Mundschleimhaut und Kaumuskeln zusammen und pressen Speichel aus. Auf diese Weise wird die Angreifersubstanz verdünnt und ihre Wirkung entschärft.

Zucker und andere Zivilisationskost fördern die Entstehung der *Plaque*, eines dicken, klebrigen Belags auf den Zähnen, der seinerseits einen äußerst fruchtbaren Nährboden für Bakterien abgibt. Darin tummeln sich massenhaft Kokken und Stäbchen, Milchsäure- und Fäulnisbakterien und vor allem der *Streptococcus mutans*, der wichtigste Karieserreger. Das klingt nicht gerade vertrauenerweckend – und ist es auch nicht. Gegen solche Übermacht ist sogar der Speichel machtlos. Die Folge: Karies (siehe Seite 24).

Aus seinen natürlichen Mineralsubstanzen, Bakterien aus der Nahrung und abgestoßenen Zellen aus der Mundschleimhaut bildet der Speichel auch den *Zahnstein*. Besonders an den Stellen, an denen die Speicheldrüsen münden, setzt sich dieser Belag ab. Die Mineralstoffe des Speichels kommen wegen des klebrigen Bakterienbelags nicht mehr mit dem Zahnschmelz in Berührung, sondern schlagen sich auf den Bakterien nieder, die darunter weiterexistieren.

Wie stark die persönliche Neigung zur Zahnsteinbildung ist, hängt individuell von der Nahrung und der Zusammensetzung des Speichels ab. Nur durch regelmäßiges Zähneputzen läßt sich der Zahnschmelz freilegen und damit die Entstehung von Zahnstein verhindern, denn der unerwünschte Niederschlag setzt sich nur auf nicht ganz sauber geputzten Zähnen ab. Zwei gründliche Reinigungsaktionen täglich für *jeden* Zahn verhindern den festen Belag allemal. Unabhängig ist die Zahnsteinbildung jedoch entgegen einer verbreiteten Meinung von der Härte des Trinkwassers. Auch Rauchen beeinflußt die Entstehung selbst nicht, sondern färbt durch die Teerstoffe den Zahnstein lediglich dunkel.

Die Zunge: Muskel mit Geschmack

Ein starker und äußerst beweglicher Muskel ist die Zunge, die den Druck der Wangen- und Lippenmuskulatur auf die Zähne ausgleicht. Auf ihrer Oberseite sitzen die Geschmacksknospen, die das Essen erst zum Genuß machen. Die Zungenspitze erkennt süßen Geschmack, die Knospen dahinter empfinden die Qualitäten salzig und sauer, und noch weiter hinten im Schlund registrieren die Geschmacksknospen, wenn etwas bitter schmeckt.

Ganz entscheidend hilft die Zunge den Zähnen bei der Nahrungsaufnahme: Schon beim Abbeißen drückt sie von innen dagegen, damit wir uns nicht mit der Größe des Bissens übernehmen. Sie schafft ihn zwischen die Backenzähne, wo er mehrmals zerkleinert und zermahlen wird, bis er schließlich als Nahrungsbrei in die Speiseröhre rutschen kann. Eine rot oder schwärzlich verfärbte Zunge ist ein Hinweis darauf, daß irgendwo im Körper etwas nicht in Ordnung ist.

Mark und Bein, von Schmelz gekrönt: der Zahn

Unsere Zähne leisten Gewaltiges. Bei jeder Mahlzeit zerkleinern sie feste und weiche Bestandteile der Nahrung und halten dabei Zucker und Säure, Hitze und Kälte aus. Wenn Backenzähne ein Stück hartes Brot zermahlen, lastet auf ihnen ein Druck bis zu hundert Kilogramm. Für solche Härtetests hat die Natur vorgesorgt: Der sichtbare Teil des Zahnes, die *Zahnkrone*, ist mit dem härtesten Material überzogen, das der menschliche Körper hervorbringt, dem *Zahnschmelz*. Er ist so hart wie Quarzkristall und setzt sich zu 96 Prozent aus Hydroxyl-Apatit, einem Mineralgemisch, zusammen. Nur da, wo er auf dem Zahnbein aufliegt, hat er lebende Zellen, sogenannte organische Substanz. Der Rest ist Wasser. Trotz seiner Härte ist der Zahnschmelz chemischen Angriffen gegenüber empfindlich. Um den vielen Säuren aus der Nahrung zu widerstehen, muß der Speichel zu Hilfe kommen, der die Säuren verdünnt und den Zahnschmelz freispült.

Unter dem Schmelz liegt das Zahnbein, das *Dentin*. Es ist erheblich weicher als die Zahnoberfläche und wird von vielen Nervenfasern durchzogen. Daher reagiert es auch schmerzhaft, wenn es mit kalten oder heißen, süßen oder sauren Reizen in Berührung kommt. Das passiert zum Beispiel, wenn das Zahnfleisch bei einer Zahnbetterkrankung oder durch Überlastung zurückgewichen ist und den Zahnhals freigelegt hat. Auch das Bohren beim Zahnarzt schmerzt meist nicht deswegen, weil «der Nerv» getroffen ist, sondern weil das gesunde Zahnbein reagiert.

Im Inneren des Zahnes, vom Dentin umschlossen, liegt die *Pulpa*, das Zahnmark. Das ist kein dicker Nervenstrang, sondern ein feines Geflecht von Nervenfasern und kleinsten Blutgefäßen, von Bindegewebe umhüllt. Das Zahnmark ist ein nach oben abgeschlossenes System, das geschützt in der *Pulpenhöhle* liegt und oben durch das Dentin abgedeckt wird. Nur an der Wurzelspitze steht das Zahnmark über drei Ausgänge mit dem Gefäß- und Nervensystem des übrigen Körpers in Verbindung: einer Vene, einer Arterie und einem Nervenstrang, der durch den Kieferknochen und weiter bis zum Gehirn führt. Die Pulpa versorgt die gesamte Zahnsubstanz mit Nährstoffen und baut bei Gefahr durch Karies als erste Abwehrmaßnahme neues Zahnbein an, das sogenannte *Sekundärdentin*. Sie versucht also, ihr schützendes Dach eilig mit neuen Zellen zu reparieren. Auf Dauer kann sie aber den Fortgang der Fäule nicht verhindern.

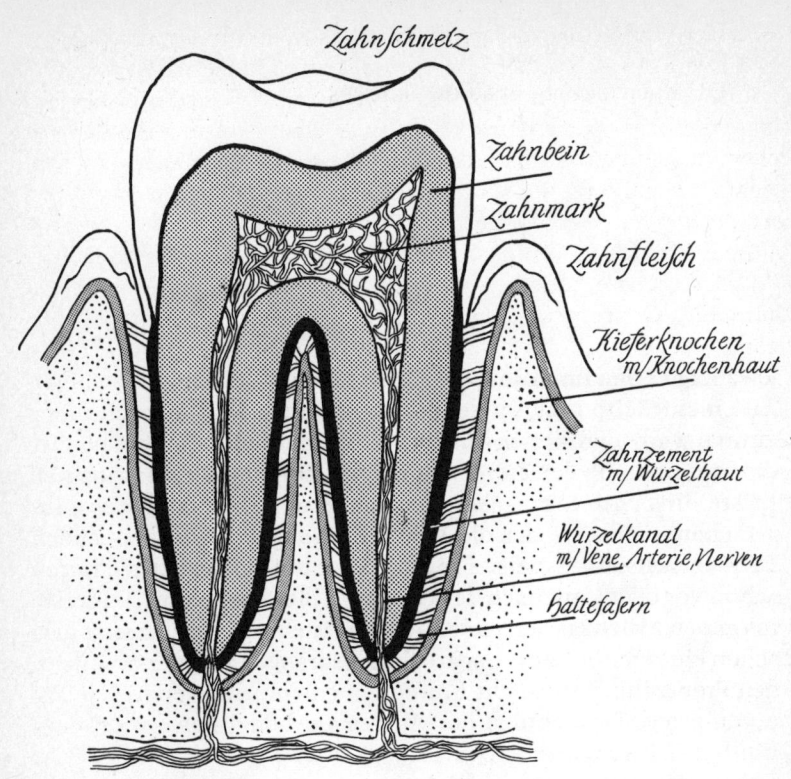

Längsschnitt des Feinaufbaus: So sieht ein Zahn von innen aus

3 Vom Milchzahn zur Lücke

Die Entwicklung unseres Gebisses

Zwanzig Perlen im Mund: die Milchzähne

Zu einem Zeitpunkt, zu dem die zukünftige Mutter noch nicht einmal weiß, daß sie schwanger ist, beginnt beim Embryo bereits die Entwicklung der Zähne. Es ist vorläufig noch eine primitive Leiste, die sich da formt, aber schon im zweiten bis dritten Schwangerschaftsmonat werden die Milchzähne angelegt. Die bleibenden Zähne wachsen zwar erst einige Jahre später, doch auch sie liegen schon vor oder kurz nach der Geburt in einer zweiten Zahnleiste *unter* den Milchzähnen. Unter jedem Milchbackenzahn sitzt also schon ein zweiter, der ihn später hinausdrängen wird. Die bleibenden Frontzähne sind dicht hinter den entsprechenden Milchzähnen angelegt. Der Schmelz der Milchzähne bildet sich etwa ab dem fünften Schwangerschaftsmonat, die Weisheitszähne allerdings erst im Alter von etwa zehn Jahren.

Wenn das Baby geboren ist, sind die Milchzahnkeime schon durch die Schleimhaut zu sehen. Nach weiteren sechs Monaten schieben sich die ersten Milchzähne aus dem Unterkiefer. Zu diesem Zeitpunkt ist ihnen die Aufmerksamkeit der Familie sicher. Sie schimmern bläulichweiß wie kleine Perlen. Leider bleibt es in vielen Fällen nicht dabei. Süße Tees, Eis und Süßigkeiten greifen die dünne Schmelzschicht der Kinderzähne an und verursachen in kurzer Zeit schwere Schäden. Löcher im Milchgebiß müssen – und das wissen viele Eltern immer noch nicht – unbedingt behandelt werden, weil die Milchzähne eine wichtige Platzhalterfunktion für das bleibende Gebiß haben. Wenn sich die Karies schon tief in den empfindlichen Milchzahn gefressen hat, ist auch der darunter angelegte bleibende Zahn gefährdet, noch bevor er überhaupt durchbrechen kann.

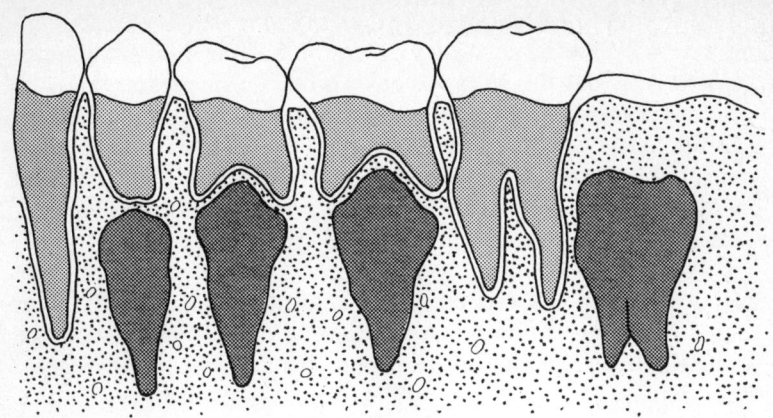

Wechselgebiß: Die bleibenden Zähne sitzen im Kiefer unter den Milchzähnen und drängen sie schließlich heraus.

Wechselfälle: Die Bleibenden kommen

Der nächste kritische Zeitpunkt in der Gebißentwicklung ist das Durchbrechen der vier sogenannten Sechsjahrmolaren. Das sind die ersten bleibenden Backenzähne, die keinen Milchzahn-Vorgänger haben. Weil kein Milchzahn ausfällt, sondern die neuen Zähne *hinter* dem bisherigen Gebiß durchbrechen, erkennen viele Eltern nicht, daß es sich um neue Zähne handelt. Diese Molaren haben wichtige Aufgaben: Sie bestimmen, in welcher Position der Unterkiefer zum Oberkiefer stehen wird, und sie dirigieren die später erscheinenden Zähne in die richtige Lage.

Leider sind gerade sie besonders anfällig für Karies, weil bei Kindern die Reifung des Zahnschmelzes noch nicht abgeschlossen ist. Je älter ein Zahn, desto weniger anfällig ist er nämlich für Karies. Die meisten Sechsjährigen sind überfordert, wenn sie ihre Zähne ganz allein wirklich gründlich reinigen sollen. Die Eltern müssen bei der Pflege ganz besonders auf die «Neuen» achten (siehe Kapitel 12), denn wenn die neuen Zähne wegen großer Schäden schon frühzeitig gezogen werden müssen, ist die Wahrscheinlichkeit groß, daß das ganze Gebiß aus den Fugen gerät.

Schulanfänger sind leicht zu erkennen – an ihren vorderen Zahnlücken. Die Milchschneidezähne werden um das siebte Lebensjahr herum ersetzt. Dann machen die Milchbackenzähne und die Milcheckzähne Platz für ihre bleibenden Nachfolger. Ganz zuletzt stoßen die großen Backenzähne hinter den 6-Jahr-Molaren aus dem Kiefer. Etwa zum vierzehnten Lebensjahr ist dann die Zeit des *Wechselgebisses* beendet. 28 Zähne haben ihren Platz im Kiefer gefunden, und mit Ausnahme der vier Weisheitszähne (siehe Kapitel 10) ist damit das Gebiß des Erwachsenen vollständig.

Alles neu: das Gebiß des Erwachsenen

Die unterschiedlichen Zähne haben unterschiedliche Aufgaben: die einen schneiden und die anderen mahlen. Die acht Frontzähne haben schmale, scharfe Kanten und nur eine Wurzel. Sie schneiden die Bissen bei der Nahrungsaufnahme ab. Vier Eckzähne halten fest, was die Schneidezähne abbeißen. Seitlich davon befinden sich die kleinen Backenzähne (*Prämolaren*) und die großen Backenzähne (*Molaren*), die die Nahrung zerkleinern und zermahlen. Die Backenzähne unterscheiden sich nicht nur in der Krone, sondern auch in den Wurzeln von den Frontzähnen. Die kleinen Backenzähne haben zwei Höcker und ein bis zwei Wurzeln. Die großen Backen- oder Mahlzähne im Oberkiefer weisen vier Höcker und drei bis vier Wurzeln und im Unterkiefer vier bis fünf Erhebungen mit zwei Wurzeln auf. In einem gesunden Gebiß passen die Erhebungen der Oberkiefer-Molaren ganz genau in die Mulden der unteren Backenzähne.

Solange ein Zahn auf einen gegenüberliegenden beißt und von den Nachbarzähnen gestützt wird, bleibt er an seiner Stelle. Verliert er einen Nachbarn, kippt er langsam in die Lücke hinein, und der Antagonist, der Gegenspieler aus dem anderen Kiefer, wächst nach unten beziehungsweise nach oben, bis er auf ein Hindernis trifft. Natürlich bilden sich jetzt auch andere Lücken und freie Stellen. Damit keine *Fehlfunktionen* (siehe Seite 96) entstehen, müssen Zahnlücken durch einen Ersatz geschlossen werden. Auch Zahnfüllungen werden so modelliert, daß sie dem gegenüberliegenden Zahn einen festen Widerstand bieten.

4   Woher kommen die Löcher im Zahn?

Ursachen und Folgen der Karies

Etwas ist faul im Mund

Die Babylonier hatten den Schuldigen schon im Jahr 2000 vor Christus dingfest gemacht: Der böse Zahnwurm plagte den Menschen, indem er an den Zähnen nagte. Im Mittelalter gelang es den umherreisenden Barbieren, Badern und Scherern, den damaligen Zahnspezialisten, manchmal, den «Brand» oder «Beinfraß» – gemeint war die Karies – zu entfernen, aber den Verlust an Substanz konnten sie nicht ersetzen. Aber selbst vor dreißig Jahren hielten Wissenschaftler die Zahnfäule noch für eine Art innere Krankheit, bei der das Zahngewebe Mineralsalze und Kalzium nur unzureichend verwerten könne.

Heute dagegen wissen wir, daß verschiedene Faktoren an der Entstehung von Karies beteiligt sind:
– der *Zahn* selbst mit seinem organischen und mineralischen Aufbau. Manche Zähne sind durch frühere Krankheiten oder auch durch eine ererbte Anlage weniger widerstandsfähig.
– der *Speichel* als mikrobiologische Umgebung der Zähne
– falsche *Ernährung* mit viel *Zucker* bei
– ungenügender *Pflege* fördert die Entstehung von
– Zahnbelag, der *Plaque*, auf dem Zahnschmelz.

Milliarden Keime, die miteinander konkurrieren, leben in der Mundhöhle. Auf einem frisch gereinigten Zahn bilden sie einen dünnen Belag aus Speichelbestandteilen: das Zahnoberhäutchen. Auf diesem Film nisten sich Stäbchenbakterien ein, die *Streptokokken*. Sie leben hauptsächlich von den Glukose-Teilchen (Traubenzucker) im Speichel. Noch haben sie aber keinen nennenswerten Stoffwechsel: Sie brauchen Nahrung von außen.

Die erhalten sie vor allem aus den niedermolekularen *Kohlenhydraten* der Nahrung – zum Beispiel dem Haushaltszucker (Saccharose). Die Mundbakterien, hauptsächlich die Streptokokken, aber auch Laktobazillen, ernähren sich davon und wandeln sie um in Milchsäure. Wenn die Säuremenge gering ist, reicht die Kraft des Speichels aus, um sie ausreichend zu verdünnen und zu puffern. Dafür muß der pH-Wert des Bakterienfilms auf dem Zahn ziemlich hoch sein: Sinkt er unter 5,7, dann lösen sich die Mineralien aus dem Schmelz, und die Säure frißt sich durch. In diesem Loch machen sich dann auch andere Bakterien an die Arbeit – der Zahnverfall beginnt.

Alle Zuckerarten werden zu Säure abgebaut: *Glukose* (Traubenzucker), *Maltose* (Malzzucker), *Fructose* (Fruchtzucker) und *Lactose* (Milchzucker). Hauptfreund der Kokken ist jedoch unser Haushaltszucker, die *Saccharose*. Ein Teil der Bakterien baut die Zuckermoleküle eifrig zu Milchsäure ab. Einige Streptokokken-Arten gehen unterdessen ihrer eigenen Beschäftigung nach: Sie hängen Zuckermoleküle zu langen, klebrigen Ketten zusammen – und das funktioniert nur mit den *Polysacchariden* des Haushaltszuckers.

Schließlich liegt ein dicker Teppich auf dem Zahnschmelz, der immer dichter, klebriger und fester wird. Für die Zahnbürste wird es zusehends schwieriger, diesen Plaque-Rasen gründlich zu entfernen. Der Speichel hat längst keinen Zugang zum Zahnschmelz mehr. Er kann die Säuren aus der Streptokokken-Produktion unter dem luftdicht abschließenden Belag nicht mehr puffern, und seine Mineralien erreichen die entkalkten Stellen auf dem Schmelz nicht mehr. Sie schlagen sich statt dessen *auf* dem Bakterienteppich nieder. Nur für die winzigen Zuckermoleküle ist es kein Problem, durch die Plaque zu wandern, wo sie als Nahrungsnachschub von den Streptokokken erwartet werden.

Und was passiert, wenn Sie einen Bonbon lutschen? Die Speicheldrüsen haben schon bei der Geschmacksempfindung «süß» die Produktion gesteigert. Je höher die Konzentration des Zuckers, desto mehr Speichel wird produziert, um diese möglichst rasch zu verdünnen. Mit dem Verschwinden des süßen Geschmacks geht allmählich auch die Speichelsekretion wieder auf das Normalmaß zurück. Dies ist jedoch eine verhängnisvolle Fehlinformation: Obwohl wir den Zucker nicht mehr schmecken,

ist dessen Konzentration noch immer so hoch, daß die Säureproduktion der Bakterien auf vollen Touren läuft. Schon nach dreißig
Minuten greifen diese Säuren den Schmelz an.

Ohne Zucker gibt es keine Karies. Alle süßen Naschkatzen sollten deshalb jedesmal *sofort* und gründlich die Zähne putzen. Wer
immer mal wieder ein – sei es noch so kleines – Bonbon in den
Mund schiebt, füttert seine Bakterien gleichmäßig und nährt damit ständig den Zahnbelag. Die Selbstreinigungskräfte des Speichels versagen hier. Viel Zucker nur kurze Zeit im Mund ist zwar
für den Körper schädlich (siehe Kapitel 15), für die Zähne jedoch
ist es besser als ein bißchen davon über lange Zeit.

Vom Schmelzdefekt zur dicken Backe

Vor allem Backenzähne weisen natürliche Einkerbungen in der
Schmelzoberfläche auf, sogenannte *Fissuren*. Dort, am Zahnfleischrand und an den Kontaktpunkten der Zähne bildet sich besonders leicht eine *Plaque*. Die Säure aus dem Belag greift den
Schmelz an, entkalkt und demineralisiert ihn. Typische kreidig-
weiße Flecken auf der Zahnoberfläche sind die Anzeichen der
Zahnfäule in ihrem frühesten Stadium.

Bräunlich dunkle Stellen zeigen an, daß der schädigende Prozeß
fortschreitet. Die ehemals harte Schmelzschicht ist faul und
weich geworden, die Keime dringen weiter ein bis in das lebende
Zahnbein. Die Zahnsubstanz löst sich auf. Noch warnt kein
Schmerz vor dem Verfall. Vielleicht zieht es aber manchmal ein
bißchen, wenn Süßes oder Saures durch das weiter wachsende
Loch die feinen Nerven in den Kanälchen tief im Zahnbein reizen.
Zu diesem Zeitpunkt kann das Zahnmark noch gerettet werden,
wenn die faule Substanz entfernt und durch eine Füllung ersetzt
wird.

Andernfalls frißt sich die Fäule weiter und tiefer. Durch die
Gase und Säuren aus dem verwesenden Gewebe angegriffen, melden sich die Nerven aus der Pulpa, es ist soweit: Eine akute *Pulpitis*, eine Zahnmarkentzündung, verursacht schnell heftige Zahnschmerzen.

Die Pulpa reagiert, um Bakterien und Gifte abzuwehren. Das

körpereigene Immunsystem schaltet auf «Entzündung» mit den klassischen Symptomen Rötung, Schwellung und Schmerz, und der Blutkreislauf transportiert viel frisches Blut mit weißen Blutkörperchen an den Infektionsort. In dieser Notsituation bildet das Zahnmark eilig neue Dentinzellen, um sich vor dem Angriff zu schützen. Langfristiger Erfolg ist diesem Katastropheneinsatz jedoch nicht beschieden: Karies heilt nie von selbst.

Die kleine Arterie in der Wurzelspitze schwillt an und preßt die danebenliegende Vene zusammen. In der Markhöhle staut sich das Blut, dem der Weg durch die verengte Wurzelspitze versperrt ist. Überdruck lastet auf den Gefäßen und auf den Wänden der Markhöhle – und nirgendwo gibt es Erleichterung, weil er nicht entweichen kann. Auch Eiter kann nicht abfließen und totes Gewebe nicht abtransportiert werden. Der Zahnschmerz wird immer schlimmer, es klopft und pocht und treibt den Patienten zur Verzweiflung – und das meist nachts.

Von selbst läßt der Schmerz bei einer Pulpitis erst nach, wenn das Zahnmark und die Nervenfasern abgestorben sind. Die Ruhe ist jedoch trügerisch und gefährlich. Die Gifte und Zerfallsprodukte aus dem verwesenden Gewebe in der Markhöhle schaffen es immer, durch die haarfeine Öffnung in der Wurzelspitze in den Körper zu wandern. Früher, vor der Entdeckung der Antibiotika, bedeutete das oft genug den Tod. Wenn die Giftstoffe in den Blutkreislauf gerieten, war dem Patienten nicht mehr zu helfen.

Ein abgestorbener Zahn kann sich lange still verhalten, als wäre nichts gewesen. Manchmal reagiert das umgebende Gewebe gleich, manchmal auch erst sehr viel später. Irgendwann jedoch, wenn die Fäule über das Mark bis in die Wurzelspitze vorgedrungen ist, kann sich auch das Gewebe in diesem Bereich entzünden und schließlich eine *Wurzelhautreizung* hervorrufen. Das ganze Gebiet schwillt, weil es zur Abwehr der Fäulnisbakterien besonders gut mit Blut versorgt wird. Der Zahn hat daher zuwenig Platz in seinem knöchernen Fach und «wächst heraus». Die Fasern, an denen er dort hängt, haben empfindliche Nervenenden, die jetzt ständig gereizt werden. Das macht den Zahn äußerst druck- und klopfempfindlich.

Rafft sich der Patient zu diesem Zeitpunkt noch immer nicht auf, seinen Zahnarzt aufzusuchen, kommt es schließlich zum *Zahnabszeß*. Gewebe und Knochen um das Zahnmark herum sind dabei in höchster Alarmstimmung: Der Körper tut, was er kann, um mit den Toxinen, den giftigen Zerfallsprodukten aus dem Verwesungsprozeß, fertig zu werden. Feinste Blutgefäße im Knochen bauen einen Abwehrgürtel aus weißen Blutkörperchen und Freßzellen auf. Die Immunpolizei soll die Angreifer unschädlich machen. So viele Abwehrstoffe, wie bei dieser massiven Attacke gebraucht würden, können die haarfeinen Knochenkapillaren jedoch gar nicht transportieren. Das gesamte Versorgungssystem bricht schließlich zusammen. Je nachdem, wo der kranke Zahn liegt, bildet sich zur Wange, zur Zunge oder zum Gaumen hin ein Eiterabszeß, der auch in die Kieferhöhle hinein fortschreiten kann, bis nach kurzer Zeit sogar der Knochen angefressen wird. Da die Knochenhaut ohnehin sehr empfindlich ist, läßt sich leicht vorstellen, zu was für ungeheuren Schmerzen ein solcher Prozeß führt – der ganze Mensch ist sozusagen ein einziger Zahnschmerz. Spätestens zu diesem Zeitpunkt begibt sich auch der ängstlichste Patient in die Praxis, um seine Qualen zu beenden: Der ruinierte Zahn wird wurzelbehandelt oder gar gezogen, so daß der Eiter abfließen kann.

Manchmal entwickelt sich eine «dicke Backe» rasend schnell. Bei anderen Patienten eitern die Zähne jahrelang unbemerkt vor sich hin. Dieser *Herd* (siehe Seite 187) setzt jedoch ständig seine Giftstoffe frei. Chronische Erkrankungen oder Erschöpfungszustände sind manchmal auf solche unentdeckten Übeltäter zurückzuführen. Wie sich ein Eiterherd entwickelt, hängt ebenso wie bei anderen Erkrankungen mit mehreren Faktoren zusammen. Bei jungen Menschen regeneriert sich das Zahnmark leichter, sie haben meist auch eine bessere Immunabwehr als ältere Patienten. Wer die Abwehrkräfte seines Körpers durch zuviel Nikotin, Alkohol oder chronischen Tablettenmißbrauch ohnehin schon übermäßig strapaziert, steht einem zusätzlichen Angriff von Giftstoffen sehr viel wehrloser gegenüber.

Manchmal gelingt es dem Immunsystem, den Infektionsort «dichtzumachen». Es bildet sich ein sogenanntes *Granulom*, ein linsen- bis erbsengroßes Säckchen, angefüllt mit dem Abfall aus der infizierten Pulpahöhle: Eiter, Bakterien und Giftstoffe. Zahnwurzelgranulome verursachen oft überhaupt keine Beschwerden, aber diesem Frieden ist nicht zu trauen. Sie sind nämlich klassische Herde und streuen durch die Gewebewand unbemerkt ihre

Giftstoffe in die Blutbahn und die Lymphwege, durch die sie an sämtliche Stellen des Körpers gelangen und durch Fernwirkung akute oder chronische Beschwerden hervorrufen können.

Ähnlich unbemerkt und still wachsen auch *Zysten*, mit Gewebsflüssigkeit angefüllte Hohlräume. Zysten sollten genau wie Granulome chirurgisch entfernt werden, weil sie die gesunde Umgebung schädigen. Oft verschwinden sie auch durch eine gelungene Wurzelbehandlung.

Klar wird dabei vor allem eines: Je früher der kariöse Prozeß vom Zahnarzt gestoppt und Schäden behandelt werden, desto besser ist dies nicht nur für das Gebiß, sondern für den ganzen Körper.

5 Wer hat Angst vorm weißen Mann?

Angst und Streß beim Zahnarzt

Angst – was ist das?

Herr Bange hat Zahnschmerzen. Immer wieder schleicht er ums Telefon. Doch dann fällt ihm etwas anderes ein, was er dringend erledigen muß. Darüber vergißt er das Telefonat. Einige Tage später hat Herr Bange schließlich doch einen Termin in der Praxis vereinbart, doch übersieht er ihn im Kalender, als es endlich soweit ist. Um nicht dauernd an seine Zahnschmerzen erinnert zu werden, kaut er auf der anderen Seite des Kiefers.

Herr Scheu dagegen, auch er zum Zahnarztbesuch angemeldet, hält Tag und Uhrzeit gewissenhaft ein. Doch schon Stunden, bevor der Zeitpunkt heranrückt, an dem er dem Arzt die Zähne zeigen soll, ist er blaß und zittert, sein Magen krampft sich zusammen. Als er dann auf dem Behandlungsstuhl sitzt, rast sein Puls, er atmet flach und hastig.

Herr Bange und Herr Scheu stehen mit ihrer Angst nicht allein: Mehr als die Hälfte aller Patienten, darunter fast alle Kinder, fürchten sich vor der Behandlung beim Zahnarzt.

Angst ist keine Krankheit und ebensowenig eine peinliche Schwäche, derer man sich schämen müßte. Seit den Anfängen der Entwicklungsgeschichte hat die Angst dazu beigetragen, daß der Mensch überleben konnte. Die Wahrnehmung einer plötzlichen Gefahr löst im ganzen Körper die Angstreaktion aus: Das Herz schlägt schneller und heftiger, um alle Organe ausreichend mit Blut zu versorgen. Zucker und Fette werden dem Blutkreislauf für die zu erwartende Muskeltätigkeit vermehrt bereitgestellt. Die Nebennierenrinden schütten das Streßhormon *Adrenalin* aus, der

Körper aktiviert die Blutgerinnungsfaktoren, um offene Wunden gegebenenfalls schnellstens damit versorgen zu können. Verdauungsprozesse werden gestoppt, das Blut von Magen und Darm abgezogen und den Muskeln und dem Gehirn zugeführt. Der ganze Körper ist hochgradig alarmiert und zur sofortigen Reaktion, zur Flucht oder zum Angriff, bereit.

Angst ist aber auch eine wesentliche Erfahrung im Lauf unserer individuellen Entwicklung. Fast alle Kinder haben irgendwann zwischen dem zweiten und dem vierzehnten Lebensjahr eine spezielle Furcht: vor der Dunkelheit, vor Hunden, vor dem U-Bahn-Fahren usw. Darüber hinaus bringt jedes Lebensalter und jede Entwicklungsphase Neues und Unbekanntes mit sich. Die Angst davor zu bewältigen und zu überwinden bedeutet jeweils einen wichtigen Schritt in der Persönlichkeitsbildung und gehört damit nicht nur bei Kindern zur Reifung und Entwicklung.

Angst hilft uns natürlich auch im Alltag, vor Bedrohungen zu fliehen und gefährliche Situationen zu meiden. Sie führt außerdem dazu, daß wir uns vor der Gefahr schützen: Bauarbeiter tragen Schutzhelme, und Bergsteiger gehen am Seil.

Zuviel Angst macht krank

Die massive Angstreaktion vor einer tatsächlichen Bedrohung wird im allgemeinen Sprachgebrauch als *Furcht* bezeichnet. Sie bezieht sich auf konkrete Gegenstände, Situationen oder Personen und ist auch für andere Menschen nachvollziehbar.

Anders verhält es sich mit der irrationalen Angst, die man sich meist selbst nicht erklären kann. Sie erscheint der Situation nicht angemessen und hindert den Menschen zu handeln, statt ihm dabei zu helfen. Manchmal steigert sich diese Angst bis zur krankhaften *Phobie*. In diesem Fall wird es zum Beispiel einem Patienten mit Zahnschmerzen nicht nur unmöglich, den Zahnarzt aufzusuchen, sondern er ist nicht einmal mehr in der Lage, Zahnpastareklame in Zeitschriften oder im Werbefernsehen zu betrachten. Schon die geringste Anspielung reicht aus, ihn in Panik zu versetzen.

Neurologen haben jetzt eine mögliche Erklärung für diese übersteigerte Form der Angst gefunden, von der der Betroffene zwar weiß, daß sie unsinnig ist, von der er aber trotzdem beherrscht wird. Bislang nahm man an, daß Gefühle von bewußten Wahrnehmungen über Augen, Ohren, Gehör, Geruch und Geschmack geleitet würden. Inzwischen entdeckten die Angstforscher aber, daß unser Gefühlszentrum im Limbischen System auch *direkte* Reize von den Sinnesorganen empfängt, noch ehe der Denkprozeß an der Hirnrinde sie filtern und die Situation erfassen und ordnen kann.

Das Limbische System ist eine entwicklungsgeschichtlich «alte» Struktur im Gehirn, die durch Faserbündel mit anderen Hirnregionen verbunden ist. Anscheinend «vergißt» die Gefühlsschaltstelle im Limbischen System nie, wenn ein Reiz irgendwann für eine starke Erregung gesorgt hat. Eine Art «Kurzschluß» sorgt offenbar dafür, daß extreme Angstgefühle über die Koordination und Bewertung, die in der Hirnrinde stattfindet, siegen. Vermutlich war diese schnelle Weiterleitung eines Angstreizes in der Frühgeschichte der menschlichen Entwicklung von lebensrettender Bedeutung, weil der einzelne dadurch wesentlich rascher, «impulsiver» auf eine Gefahr reagieren konnte.

In unserer vergleichsweise gefahrenfreien Zivilisation allerdings sind übersteigerte Ängste eher quälend und beeinträchtigen uns in unserem Alltag. Chronische und lang anhaltende Angstzustände machen auch körperlich krank: Der permanente Streß kann bis zum physischen Zusammenbruch führen. Hans Selye, der «Entdecker» von Streß und Streßauslösern, hat diesen Ablauf beschrieben:

In der ersten Phase wird im Körper Alarm ausgerufen. Alle Funktionen, wie oben beschrieben, schalten auf die bevorstehende Flucht: Es herrscht Hochspannung. Der Körper stellt nun um auf «Widerstand». Er versucht, sich auf das erhöhte Energieniveau einzustellen, wenn der Angstzustand länger als ein paar Minuten dauert, ohne daß er sich entladen kann.

Nach einiger Zeit stehen dem Körper nicht mehr genügend Verbrennungsenergien zur Verfügung, um den «hochtourigen» Zustand weiter zu erhalten: Das ist die Phase der Erschöpfung. Sie kann in einem kompletten Zusammenbruch des Organismus münden.

Wovor haben wir beim Zahnarzt Angst?

«Angst vor dem Zahnarzt» nennen wir unser unangenehmes Gefühl, wenn wir vor einer Zahnbehandlung stehen. In Wirklichkeit ist es aber bei weitem nicht nur die Angst vor der Person, die uns zu schaffen macht.

Wir alle fühlen uns seit der Kindheit wohl, wenn uns unsere Umgebung vertraut ist, wenn wir Abläufe vorhersehen und mitgestalten, alten Gewohnheiten nachgehen können. Sich auf Neues einzustellen, kostet dagegen immer Energie und Kraft – und macht Angst.

Die Situation in der Zahnarztpraxis verlangt in dieser Hinsicht sehr viel von uns. Wir sitzen in einer fremden Umgebung, eigenartige Gerüche steigen uns in die Nase, wir hören ungewohnte Geräusche, blicken auf unbekannte Instrumente und Geräte, die uns bedrohlich erscheinen. Eine helle Lampe leuchtet uns in den Mund, der Speichelabsauger trocknet unsere Schleimhaut aus, und der Arzt macht sich, für uns unkontrollierbar, an unseren Zähnen zu schaffen. Er teilt der Helferin in unverständlichen medizinischen Fachbegriffen einen Befund mit. Meist wissen wir überhaupt nicht, was auf uns zukommt, was vielleicht anders oder sogar besser gemacht werden könnte – wir fühlen uns der Situation ausgeliefert.

Vielleicht meldet sich auch eine unangenehme Erinnerung aus der Kindheit, an den Zahnarzt vielleicht, der versprach, «nur in den Mund zu schauen», und der dann unerwartet bohrte oder gar einen Zahn zog. Womöglich war er auch noch ruppig und unfreundlich – das Gefühlszentrum in unserem Gehirn hat auch das nicht vergessen.

Im Behandlungsstuhl sind wir voll angespannter Erwartung. Die uns aufgezwungene Demutshaltung macht uns unsicher: Wir liegen unten, und über uns steht der Zahnarzt. Er ist derjenige, der sich auf vertrautem Boden bewegt und in dessen Macht es steht, uns Schmerzen zuzufügen oder auch nicht.

Verlust der Kontrolle über das eigene Handeln und erzwungene Hilflosigkeit sind klassische Faktoren bei der Entstehung von Angst, wie eine große Anzahl psychologischer Experimente erwiesen hat. So wurden in einem Versuch Freiwilligen leichte elektrische Schläge verabreicht. Je weniger Informationen sie über den Versuchsablauf hatten und je weniger Einfluß sie nehmen konnten, desto stärker war ihre Angst. Waren die Versuchspersonen hingegen genau unterrichtet über die Anzahl, Dauer und Intensität der Stromschläge und konnten sie gar selber den Verlauf mitbestimmen, war ihre Erregung wesentlich geringer. Selbst dann, wenn die Versuchspersonen nur *glaubten*, sie könnten aktiv in das Experiment eingreifen, fühlten sie sich weniger ängstlich.

Viele Menschen haben weniger Angst, wenn sie selber handeln können. So sitzen sie zum Beispiel unabhängig von den eigenen Fahrkünsten lieber selbst am Steuer eines Autos als auf dem Beifahrersitz. Solche Personen fühlen sich verantwortlich für alles, was passiert, und trachten danach, soviel Einfluß wie möglich auf ihre Umgebung auszuüben.

Andere dagegen tendieren eher dazu, die «Schuld» an Ereignissen oder eigenen Verhaltensweisen bei ihren Mitmenschen zu suchen, also die Verantwortung nach außen abzugeben. Nach ihrem Empfinden liegt die Kontrolle über das, was ihnen zustößt, außerhalb ihrer selbst und ihres eigenen Handelns. In beiden Fällen leiden die Patienten beim Zahnarzt. Die einen haben die Verantwortung für ihr Wohlbefinden an ihn abgegeben und liefern sich ihm auf diese Weise selbst aus. Nun haben sie Angst, der Zahnarzt könnte ihr «Vertrauen» mißbrauchen und ihnen dennoch Schmerzen zufügen. Die anderen, die es gewohnt sind, ihre Umgebung aktiv zu beeinflussen, leiden darunter, daß sie nicht mehr aus ihrer gewohnten Macherposition heraus handeln können und gezwungen sind, sich einer anderen Person und deren Entscheidungen und (Un-)Fähigkeiten anheimzugeben.

Liegt der Patient schließlich auf dem Behandlungsstuhl, stehen Kopf und Körper unter höchstem Streß. Am liebsten möchte er das tun, was die Natur in einem solchen Fall vorsieht: aufspringen und vor der Bedrohung davonlaufen. Diese «Lösung» ist ihm verwehrt, weil ihm sein Verstand sagt, daß seine Beschwerden auf diese Weise leider nicht verschwinden. Seine natürliche Fluchtreaktion ist blockiert, und das erzeugt wiederum Angst. Nun dreht sich bereits eine verhängnisvolle Spirale, in der sich Angst und Schmerz gegenseitig verstärken. Meist hatten wir schon vor dem Gang zum Zahnarzt Schmerzen, die jetzt durch

Bohrer und Spritze noch schlimmer zu werden drohen. Da mit der Angst auch der Streß wächst und dadurch mehr Adrenalin ausgeschüttet wird, empfinden wir auch die Schmerzen stärker, was wiederum Angst und Streß schürt und die Adrenalinproduktion anregt usw. Dies kann im Extremfall bis zu Übelkeit und schockartigen Zuständen führen.

Wohin mit der Angst? Die Abwehrstrategen

Die meisten von uns haben im Lauf ihres Lebens Strategien entwickelt, mit angstauslösenden Situationen irgendwie zurechtzukommen. Aber tun wir immer das Richtige? Angstabwehr, das Verleugnen, Vermeiden und Verdrängen von Angstgefühlen kann uns noch mehr Energie abfordern als der Versuch, sich ihnen zu stellen und sie zu bewältigen.

Der Gießener Professor der Zahnmedizin Willi E. Wetzel hat in langjähriger Forschungsarbeit drei Verhaltensmuster herausgefunden, die am häufigsten bei Patienten zu beobachten sind, die ihre Angst *verleugnen*:

Betritt ein frohgemuter Patient, der Heiterkeit ausstrahlt und viel redet, den Behandlungsraum, dann weiß der erfahrene Arzt, wen er vor sich hat: Der Herr (interessanterweise handelt es sich hier meist um einen Mann) vom Typ «Keep-smiling» versucht, seinen inneren Angstzustand zu überspielen. Kritisch wird es, wenn der Zahnarzt den Frohsinn seines «gelösten» Patienten für bare Münze und die körperlichen Anzeichen der versteckten Angst nicht wahrnimmt, wenn er nicht sieht, daß dieser schon ganz blaß um die Nase ist oder Schweißperlen auf der Stirn hat. Völlig unerwartet kann der bis dahin so fröhliche Patient nämlich kollabieren. Die Angst hat sich ihren Weg gesucht.

Das weiß ein anderer Typ zu verhindern, indem er sofort zu Beginn der Behandlung erklärt, er habe einen «schlechten Kreislauf», und daher sei große Vorsicht geboten. Der «Kreislauf-Typ» legt Wert darauf, daß sein Leiden organisch ist, und zählt sogar Medikamente auf, die er dagegen einnimmt. Er läßt es erst gar nicht bis zu den körperlichen Anzeichen der Angst kommen, sondern hält sie mit großer Anstrengung in Schach, denn Angst gilt ihm als peinliche Schwäche, die er auf keinen Fall zeigen möchte. Kann er sie nicht mehr kontrollieren, erklärt er, sein «Kreislauf» mache jetzt nicht mehr mit – er möchte die Behandlung beenden.

Der dritte Typ erscheint als harter Mann mit «Poker face». Sein angestrengt starrer Gesichtsausdruck läßt keinerlei Regungen erkennen. Wenn er die Angst nicht mehr abwehren kann, verschafft er sich einen starken Abgang: er verläßt fluchtartig die Praxis, nicht ohne seine «Stärke» noch mit einem kräftigen «Schluß jetzt!» zu unterstreichen.

Wir haben gesehen: Angst in Maßen kann durchaus hilfreich und sinnvoll sein. Angst vor zahnärztlichen Eingriffen könnte zum Beispiel dazu führen, daß wir unsere Zähne besonders gut pflegen, weil wir die Konsequenzen der Schlamperei kennen. Wir legen ja auch Sicherheitsgurte an, weil wir Angst vor den Folgen eines Unfalls haben.

Leider scheint jedoch die sinnvolle Umsetzung der Angst vor einer Zahnbehandlung nicht besonders zuverlässig zu funktionieren. Vermeidungs- und Verdrängungsstrategien sind die gängigeren Lösungen, auch wenn sie uns nicht weiterhelfen. Eine ganze Zeitlang können wir *verdrängen*, daß ein Zahn im linken Unterkiefer schadhaft ist, indem wir auf der rechten Seite kauen. Auch der Gang in die Praxis läßt sich eine Weile *vermeiden*. Aber während wir eine angsterzeugende Situation wie zum Beispiel den Besuch beim Zahnarzt immer weiter hinausschieben, verstärkt sich unsere Angst nur noch mehr. Und irgendwann werden die Beschwerden so heftig sein, daß wir die angsterregende Situation schließlich nicht mehr vermeiden und den Schmerz nicht mehr verdrängen können.

Aber nicht nur die Patienten entwickeln Ängste und wehren sie ab. Auch für die Zahnärzte ist es nicht immer leicht, mit dieser Situation umzugehen.

Die Angst des Zahnarztes vor dem Patienten

«Das Schlimme aber, das eigentlich Entsetzliche an ihm bestand darin, daß er nervös und den Qualen nicht gewachsen war, die zuzufügen sein Amt ihm erzwang. ‹Wir müssen zur Extraktion schreiten…› sagte er und erblich. Dann, wenn Hanno in einem matten kalten Schweiße und mit übergroßen Augen, unfähig, zu protestieren, unfähig, davonzulaufen, in einem Seelenzustand, der sich absolut durch nichts von dem eines hinzurichtenden Delinquenten unterschied, Herrn Brecht, die Zange im Ärmel, auf sich zukommen sah, so konnte er bemerken, daß auf der kahlen Stirn des Zahnarztes kleine Schweißtropfen perlten und daß sein Mund ebenfalls vor Angst verzogen war…»

So schildert Thomas Mann den Zahnarztbesuch des kleinen Hanno, seiner Romanfigur aus den *Buddenbrooks*. Herr Brecht, dessen Name *«gräßlich an jenes Geräusch gemahnte, das im Kiefer entsteht, wenn mit Ziehen, Drehen und Heben die Wurzeln eines Zahnes herausgebrochen werden»*, hat Angst.

Für viele Zahnärzte ist dies auch in heutiger Zeit tägliche Realität, sie haben Angst vor der Angst ihrer Patienten. In einer amerikanischen Studie gaben achtzig Prozent der Zahnmediziner an, durch ängstliche Patienten verunsichert zu sein. In einer Hamburger Untersuchung erklärten mehr als die Hälfte der befragten Zahnärzte, daß die Angst von Patienten sie sehr belaste: sie fühlen sich abgespannt und gereizt, müde und nervös.

Nur die wenigsten Patienten sprechen beim Zahnarzt über ihre Ängste. Da Angst im normalen Leben und besonders im Berufsalltag ein Tabu ist – der erfolgsorientierte Jungdynamiker zeigt keine Schwäche –, haben auch Zahnärzte Hemmungen, solche Gefühle bei ihren Patienten anzusprechen. Sie sind irritiert und fühlen sich gestört, wenn ein Patient in ihren Augen völlig unangemessen reagiert. Vor allem Männer tun sich besonders schwer, Weinen oder Angst bei anderen Menschen zu ertragen, weil sie dazu erzogen wurden, ihre eigenen Gefühle im Zaum zu halten. Heftige Gefühlsregungen in ihrer Praxis verstören daher viele Zahnärzte. Wenn der Zahnarzt versucht, diese Gefühle einfach zu ignorieren, weil er nicht weiß, wie er damit umgehen soll, verstärkt er indessen die Angst des Patienten, der sich nicht verstanden fühlt. Mit seinen Extremreaktionen drückt der Patient ja auch aus: Bitte, gehen Sie vorsichtig mit mir um.

Genau wie seine Patienten hat auch der Zahnarzt Verhaltensweisen im Repertoire, die solche «gefährlichen» Gefühle von ihm fernhalten, beispielsweise, indem er die Behandlung bagatellisiert: «Sie brauchen keine Angst zu haben, das tut überhaupt nicht weh!»

Auch der Zahnarzt behilft sich manchmal mit dem Abwehrmechanismus der Verleugnung: Obwohl der Patient alle Anzeichen von Erregung und Furcht zeigt, spricht der Arzt nur vom Wetter, vom Urlaub, oder er konzentriert sich besonders intensiv auf die technischen Vorgänge. Letzteres kann so weit gehen, daß er nur mit der Assistentin spricht und den Patienten, abgesehen von dessen Gebiß, überhaupt nicht mehr wahrzunehmen scheint.

Wie wir unserer Angst beikommen können

Unter Streß können wir beobachten, wie sich unter anderem auch unsere Atmung verändert: Sie wird unregelmäßig und flach, und wir atmen kaum mehr richtig aus. Dieser Vorgang funktioniert auch umgekehrt: Durch richtige, also tiefe und gleichmäßige Atmung kann sich der Körper entspannen und die Dauerbelastung des muskulären und des vegetativen Systems wieder senken. Atemübungen können ganz entscheidend zum Erregungsabbau beitragen. Solche Übungen lassen sich sehr einfach erlernen, etwa mit Hilfe einer Tonkassette im Walkman. Wer über die entsprechende Atemtechnik verfügt, kann auch Streßerscheinungen durch Angst vor dem Zahnarzt leichter abbauen.

In schweren Fällen, zum Beispiel bei ausgeprägten Phobien, hat die Verhaltenstherapie schon beachtliche Erfolge erzielt. Unter Anleitung eines Therapeuten lernt der Patient in kleinsten Schritten, sich angstmachenden Reizen auszusetzen, bis sie ihm keine Furcht mehr einflößen. Ein erster Schritt könnte etwa darin bestehen, daß der Patient lernt, Bilder von Zähnen und Zahnpflegemitteln zu betrachten, ohne Schweißausbrüche zu bekommen. Auch die weitere Annäherung verläuft schrittweise. Der Patient sieht sich die Praxis des Zahnarztes erst einmal an, hört anderen Patienten bei ihren Gesprächen über Zahnprobleme zu, schaut sich das Behandlungszimmer und die Geräte an. Er setzt sich in den Stuhl, um zu prüfen, ob sich die Angst einstellt. Nach einer erfolgreichen Therapie kann er seine Fortschritte bald tatsächlich «in der Praxis» beweisen.

Selbstverständlich kommt dem Zahnarzt bei der Bewältigung von Angst eine entscheidende Rolle zu. Er muß sie sehen, akzeptieren und darauf eingehen. Dazu gehört, daß er genau hinsieht, mit welchem Patiententypus er es jeweils zu tun hat. Wünscht ein Patient sachliche Aufklärung, sollte er ihm genaue und ausführliche Informationen über Diagnose und Behandlung nicht vorenthalten. Ein anderer dagegen möchte vielleicht nur eine ruhige und entspannte Situation vorfinden und sich nicht mit zu vielen detaillierten Erklärungen über den technischen Ablauf belasten. In jedem Fall ist der Zahnarzt in seinem psychologischen Einfühlungsvermögen gefordert, seine Persönlichkeit spielt beim Angstabbau eine entscheidende Rolle. Das hilft ihm im übrigen auch selbst, seine eigene Angst vor der Angst des Patienten abzubauen, denn je besser das Klima zwischen ihm und dem Patienten ist, weil gegenseitige Wertschätzung und einfühlendes Verständnis vorhanden sind, desto weniger Angst werden beide empfinden.

Haben wir den Zahnarzt unseres Vertrauens gefunden, ist es auf jeden Fall gut, ihm mitzuteilen, wovor wir uns fürchten. Dem Arzt fällt es dann leichter, sich auf seine Patienten einzustellen und sie zu beruhigen.

Medikamente – meist eine schlechte Lösung

Beruhigungsmittel versetzen uns nur in einen Dämmerzustand, aber sie helfen uns nicht, unsere Angst zu bewältigen. Die «Sonnenbrillen für die Seele» – so die Werbung in Fachblättern – und andere «kleine Helfer» aus dem einschlägigen Angebot der pharmazeutischen Industrie sind reich an Nebenwirkungen: Sie machen müde und führen zu Konzentrations- und Muskelschwäche. Nicht zu unterschätzen ist auch die Gefahr, von diesen Präparaten psychisch und physisch abhängig zu werden.

Eine gewisse Ausnahme sind Baldrian- und Hopfenpräparate, pflanzliche Beruhigungsmittel, die in der Apotheke als Reinsubstanz oder als fertige Medikamente erhältlich sind. Ihre Wirkung ist schwächer als die von synthetisch hergestellten Arzneimitteln, dafür sind mit ihrer Einnahme aber auch weniger Risiken verbunden. Aber auch sie können die Reaktions- und Konzentrationsfähigkeit zum Beispiel im Straßenverkehr etwas beeinträchtigen.

6 «...der das ganze Gehirn zerreißt»

Zahnschmerz – später Alarm

Was ist Schmerz?

«Thomas Buddenbrook ging weiter und biß die Kiefer zusammen, obgleich dies die Sache nur verschlimmerte. Es war ein wilder, brennender und bohrender Schmerz, eine boshafte Pein, die sich von einem kranken Backenzahn aus der ganzen linken Seite des Unterkiefers bemächtigt hatte. Die Entzündung pochte darin und machte, daß ihm die Fieberhitze ins Gesicht und die Tränen in die Augen schossen.

Gott befohlen! dachte er. Nun muß es seinen Gang gehen. Dies wächst und wächst bis ins Maßlose und Unerträgliche, bis zur eigentlichen Katastrophe, bis zu einem wahnsinnigen, kreischenden, unmenschlichen Schmerz, der das ganze Gehirn zerreißt.»

Selbst fiktive Gestalten der Weltliteratur wie hier Senator Thomas Buddenbrook, der Vater des kleinen Hanno, bleiben offenbar vor so prosaischer Unbill wie Zahnschmerzen nicht verschont, auch wenn das vielleicht kein Trost für reale Leidensgenossen ist.

Was ist das aber für eine Empfindung, die anscheinend so plötzlich und überraschend alle anderen Empfindungen und darüber hinaus alles Denken beherrscht? Schmerz ist zunächst eine Aufforderung des Körpers, schädliche Reize sofort zu beseitigen oder zu meiden. Gebranntes Kind scheut das Feuer, sagt der Volksmund. Wer keine Schmerzen empfindet, läuft Gefahr, sich ständig zu verletzen, was bis zu irreparablen Schäden führen kann. Die sensiblen Nervenfasern übermitteln Meldungen von den Tastorganen in der Haut, von Muskeln und Gelenken, von den Sinnesorganen und den Schmerzrezeptoren im Körper an das zentrale Nervensystem. Die motorischen Fasern leiten die Informationen vom zentralen Nervensystem (Gehirn, Rückenmark) weiter zur Skelettmuskulatur und zu den Gelenken. Das ermöglicht uns willentliche Handlungen: Wir ziehen die Hand von der Kerzenflamme zurück, hören nach dem ersten, allzu heißen Schluck Kaffee auf zu trinken, oder wir hinken, um einen schmerzenden Fuß zu entlasten.

Das vegetative Nervensystem ist dagegen selbständig und im Normalfall willentlich nicht zu beeinflussen. Es versorgt die glatte Muskulatur der Hohlorgane (Blutgefäße, Eingeweide, Geschlechts- und Ausscheidungsorgane, Haare, Pupillen), das Herz und alle Drüsen. Es reguliert Atmung, Kreislauf, Verdauung und Stoffwechsel sowie die Drüsenausscheidung und die Körpertemperatur. Gleichzeitig meldet es dem Gehirn schmerzhafte Reize in den Organen. Nicht nur in der Haut, überall im Körper gibt es eine große Anzahl von «Schmerzmeldern», das sind freie Endungen von Nervenfasern, in der Fachsprache *Nozizeptoren* genannt. Sie leiten die Reizinformation «Schmerz» über andere Nerven an verschiedene Schaltstellen im zentralen Nervensystem weiter.

Die Mundhöhle des Menschen ist dabei ein ganz besonders sensibler Bereich. Sie ist mit einer außerordentlich empfindlichen Schleimhaut bedeckt, in der besonders viele Tast-, Temperatur- und Geschmacksrezeptoren die ankommenden Reize weiterleiten. Ihr Gewebe ist von zahlreichen Blutgefäßen und Nervensträngen durchzogen. In der Mundhöhle ist der Mensch deswegen besonders leicht «schmerzhaft berührt».

Über die Leitungsbahnen des Rückenmarks gelangt die Information «Schmerz» aus den Rezeptoren dann in die Steuerzentralen des Gehirns, in die Kernzonen von *Thalamus* und *Hypothalamus*. Von hier aus kann sie in andere Gehirnregionen weitergeleitet, aber auch gebremst oder sogar ganz unterdrückt werden. Schmerzhemmende Substanzen sind vor allem die erst in den letzten Jahren entdeckten körpereigenen Opiate, zum Beispiel die Hormone *Endorphin* und *Enkephalin*.

Oft wird bei Schmerzen das vegetative Nervensystem mit einbezogen. Dann kommt es zu Kreislaufstörungen, Erbrechen, Schweißausbrüchen, Angst, Unruhe oder Depression.

Jeder hat seinen eigenen Schmerz

Die Empfindung «Schmerz» tritt aber nicht nur bei starken Reizen oder Verletzungen auf, und sie verläuft auch nicht bei jedem einzelnen gleich stark. Viele verschiedene Faktoren wirken zusammen, der Schmerz ist das Ergebnis einer Vielzahl ineinandergreifender körperlicher und psychischer Reaktionen. Deswegen läßt er sich weder messen noch genau definieren. Kulturelles Umfeld und persönliche Erfahrungen, körperlicher und seelischer Zustand und sogar die Tageszeit wirken sich auf das Schmerzempfinden aus. Angst steigert den Schmerz, und Ablenkung kann ihn mildern.

Das Schmerzerlebnis hängt stark von der jeweiligen Situation ab: Dasselbe Kind, das trotz aufgeschürfter Knie und tiefer Risse in den Händen fröhlich und aufgekratzt vom Abenteuerspiel nach Hause kommt, kann seine Eltern zur Verzweiflung bringen, wenn ein harmloses Pflaster abgelöst werden soll. Aber nicht nur die Empfindung, sondern auch der Ausdruck von Schmerz ist sehr verschiedenartig. Südländern zum Beispiel ist es in ihrer Kultur viel eher erlaubt, Schmerzen lautstark mit Jammern und Weinen Ausdruck zu geben, als Menschen aus nördlichen Breiten. «Ein Indianer kennt keinen Schmerz» hat man bis vor kurzem auch bei uns den kleinen Jungen erzählt, damit sie lernen sollten, ihn nicht mitzuteilen.

Was tun bei Zahnschmerzen?

Achtzig Prozent aller Patienten warten so lange ab, bis sie Schmerzen haben, bevor sie zum Zahnarzt gehen. Dabei kommt gerade in diesem Fall die Warnung des Körpers meistens zu spät. Wenn sich Zähne mit Schmerzen bemerkbar machen, ist der Krankheitsverlauf bereits in sein Endstadium eingetreten (siehe Seite 27).

Die konkreten Ursachen von Zahnschmerz können unterschiedlich sein. Wenn Wärme sofort einen kurzen, stechenden Schmerz auslöst, der ein Brennen hinterläßt, dann ist wahrscheinlich das Zahnmark entzündet. Ob die Entzündung noch abheilen kann oder schon zu weit fortgeschritten ist, läßt sich an der Art des Schmerzes allein nicht ablesen. Der Zahnarzt muß sich bis ins Mark vorarbeiten und nachsehen.

Plötzlich auftretender, dann anhaltender Schmerz, vom dumpfen Ziehen bis zum starken Pochen, der in die Umgebung ausstrahlt und von einer Schwellung des Zahnfleisches begleitet wird, läßt auf einen Abszeß schließen. Der kann sich entweder an der Wurzel oder auch in einer tiefen Tasche des Zahnbetts gebildet haben.

Wer Schmerzen hat, sucht Hilfe. Das Geschäft mit *Schmerzmitteln* blüht nicht erst seit heute. So bot der findige Zahnoperateur Goslar 1786 – auch zuständig für Hühneraugen und eingewachsene Nägel – in Anzeigen ein Wasser an, «*welches alle Personen zu Paris in einem Flacon bei sich tragen und Eau perpétuelle genannt wird. Solche hat die unvergleichliche Tugend und Kraft, die Zahn- oder Kopfschmerzen oder bei Verstopfung im Kopf nur darauf zu riechen, in einigen Minuten gänzlich zu verlieren. Der Flacon zu 30 kr.*» Ein stolzer Preis; zum Vergleich: Ein Pfund Rindfleisch kostete damals acht Kronen.

Zahnschmerzen waren schon immer so gefürchtet, daß jeglicher Unfug, der sie verhindern oder lindern sollte, seine Abnehmer fand. In einer Frankfurter Zeitung zum Beispiel pries ein Dr. Ehrmann 1787 ein «zuverlässiges» Mittel: «*Halsbändchen, welche das Zahnen der Kinder erleichtern, die großen Schmerzen lindern, Fieber und Konvulsionen mäßigen, sind die Erfindung eines Schweizers. Es ist notwendig, diese Halsbändchen so frühzeitig wie möglich den Kindern umzubinden, um üblen Zufällen vorzubeugen. Wenn die Halsbändchen braun werden, so werden sie weggeworfen. Sie gehören zu den einsaugenden Mitteln, welche die Erfahrung bewährt befunden hat.*»

Die Behandlungsdienste der Vorfahren unserer Zahnärzte wurden nur schlecht entlohnt, da war es kein Wunder, daß sie sich mit allerlei merkwürdigen Arzneien ein Zubrot verdienten. Inzwischen hat sich manches geändert – aber verdient wird am Schmerz noch immer und vor allem immer mehr.

Die pharmazeutische Industrie umwirbt ihre Kunden, Patienten wie Ärzte, mit einem umfangreichen Angebot an Schmerzmitteln, den *Analgetika*. Hundertfach stehen sie in den Regalen, ihre seriös und zugleich phantasievoll klingenden Namen versprechen rasche Linderung. Vor allem viele *Kombinationspräpa-*

rate, die mehrere Wirkstoffe enthielten, sind allerdings in letzter Zeit vom Markt genommen worden. Manche Kombinationspräparate enthalten eine Mischung aus verschiedenen Schmerzmitteln, anderen ist Kodein oder Koffein zugesetzt. Kodein macht müde, Koffein wirkt stimulierend – die Analgetika werden dadurch aber nicht wirksamer. Allerdings erhöht sich die Gefahr unerwünschter Nebenwirkungen, die bis zum lebensbedrohlichen Schock reichen können, etwa bei Mitteln, die Pyrazolon-Abkömmlinge enthalten. Viele der angebotenen Präparate bergen außerdem das Risiko der Abhängigkeit. Der Mißbrauch von Schmerz- und Beruhigungsmitteln hat in beängstigender Weise zugenommen, besonders bei Frauen, die jedes Jahr viermal soviel davon schlucken wie Männer.

Seriöse Pharmakologen empfehlen Präparate, die nur einen einzigen Wirkstoff enthalten.

Der Klassiker unter den Schmerzmitteln ist die altbewährte *Acetylsalicylsäure* (ASS, z. B. in *Aspirin*). Weil sie entzündungshemmend wirkt, lindert ASS auch Rötungen und Schwellungen. Am schnellsten wirkt sie als Brausetablette. Als «normale» Tablette geschluckt, erreicht sie ihre stärkste schmerzlindernde Wirkung erst nach zwei Stunden. In den letzten Jahren ist allerdings der gute Ruf der Acetylsalicylsäure etwas angekratzt worden. Einerseits entdecken die Pharmakologen immer neue Einsatzgebiete für das Medikament, etwa zur Vorbeugung gegen Herzinfarkt, andererseits kann eine Überdosierung zu schweren Nebenwirkungen führen. Magen-Darm-Blutungen, Magenbeschwerden und Geschwüre im Magen-Darm-Trakt können auf übermäßige ASS-Einnahme zurückzuführen sein.

Vorsicht ist auch bei Kindern geboten. Bei fiebrigen Viruserkrankungen (einem grippalen Infekt etwa) oder Windpocken darf ihnen kein ASS-haltiges Medikament gegen Zahnschmerzen verabreicht werden. Es könnte sonst zum gefürchteten *Reye-Syndrom* mit Fieber, Krämpfen und Bewußtseinsstörungen kommen: Das Reye-Syndrom kann zum Tod führen.

Allgemein gilt, daß Schmerz- und Beruhigungsmittel nicht «auf Verdacht» vor einer Zahnbehandlung geschluckt werden sollten, da sie sich störend auf die Betäubungsspritze auswirken könnten. Acetylsalicylsäure birgt noch eine zusätzliche Gefahr, da sie die Blutgerinnung verzögert. Wenn also ein Zahn gezogen oder ein anderer chirurgischer Eingriff vorgenommen werden muß, darf kurz vorher kein ASS-Präparat eingenommen werden.

Bewährt hat sich nicht nur bei Zahnschmerzen die Substanz *Paracetamol*. Ein bis zwei Tabletten sollten genügen, die Beschwerden so weit und so lange zu lindern, bis die Ursachen behandelt werden können. Wichtig: *Eine höhere Dosis erzielt keine bessere Wirkung.* Die Tagesdosis Paracetamol sollte 650 Milligramm nicht übersteigen, weil trotz der relativ guten Verträglichkeit Vergiftungsgefahr besteht. Übelkeit, Erbrechen, Schweißausbrüche und Bauchschmerzen sind die Anzeichen. Wer eine geschädigte Leber oder eine Nierenfunktionsstörung hat, sollte auf Paracetamol verzichten.

Für Kinder ist das Mittel in Form von Zäpfchen oder Saft (z. B. Ben-u-ron) geeignet. Wenn sie vom Arzt nicht anders vorgeschrieben ist, sollte die Mengenangabe auf dem Beipackzettel unbedingt eingehalten werden.

Unangenehm sind Zahnschmerzen ganz besonders dann, wenn sie nachts oder am Wochenende auftreten. In schlimmen Fällen hilft natürlich der ärztliche Notdienst oder die Ambulanz der Zahnklinik. Die meisten Behandlungen jedoch können ein paar Stunden aufgeschoben werden, bis der «eigene» Zahnarzt erreichbar ist.

Bis dahin ist von bestimmten *Hausmitteln* strikt abzuraten. Weder mit Alkohol getränkte Wattebäusche noch Gewürznelken für das schmerzende Loch im Zahn sind hilfreich. Im Gegenteil: Alkohol schadet der Mundschleimhaut, und das Nelkenöl ist Gift für das empfindliche Zahnmark. Bedenken gibt es auch bei allen homöopathischen Mitteln, sofern sie in Form von *Globuli* angeboten werden. Deren Wirksubstanzen sind in Zuckerkügelchen eingepackt, die der Karies neue Nahrung geben.

Wer die Schmerzen nicht mehr aushalten kann, dem hilft ASS oder Paracetamol in vernünftiger Dosierung über die Zeitspanne bis zum Zahnarzttermin hinweg – manchmal genügt auch ein Eisbeutel auf der Wange.

Schmerzen während der Behandlung

Dieselben Patienten, die den Zahnarztbesuch so lange hinausschieben, bis sie Schmerzen haben, fürchten sich auch vor einer schmerzhaften Behandlung. Dafür gibt es eine ganze Reihe möglicher Anlässe: Bohren und Schleifen verursachen Wärmereize, Chemikalien in Füllmaterial und Kunststoffen können reizen, eine Operation schmerzt hinterher.

Die Möglichkeiten der lokalen Betäubung sind heute so gut, daß während der Behandlung selbst keine Schmerzen auftreten müssen. Trotzdem ist die Spritze nicht immer nötig. Manchmal ist der Eingriff nur klein und kaum schmerzhaft.

«Ich gebe immer eine Spritze!» kommentiert ein Zahnarzt die Frage nach der Betäubung. «Es geht schneller, weil ich dann nicht so lange erklären muß, was ich jetzt gleich mache. Es macht mich nervös, und ich kann nicht gut arbeiten, wenn der Patient die Schmerzen so fürchtet!» In Wirklichkeit ist es also gar nicht der Schmerz selbst, sondern die Angst des Zahnarztes vor der Angst des Patienten, die ihn so rasch und regelmäßig zur Injektionsnadel greifen läßt. Wie der Zahnarzt die Spritze setzt, wird im Kapitel 7 beschrieben.

Auch für die Zahnbehandlung gilt, daß sich Art und Intensität des empfundenen Schmerzes individuell unterscheiden. Einige Faktoren jedoch wirken sich hier ganz besonders aus.

Dem behandelnden Zahnarzt ermöglicht die *liegende Stellung* des Patienten nicht nur optimalen Zugang zum Arbeitsfeld, er beugt damit auch einem Kreislaufkollaps vor. Indessen stellten Gießener Arbeitsmediziner fest, daß sich die Schmerzempfindungsschwelle ihrer Versuchspersonen mit deren Position änderte. Die Zähne waren im Liegen wesentlich empfindlicher als im Sitzen. Denkbar ist, daß die lokalen Betäubungsmittel schlechter wirken, wenn der Patient liegt. Viele wollten deshalb lieber sitzend behandelt werden. Sicher spielt dabei auch die Psyche eine Rolle: Wer liegt, hat viel mehr das Gefühl, ausgeliefert zu sein.

Darüber hinaus hängt unsere Schmerzwahrnehmung auf dem Behandlungsstuhl entscheidend davon ab, wie weit wir verstehen und wissen, was mit uns passiert. Nicht Bescheid zu wissen über Art, Dauer und Umfang der Behandlung, erzeugt bei den meisten

Menschen Angst, die wiederum den Schmerz verstärkt. Das haben psychologische Experimente erwiesen, bei denen – ganz ähnlich wie bei den Untersuchungen zur Angst – eine sehr gut informierte und eine unvorbereitete Gruppe schmerzhaften Reizen ausgesetzt wurde. Die Versuchspersonen, die genau Bescheid wußten, hatten eine wesentlich höhere Schmerztoleranz als ihre nichtinformierten Kollegen aus der Vergleichsgruppe. So wird auch verständlich, daß uninformierte Patienten voll ängstlicher Erwartung schon bei der kleinsten Berührung zusammenzucken, lange bevor überhaupt ein schmerzhafter Reiz erfolgt.

Der Zahnarzt kann uns die Angst nehmen, die den Schmerz verstärkt, indem er erklärt, was er tun wird. Er kann den Schmerz lindern, indem er auf den Patienten eingeht. Härtere Gemüter unter den Patienten verzichten vielleicht auf eine Spritze vor jeder Behandlung und vereinbaren mit dem Zahnarzt, daß sie selber den Grad dessen bestimmen, was sie aushalten können. Ängstliche und schmerzempfindliche Patienten wollen es meist nicht bis zu diesem Punkt kommen lassen. Eine gut gesetzte Spritze läßt die Zahnbehandlung praktisch schmerzfrei werden. Den Empfindsameren hilft es oft, wenn der Zahnarzt auf Handzeichen reagiert, so daß sie etwa um eine Pause bitten oder anzeigen können, daß sie trotz der Betäubung Schmerzen haben. Damit ist schon eher eine Form der «Zusammenarbeit» erreicht, in der Patient und Arzt gemeinsam Verantwortung tragen, als wenn ein schweigsamer Behandler dem Patienten auf dem Stuhl ausschließlich die passive Rolle überläßt. Letzterer läuft viel eher Gefahr, daß er und seine Arbeit als peinigend empfunden werden.

Damit ändert sich auch die Bedeutung des Schmerzes: Wenn der Patient ihn als notwendigen Teil eines bestimmten Behandlungsschrittes einordnen kann, damit der Zahn wieder gesund und schön wird, empfindet er weniger Unbehagen und leidet weniger.

Was hilft sonst noch gegen Schmerzen?

Feuerläufer und Fakire beweisen, daß Schmerzreize allein mit Hilfe der Psyche vollständig ausgeschaltet werden können, ohne dadurch gleichzeitig andere körperliche Funktionen einzuschränken. Durch sogenannte *mentale Vorbereitung*, das heißt, durch meditative Übungen, Konzentration auf religiöse Vorstellungen, monotone Musik oder Selbstsuggestion, läßt sich diese Unempfindlichkeit gegen Schmerzen erreichen.

Auch wenn wir als «normale» Zahnarztpatienten nicht den Trancezustand von Fakiren und Feuerläufern erreichen – dazu bedarf es jahrelanger körperlicher und geistiger Übung –, so können wir uns deren Techniken bis zu einem gewissen Grad zunutze machen. Mentale Vorbereitung kann beispielsweise in einfacher *Ablenkung* bestehen: Indem wir uns nicht auf den (möglichen) Schmerz konzentrieren, sondern mit unseren Gedanken spazierengehen und positive Tagträume entwickeln, bekämpfen wir die Angst, die den Schmerz verstärkt.

Um kurze Schmerzzustände (etwa durch den Einstich der Nadel bei der örtlichen Betäubung) zu lindern, können Sie mit den Fingerkuppen fest auf die Gehörgänge drücken. Dies ist eine oft erfolgreiche Mischung aus der alten chinesischen Technik der *Akupressur* und dem psychologischen Effekt der Eigeninitiative.

Auch *Entspannungs- und Atemübungen* sind gut geeignet, um sich aus dem Teufelskreis Schmerz – Angst – Schmerz zu befreien.

Andere lenken sich mit *optischen Reizen* ab, zum Beispiel durch Wimmelbilder oder Graphiken mit optischen Täuschungen usw., die so aufgehängt sind, daß sie aus der Behandlungsposition gut zu sehen sind. Manche Patienten setzen die Kopfhörer eines Walkman auf, um durch die Konzentration auf die mitgebrachte Lieblingskassette den Aktivitäten und Geräuschen während der Behandlung zu entgehen. Solche «kleinen Fluchten» behindern allerdings erheblich die Kommunikation zwischen Arzt und Patient und verhindern, daß wir Teil des Teams werden, weil wir am Geschehen keinen Anteil nehmen können.

Um eine größere Flucht handelt es sich bei der Frage nach einer *Vollnarkose* während der zahnärztlichen Behandlung. Das klingt zunächst für beide Seiten verführerisch, der Patient schläft ein und wacht erst wieder auf, wenn alles Unangenehme vorbei ist. Der Zahnarzt kann sicher sein, daß sein Patient weder jammert noch stört.

Doch wie bei den meisten scheinbar einfachen Lösungen gibt es auch hier gleich mehrere Haken. Zum einen ist *jede* Vollnarkose ein Risiko für den Organismus, das beide Seiten nicht unnötig eingehen sollten. Herz-Kreislauf-Versagen sind bei der Totalanästhesie zum Glück selten geworden, aber die Gefahr besteht grundsätzlich weiterhin. Zum anderen handelt es sich letztlich nur um eine Scheinlösung, gerade bei Menschen, die generell dazu neigen, schwierigen Situationen auszuweichen. Der Patient steht sich selbst im Weg und hat keine Chance, eine Strategie zu entwickeln, wie er seine Angst vor Schmerzen bewältigen kann. Vertrauen in die eigenen Möglichkeiten und Verantwortung für die eigene Gesundheit kann gar nicht erst nicht entstehen, wenn jede Initiative abgegeben wird. Die bessere Alternative ist es auf jeden Fall, wenn Arzt und Patient eine gute Beziehung aufbauen, wenn der Patient dem Arzt vertrauen kann und der Arzt ihn mit seinen Empfindungen respektiert und auf ihn eingeht. In einer guten Arzt-Patient-Beziehung findet der Schmerz die ihm zustehende Beachtung und den richtigen Stellenwert. So läßt er sich entweder gut ertragen oder ganz ausschalten.

Chronische Schmerzen an Mund und Zähnen

Auf dem Behandlungsstuhl sitzt ein Patient, blaß und offensichtlich völlig erschöpft von immer wiederkehrenden Schmerzattakken, die von einer Kieferhälfte ausstrahlen. Alles Erdenkliche hat er unternommen, um sein Leiden loszuwerden: Der Zahnarzt hat alle Schäden saniert, Wurzeln gefüllt, einen nicht mehr zu rettenden Backenzahn gezogen. Trotzdem überfallen ihn diese Schmerzen immer wieder blitzartig, so daß er kaum noch zu sprechen oder zu kauen wagt. Bestimmte Punkte an der Ober- und Unterlippe sind extrem reizempfindlich, die Schmerzexplosion kann jederzeit auftreten.

Ein anderer Fall: Eine Patientin – sie ist fünfzig Jahre alt – trägt eine neue Prothese, die einfach nicht passen will. Zahnarzt und Techniker haben ihr Bestes gegeben und sind eigentlich hoch zufrieden mit ihrem Werk. Die Patientin hingegen hat Schmerzen im Mund, ein unangenehmes Brennen, das nicht nachläßt. Wieder und wieder kommt sie in die Praxis und bittet um eine Kontrolle:

Irgend etwas kann nicht stimmen, wenn ihr der neue Zahnersatz so große Schwierigkeiten bereitet. Der Zahnarzt ist ratlos.

Die Gründe für diese und ähnliche Beschwerden sind nicht einfach zu finden. Kopf und Kiefer gehören zu den am besten mit Nerven versorgten und in den Schmerzzentren des Gehirns repräsentierten Bereichen des Körpers. Organe, Gewebe und Nerven liegen dicht gedrängt nebeneinander. Dieser Umstand macht es äußerst schwer, einen bestimmten Schmerz einer konkreten Ursache und der dazugehörigen Nervenbahn zuzuordnen.

Der Mann mit den Schmerzattacken leidet an einer *unechten Trigeminus-Neuralgie.* Der Trigeminus ist der Drillingsnerv, der in der Mund-Kiefer-Region hauptsächlich die Schmerzreize weiterleitet, und zwar nicht nur aus Unter- und Oberkiefer, sondern auch aus der Umgebung von Augen und Nase. Bei dem Patienten in unserem Beispiel liegt der immer wiederkehrenden Nervenreizung die längst vergessene Zahnwunde zugrunde, deren Entzündung noch leicht nachklingt.

Bei der echten Trigeminus-Neuralgie dagegen tappten die Neurologen lange Zeit mehr oder weniger im dunkeln, was deren Ursache angeht. Inzwischen vermuten sie, daß in den meisten Fällen ein Blutgefäß den Ast des Trigeminus abschnürt. Das führt zu schlimmsten Schmerzattacken, die manchmal nur Sekunden, nicht selten aber auch mehrere Minuten dauern können. Meist kann eine Neuralgie mit starken Medikamenten gelindert werden. Als allerletztes Mittel führen Neurochirurgen manchmal einen mikrochirurgischen Eingriff durch, um den Gefäßengpaß zu beseitigen. Allerdings ist dies eine sehr schwierige und komplikationsreiche Operation, die manche Patienten nicht überleben.

Die Patientin im zweiten Beispiel hingegen, die mit ihrem Zahnersatz so unglücklich ist, weil er Schmerzen verursacht, ist kurz zuvor von ihrem Mann verlassen worden. Jahrzehntelang hat sie ihn versorgt, die Kinder großgezogen und die Familie zum Mittelpunkt ihres Lebens gemacht. Nun, da sie ihn verloren hat, ist ihr der Boden unter den Füßen weggezogen. Die Krise hat sie in ein seelisches Dauertief geführt, einen Zustand, der von Fachleuten als *larvierte Depression* bezeichnet wird. Solche versteckten Depressionen äußern sich in körperlichen (psychosomatischen) Beschwerden, sehr oft in ungeklärten Schmerzen.

Frauen leiden darunter viermal häufiger als Männer. Das ergaben Untersuchungen an der Forschungsstelle für Psychopathologie und Psychosomatik in der Zahnheilkunde an der Universitäts-Zahnklinik in Münster. An diesem Institut untersuchen Neurologen und Psychiater die Lebensgeschichten von Patienten, die unter chronischen Schmerzen und anderen Beschwerden leiden und von ihren ratlosen Zahnärzten dorthin überwiesen werden. Sie fanden heraus, daß im Leben vieler Patienten *vor* dem Beginn ihrer Leiden schwerwiegende Brüche stattgefunden hatten, etwa eine Scheidung oder der Tod des Partners. Wenn den Patienten mit einer Therapie ihrer Depression geholfen wurde, verschwanden auch die Zahnprobleme.

Auch eine Migräne kann derart in den Kieferbereich ausstrahlen, daß sie als starker Zahnschmerz erlebt wird. Tumoren in Mund und Gehirn, eine Arthrose der Kiefergelenke oder der Halswirbelsäule, ein verdecktes Augen- oder Ohrenleiden – mit all diesen Erkrankungen können Patienten zunächst beim Zahnarzt landen, weil sie sich als andauernde Schmerzen in diesem Bereich äußern.

Vom Krebs bis zur Depression – die möglichen Ursachen für chronische Schmerzen sind sehr vielfältig. Für den Zahnarzt ist es keine leichte Aufgabe, danach zu suchen. Wenn der Schmerz nicht in seinem Aufgabenbereich zu finden und zu beheben ist, liegt es an ihm, nach anderweitigen Gründen zu suchen und den Patienten weiter zu überweisen.

7 Vom Gold zum Gift im Mund?

Kariesbehandlung und Zahnfüllungen

Die Vorbereitung

Am Anfang jeder Behandlung steht auch beim Zahnarzt die *Anamnese*, die Krankheitsgeschichte. Er will wissen, ob der Patient Schmerzen oder Beschwerden hat, an welchen Krankheiten er leidet oder litt: Herz-Kreislauf-Beschwerden, Diabetes oder Hepatitis (Gelbsucht), aber auch eine Schwangerschaft muß bei der Behandlung unbedingt berücksichtigt werden.

In den letzten Jahren sorgte eine Krankheit auch in den Zahnarztpraxen für ganz besondere Beunruhigung: Aids. Eine Zeitlang sagten Patienten sogar Termine ab aus Angst, sich in der Praxis anzustecken. Auch die Zahnärzte hatten Bedenken, schließlich erkranken sie weitaus häufiger an ansteckender Gelbsucht als ihre Kollegen aus anderen Heilberufen. Der Hepatitis-B-Erreger und das Aids-Virus werden auf dem gleichen Weg übertragen, nämlich über Blut und Schleimhautsekrete. Inzwischen hat sich jedoch herausgestellt, daß selbst bei häufigem Kontakt mit Aidskranken Patienten nur ein verschwindend geringes Risiko für den Arzt und seine Assistenten besteht – und damit natürlich erst recht für gesunde Zahnpatienten. Solange die Instrumente desinfiziert und sterilisiert werden, wie das ohnehin für jede Behandlung üblich ist, kann nichts passieren. Das Virus stirbt außerhalb des menschlichen Körpers schnell ab und wird schon durch normale Seife abgetötet. Im Speichel von Aids-Kranken kommt der Erreger nur in sehr geringer Konzentration vor. Daß eine Ansteckung über den Speichel fast unmöglich ist, zeigt eine Untersuchung aus einem New Yorker Armenviertel: 56 Aids-kranke Personen benutzten gemeinsam mit ihren Familienangehörigen die jeweils einzige Zahnbürste. Kein anderes Familienmitglied infizierte sich durch die Bürste oder das enge Zusammenleben unter schlechten Wohnbedingungen.

Trotzdem sollte der Zahnarzt Handschuhe und einen Atemschutz tragen, wenn eine «blutige» Behandlung ansteht. So schützt er sich davor, daß das Virus über kleine und kleinste Wunden – die er vielleicht nicht einmal bemerkt hat – in seine Blutbahn gerät.

Wichtig ist, daß der Zahnarzt beim ersten Termin erfährt, ob der Patient bestimmte Medikamente und Materialien nicht verträgt oder gar allergisch darauf reagiert.

Und das sollten Sie als Patient vor dem Zahnarztbesuch beachten:
Möglichst keinen Kaffee oder Tee trinken, weil Koffein genau wie viele Betäubungsmittel die Blutgefäße verengt.

Alkoholgenuß und zu viele Zigaretten können dazu führen, daß die Betäubungsspritze nicht gut anschlägt oder Beschwerden verursacht, außerdem wird die Wirkung des Präparats dadurch verlängert, weil es nur langsam über die Blutbahn abtransportiert werden kann.

Riskant ist es, Schmerz- oder Beruhigungstabletten vorher «auf Verdacht» zu schlucken: Ein Betäubungsmittel-Cocktail kann sich nicht nur unangenehm, sondern bisweilen auch gefährlich auswirken. Also: nicht aufputschen, nicht chemisch beruhigen. Baldrian- und Hopfenpräparate sind erlaubt (siehe auch Kapitel 5).

«Machen Sie bitte den Mund weit auf!» – Die Untersuchung

Liegen keine speziellen Beschwerden vor, inspiziert der Zahnarzt zunächst die Mundhöhle mit Hilfe von Sonde, Spiegel und sehr hellem Licht für schlecht zugängliche Stellen. Der erste Teil der Untersuchung befaßt sich mit der *Zahnhartsubstanz*: Fehlen einzelne Zähne? Hat der Patient Kronen, Brücken, Prothesen im Mund? Ist Karies zu erkennen? Wie viele Zähne sind gesund? Der Arzt sucht aber auch nach Zahn- und Kieferfehlstellungen und fragt nach Kopfschmerzen und Geräuschen aus den Kiefergelenken. Das Ergebnis trägt die Assistentin auf einer Karteikarte ein.

Der nächste Untersuchungsschritt gilt dem *Zahnhalteapparat*: Ist das Zahnfleisch gerötet oder geschwollen? Blutet es vielleicht sogar? Muß Zahnstein entfernt werden? Haben sich Zahnfleischtaschen gebildet? Wie sieht die Mundschleimhaut aus? Gibt es dort sogenannte *Aphthen*, offene, schmerzhafte Stellen? Je nachdem, wo und wieviel Zahnbelag, *Plaque*, vorhanden ist, erkennt der Zahnarzt, wie der Patient es mit der Reinigung und Pflege hält. Außerdem wird die *Okklusion*, die Verzahnung von Ober- und Unterkiefer, kontrolliert: Störungen können Schmerzen verursachen, durch Knirschen ruinieren wir den Schmelz und verspannen die Kaumuskeln.

Ob sich unter den Füllungen von Backenzähnen Karies ausgebreitet hat, läßt sich meist erst im Röntgenbild feststellen. Abgestorbene oder wurzelbehandelte Zähne sind an ihrer dunklen Verfärbung oft mit bloßem Auge zu erkennen.

Die *Vitalitätsprüfung* mit einem Kältetest zeigt, ob ein Zahn noch lebt. Der Zahnarzt berührt mit einer in Kohlensäureschnee getränkten Wattekugel den verdächtigen Zahn. Lebt der Zahn, reagiert er mit Schmerz. Bei überkronten Zähnen ist allein mit dem Kältetest allerdings nicht sicher nachzuweisen, ob das Zahnmark noch lebt. Wenn der Schmerz beim Kältekontakt ausbleibt, muß ein Röntgenbild zeigen, wie es um das Mark bestellt ist.

Manche Zahnärzte benutzen zur Vitalitätsprüfung auch den elektrischen *Pulpa-Tester*: Dafür werden die Zähne zuerst gereinigt, getrocknet und mit Watteröllchen oder der Gummihaut *Kofferdam* isoliert. Der zu testende Zahn wird mit Zahnpasta bestrichen, damit ein elektrischer Kontakt entsteht. Das Gerät schlägt positiv aus, wenn der Tester den Zahn berührt und das Mark noch lebt.

Diese Untersuchungen liefern die Grundlagen für die folgende Behandlung. Der Zahnarzt hat sich damit ein vollständiges Bild vom Zustand der Zähne und des Mundes verschafft. Er erklärt dem Patienten, was zu tun ist, und erstellt gegebenenfalls einen Heil- und Kostenplan für die Kassenmitglieder oder einen Kostenvoranschlag für privat versicherte Patienten. Patienten sollten auf jeden Fall bei ihrer Krankenkasse oder Versicherung erfragen, welchen Anteil sie selbst tragen müssen.

So sieht der Behandlungsplan einer umfassenden Sanierung aus:

Zunächst soll der Patient gründlich über Mund- und Zahnpflege informiert werden. Manche Zahnärzte beschäftigen dafür und für die anschließende Zahnreinigung speziell ausgebildete *Dental Hygienists*, Zahnhygienisten.

Dann entfernt der Zahnarzt mit Ultraschallgeräten und von Hand den Zahnstein. Fortgeschrittene Karies, die das Zahnmark bedroht, wird ebenfalls entfernt.

Zerstörte Zähne, die nicht erhalten werden können, müssen möglichst schnell gezogen werden. Leichtere Schäden werden repariert und alte, angegriffene Füllungen ersetzt.

Dies sind die ersten, wichtigen Schritte. Jetzt erst behandelt der Arzt Zahnfleisch- und Zahnbettschäden.

Brücken, die vorhandene Lücken schließen sollen, werden erst ganz zuletzt eingepaßt.

Manchmal ist – auch bei Erwachsenen – eine kieferorthopädische Behandlung notwendig.

«Er hat überhaupt nicht gebohrt!» – Karies im Frühstadium

Würzburger Zahnmediziner haben es genau untersucht und bestätigt: Oberflächliche Zahnfäule, *Schmelzkaries*, muß keine Löcher fressen. Sie kann sogar wieder ausheilen. Daß sie es kann, ist keine ganz neue Erkenntnis. Einige Zahnmediziner hatten schon früher bemerkt, daß die berüchtigten Kreideflecken, die Karies im Frühstadium verraten, auch wieder verschwinden können. Die meisten Kollegen hielten dennoch lieber an der zahnmedizinischen Uralt-Regel von 1889 fest, die besagt, daß alles, was am Schmelz fault, vollständig entfernt werden muß. Erst in den sechziger Jahren beobachteten Wissenschaftler dann in einer Langzeitstudie, daß die Hälfte der Kreideflecken auf den Backenzähnen von achtjährigen Kindern sieben Jahre später nicht mehr zu sehen waren – sie waren geheilt.

Das Geheimnis der Heilung liegt im Speichel: Mineralien wie Kalziumphosphat werden zunächst durch Säuren aus dem Schmelz geschwemmt. Umgekehrt lagern sich die Salze dort aber auch wieder ein und reparieren die entkalkten Stellen. Oft genug ist aber diese natürliche Reparatur nicht schnell genug. Sie reicht eben aus, um bei vorübergehender Säurebelastung, etwa nach dem Genuß von Rhabarber, die stumpfen Zähne von dem schädlichen Belag zu befreien. Auch den dünnen Zuckerfilm aus Limonadegetränken kann der Speichel normalerweise noch wegspülen und die relativ geringe Säureproduktion aus dem Zuckerabbau ausgleichen. Werden dem komplizierten Mineralhaushalt im Mund aber zu oft und zu viel Zucker und Kohlenhydrate zugemutet, gerät das Gleichgewicht ins Wanken und kippt schließlich um. Jetzt entkalken die Zähne schneller, als der Speichel sie wieder reparieren kann. Die betroffenen Stellen erscheinen als kreidig-weiße Flekken am Zahn: die Vorboten der Karies.

Inzwischen läßt sich die Kariesentstehung sogar sichtbar machen. Die Würzburger Forscher haben ein medizintechnisches Verfahren entwickelt, den Mineralgehalt der Zähne mit einer Genauigkeit von bis zu einem halben Prozent zu bestimmen. Mittels einer komplizierten Computertechnik erscheinen bereits die geringsten Schmelzdefekte deutlich auf dem Bildschirm.

Noch sind Sonde und Bohrer nicht gefragt. Mittlerweile gilt es sogar als fragwürdig, mit der Sonde an verdächtigen Stellen herumzukratzen. Wenn der noch heile «Schmelzdeckel» vom Zahnarzt zerstört wird, kann die Karies im frühesten Stadium nicht mehr von selbst ausheilen. Wenn die Sonde erst ein Loch in die brüchige Schmelzoberfläche gebohrt hat, wächst sie nicht mehr zu.

Penibles Zähneputzen, um die säureproduzierende Plaque zu entfernen, ist jetzt notwendiger denn je. Weil aber das biologische Gleichgewicht schon gestört ist, reicht die Pflege allein nicht mehr aus. In Experimenten beobachtete die Würzburger Gruppe, daß in diesem Stadium die Rückverkalkung des lädierten Schmelzes insbesondere mit Hilfe von Fluoriden möglich war. Nach sorgfältiger Behandlung der Schmelzoberflächen mit einer speziellen Lösung, die organische Fluoridverbindungen enthält, verschwanden Kreideflecken und damit die beginnende Karies. Vorsicht ist dennoch geboten: Die Heilung hält nur so lange an, wie die natürliche Remineralisation nicht wieder durch übermäßige Zuckerschichten auf dem Schmelz verhindert wird.

Bisher steht die dafür nötige aufwendige Apparatur nur den Forschern an der Zahnklinik zur Verfügung. Ob die neue Technik eines Tages in den Praxen zur Kariesverhütung und -therapie eingesetzt werden kann, hängt davon ab, wie hoch die Kosten eines solchen Gerätes bei einer serienmäßigen Produktion werden.

Haben sich die Kreideflecken schon bräunlich verfärbt oder ertastet die Zunge gar ein Loch, dann ist die Karies bereits fortgeschritten. Die faule Stelle muß auf jeden Fall entfernt und der Zahn gefüllt werden.

Schmerz laß nach! – Spritzen und Bohren

In den meisten Fällen gibt der Arzt eine Spritze zur örtlichen Betäubung, außer bei kleinen Defekten, die sehr schnell und nahezu schmerzlos zu behandeln sind. Patient und Arzt sollten sich darüber verständigen, ob die Betäubung wirklich notwendig ist oder ob sich die zu erwartende Unbill aushalten läßt.

Im Oberkiefer ist die Injektion so gut wie schmerzlos. Jeder Zahn hat einen eigenen Nervenast, und die Wurzeln liegen dicht an der Oberfläche des Zahnfleischs. So kann die Dosis niedrig bleiben und jeder Zahn einzeln betäubt werden.

Komplizierter sieht es hingegen im Unterkiefer aus: Alle unteren Zähne einer Kieferhälfte werden von einem einzigen Nervenstrang versorgt. Die Betäubungsspritze wirkt nur dann, wenn exakt die Stelle getroffen wird, wo die Nervenleitung noch im weichen Bindegewebe verläuft, bevor sie in den tiefliegenden Knochenkanal eintritt. Weil der Verlauf dieses Nervs von Patient zu Patient ein bißchen variiert und weil jeder einzelne die Substanzen unterschiedlich rasch abbaut, ist auch die Dauer der Betäubung individuell verschieden.

Für langwierigere Behandlungen greift der Zahnarzt fast immer zu einem Injektionsmittel mit einer gefäßverengenden Substanz. Manchmal sind solche Zusatzstoffe verantwortlich für unangenehme Beschwerden wie Herzklopfen oder Schweißausbrüche. Bei entsprechend gefährdeten Patienten kann noch Schlimmeres auftreten: Die Bandbreite der Risiken reicht von Herz-Rhythmus-Störungen bis zum Schockzustand. Wer vor der Spritze Angst hat, sollte mit dem Zahnarzt darüber sprechen.

Wenn sich Patienten schon vor dem Schmerz beim Einstich der Injektionsnadel fürchten, greifen viele Zahnärzte zu Sprays, Salben oder Lösungen, um die Mundschleimhaut unempfindlich zu machen. Der Preis dafür kann allerdings hoch sein. Da gerade Sprays schwer zu dosieren sind, gerät oft zuviel des Schlechten in den Mund. Allergien, Übelkeit und Kreislaufstörungen stehen in keinem Verhältnis zum Pieks mit der Nadel (siehe Seite 48).

Wenn der Bereich um den kranken Zahn herum taub und pelzig geworden ist, macht sich der Zahnarzt an die Arbeit. Mit einem hochtourigen Turbinenbohrer wird die äußerste Schicht über dem Loch, der Schmelz oder die alte Füllung, entfernt. Dabei entwickelt sich große Hitze, die Zahnbein und -mark schädigen könnte. Deswegen muß dauernd mit Wasser gekühlt werden, das von der Assistentin mit einem Schlauch abgesaugt wird.

Hat sich die Karies bereits bis zum Zahnbein durchgefressen, wird die faule Substanz mit einem langsamen Bohrer herausgeholt. Das Loch im Zahn wird an den Wänden geglättet und manchmal noch mit einem Medikament gereinigt. Für Amalgam- und Kunststoff-Füllungen muß es nach unten breiter ausgebohrt werden, damit sie nicht herausfallen. Für Goldgußfüllungen und Keramik läuft sie nach oben breiter, *konisch* zu, um die Füllung probehalber einsetzen und vor der endgültigen Einpassung noch einmal herausnehmen zu können.

Auch wenn es durch eine gute Betäubung nicht mehr schmerzt: Das hohe Singen oder dumpfe Vibrieren, je nach Art des Bohrens, bereitet den meisten Patienten Unbehagen, das sich bis zur Panik steigern kann. Vor allem Kinder sind manchmal nur schwer dazu zu bewegen, für den Bohrer den Mund zu öffnen.

An der Universitätsklinik Münster haben Zahnärzte eine Alternative entwickelt: Mit einem chemischen Mittel weichen sie die Karies zunächst so weit auf, daß sie leicht abgelöst werden kann.

Mit dem Excavator, einem Löffel zum Auskratzen, holt der Zahnarzt dann die verrottete Substanz heraus. Die Münsteraner stellten fest, daß diese kombinierte Methode dem herkömmlichen Bohren sogar im Reinigungseffekt überlegen ist. Leider dauert das Aufweichen auch wesentlich länger als das Ausbohren.

An der Bonner Universität haben Zahnärzte – zunächst an ihren eigenen Zähnen – einen Laserbohrer ausprobiert. Im Vergleich zu herkömmlichen Bohrern reizt der Laser die Zahnsubstanz weniger. Das vermindert nicht nur Schmerzen, sondern es entwickelt sich während des Bohrens auch weniger Wärme, die dem Zahnmark schadet. Im lasergebohrten Loch soll außerdem die Füllung besser halten. Die Wasserkühlung bei den Turbinenbohrern setzt nämlich einen chemischen Prozeß in Gang, bei dem eine schmierige Schicht an den Zahnwänden entsteht, die die Haftung erschwert.

Auf den Boden des sauber präparierten Lochs legt der Zahnarzt eine isolierende Unterfüllung. Auch wenn sich nicht alle Behandler daran halten: Diese *Unterfüllung* ist notwendig, nicht nur weil sie das Zahnmark vor Druck, Hitzeleitung oder chemischen Angriffen aus der Füllungssubstanz schützt, sondern auch, weil das Isoliermaterial in den meisten Fällen basisch ist und damit neue Karies verhindert, die im sauren Milieu gedeiht. Jetzt erst kann die eigentliche Füllung in den Zahn eingearbeitet werden. Weil die Speicheldrüsen in der Streßsituation auf dem Behandlungsstuhl besonders heftig arbeiten, wird die Flüssigkeit abgesaugt und das Gebiet um den Zahn mit Zellstoff oder *Kofferdam*, einer Gummihaut, trocken gehalten. Wie lange eine Füllung später hält, hängt auch davon ab, ob sie während des Legens feucht geworden ist oder nicht.

Zahnärzte wissen: Ein sauberer Zahn geht nicht kaputt, aber wenn er einmal defekt ist, trägt dies schon den Keim zu weiterer Schädigung in sich. Sind die kariösen Stellen nicht sorgfältig genug entfernt oder ist eine Füllung schlampig gelegt, fault der Zahn darunter weiter. Das Zahnbett selbst wird manchmal erst durch falsche Materialien in Mitleidenschaft gezogen. Entscheidend ist demnach die Qualität der zahnärztlichen Arbeit und der Werkstoffe.

Womit wird das Loch gestopft? – Werkstoffkunde

Seit mindestens zweihundert Jahren füllen Zahnärzte Löcher, immer auf der Suche nach dem richtigen Material. Anfangs verwendeten Operateure, aber auch Barbiere, die sich um Zahnleidende kümmerten, Blei (lateinisch: plumbum) als Einlage für die Löcher: Sie *plombierten* den kaputten Zahn. Die Zahl der bleivergifteten Patienten war offenbar beträchtlich, denn die Frankfurter Medizinalordnung von 1817 verbot die Verwendung des Schwermetalls.

Das *ideale* Material für Zahnfüllungen ist bis heute leider noch nicht verfügbar: Es muß hart genug sein, um Kauen, Zähneknirschen und Beißen auszuhalten, doch darf es nicht spröde und rissig werden, damit sich keine Bakterien unter der Füllung festsetzen und dort neue Karies verursachen können. Ein *zu* harter Werkstoff wiederum würde den gegenüberliegenden Zahn übermäßig abnutzen.

Ist eine Füllung sehr elastisch, hält sie den großen Temperaturunterschieden im Mund nicht stand. Schrumpft sie zu sehr, entsteht ein Spalt zwischen Füllung und Zahnbein, in den Speisereste und Bakterien eindringen. *Streptococcus mutans*, der Karieserreger, findet selbst mikrofeine Randspalten, in denen er sich einnistet. Das Material des Werkstoffes soll außerdem so beschaffen sein, daß es sich ohne allzu große Kosten bearbeiten läßt. Und schließlich soll es auch noch ungiftig sein und möglichst wie ein echter Zahn aussehen.

Zahnarzt und Labor haben die Qual der Wahl. Doch oft genug fehlt es ihnen am erforderlichen Wissen über das verwendete Material. Immer wieder kommen neue Werkstoffe auf den Markt oder solche, die längst bekannt sind und mit minimalen Veränderungen als Neuheit angepriesen werden. Viele bewähren sich nicht und verschwinden sang- und klanglos wieder in der Versenkung. In der Bundesrepublik und in der Schweiz rechnen die Experten mit einer Bewährungszeit von fünf Jahren. Aber auch Stoffe, die sich scheinbar problemlos und billig verarbeiten lassen und schon jahrzehntelang verwendet werden, zeigen plötzlich ihre Tücken. Das markanteste Beispiel: der Streit ums Amalgam (siehe Seite 67 ff).

Welche Füllung der Zahnarzt im Einzelfall verwendet, hängt

von mehreren Faktoren ab: Für die stark belasteten Seitenzähne gelten andere Ansprüche an das Material als für die Frontzähne, die immer zu sehen sind und für die eine Füllung zahnfarben herzustellen sein muß. Bei kleinen Löchern wählt der Zahnarzt einen anderen Werkstoff als für größere Restaurationen. Ein Loch in einem Milchbackenzahn wird er nicht mit demselben Werkstoff füllen, den er für den lädierten Seitenzahn eines dreißigjährigen Patienten wählt. In vielen Fällen entscheidet schließlich die Krankenversicherung: Die Frage, ob die Kasse sämtliche Kosten für den Zahnaufbau übernimmt, gibt bei den meisten Patienten den Ausschlag bei der Wahl eines bestimmten Füllungsmaterials.

Für Zahnfüllungen stehen zur Zeit die folgenden Werkstoffe zur Verfügung:
- Die *Goldhämmerfüllung* eignet sich für kleine Defekte.
- Die *Goldgußfüllung*, auch *Inlay* genannt, ist ein gegossenes, metallisches Werkstück.
- Das individuell gebrannte *Porzellan-* oder ein gegossenes *Glaskeramik-Inlay* läßt sich zahnfarben herstellen.
- Die *Composites* sind Kunststoff-Füllungen mit Keramikteilchen.
- Das *Amalgam* ist, wenn auch nicht mehr unumstritten, der «Klassiker» unter den Füllmaterialien.

Gold-, Keramik- und Glaskeramikfüllungen entstehen im Labor des Zahntechnikers, während Composites und Amalgam «vor Ort», also unmittelbar am Zahn, vom Arzt verarbeitet werden.

Nicht häufig verwendet, aber wieder im Kommen und hoch im Kurs ist die alte Technik der Goldhämmerfüllung. Auch dafür braucht der Zahnarzt kein Labor.

Gold im Mund: gestopft und gehämmert

Reines Gold kann in der Zahnheilkunde sonst nicht verwendet werden, weil es zu elastisch und formbar ist und sich daher verbiegen würde. Für die *Goldhämmerfüllungen* macht sich der Zahnarzt gerade diese Eigenschaft zunutze, indem er es als Blattgold verwendet. Aus dem zugeschnittenen Blättchen rollt er von Hand einen winzigen Zylinder, das *Pellet*. Um das weiche Material zu härten, stopft er es – ebenfalls von Hand – in das sorgfältig präparierte Loch. Hart wird die Blattgoldfüllung dadurch, daß der Zahnarzt das weiche Edelmetall mit einem kleinen Handhammer verdichtet und in seiner Struktur verändert. Damit die Oberfläche haltbar wird, muß sie noch mit verschiedenen Materialien bearbeitet und schließlich poliert werden. Die Methode ist nicht neu, war aber fast in Vergessenheit geraten. Heute loben die Zahnärzte ihre Vorteile: Sie eignet sich für kleine Löcher, sitzt exakt, ist biologisch hervorragend verträglich und äußerst haltbar. Der Nachteil liegt im Preis – und es gibt auch nicht sehr viele Zahnmediziner, die die Technik gut genug beherrschen.

Im Labor gegossen: Goldgußfüllungen

Für die *Goldgußfüllung* wird der kaputte Zahn wie zuvor beschrieben präpariert. Der Zahnarzt nimmt von Kiefer und Gegenkiefer und außerdem vom Biß einen Abdruck, damit der Zahntechniker im Labor möglichst exakt arbeiten kann. Der ausgebohrte Zahn erhält in der Zwischenzeit zum Schutz ein *Provisorium*. Der Techniker stellt im Labor in mehreren Arbeitsgängen die Gußfüllung her, die in der nächsten Sitzung einzementiert wird.

Für kleinere Defekte genügt ein sogenanntes *Inlay*, muß die Gußfüllung die Kaufläche ganz oder teilweise ersetzen, spricht man von einem *Onlay*. Letzteres schützt den Zahn besonders gut. Früher galt für beide, daß ihnen grundsätzlich mehr Zahnsubstanz zum Opfer fiel als den Goldhämmer-, Amalgam- oder Kunststoff-Füllungen. Ein gut präpariertes Gold-Inlay muß heute nicht größer sein als eine Amalgamfüllung.

Goldgußfüllungen aus hochgoldhaltigen Legierungen (siehe Seite 120) sind gut bioverträglich, haltbar und gelten derzeit als beste Lösung für die Versorgung der Seitenzähne, die ja beim Kauen extrem beansprucht werden. Ihr Nachteil: Sie sind relativ teuer, und der Patient muß zuzahlen.

Zähne, schön wie Porzellan: Keramik

Wie beim Gold-Inlay oder -Onlay wird auch für eine Keramikfüllung zunächst ein Abdruck genommen und der Zahn provisorisch gefüllt. Im Labor stellt der Techniker zunächst ein Modell her. Das Keramikwerkstück wird dann je nach Material gebrannt oder gegossen. Beim Brennen im Ofen erleidet es einen gewissen Schwund, den der Zahntechniker vorausberechnen muß, da sonst auch hier die gefürchteten Randspalten entstehen. In der nächsten Sitzung ätzt der Zahnarzt den Innenwandschmelz und der Techniker das neue weiße Inlay an. Mit Kunststoffzement wird danach die Füllung in der Zahnhöhlung befestigt oder das Onlay aufgesetzt.

Keramik ist wesentlich haltbarer als alle Kunststoffmischungen, die heute auf dem Markt sind. Sie wird sowohl zur Restaurierung von Front- als auch von Seitenzähnen verwendet. Ihre Widerstandsfähigkeit ist allerdings so groß, daß unter Umständen der gegenüberliegende Zahn geschädigt werden kann. Deswegen müssen der exakte Biß und die Paßgenauigkeit, die *Okklusion*, der Zähne ganz genau stimmen und immer wieder nachkontrolliert werden. Keramik ist wie Gold gut bioverträglich.

Vollkeramische Füllungen könnten erheblich billiger als Edelmetall-Legierungen sein – sie werden bis jetzt allerdings teuer verkauft. Das könnte sich ändern. Für viele Werkstoffkundler ist die Keramik deshalb das Füllmaterial der Zukunft, zumal High-Tech auch in manchen Zahnarztpraxen bereits Einzug gehalten hat: Das Loch im Zahn wird optisch perfekt von einer Kamera erfaßt. Ein Computer berechnet die Daten und erstellt eine elektronische Vorlage. Das Keramikwerkstück kann jetzt präzise aus einem Stück gefräst oder geschliffen werden. Mit dieser eleganten Methode entfallen lästige und kostenaufwendige Zwischenschritte wie zum Beispiel Abdrücke, die oft genug fehlerhaft sind und wiederholt werden müssen.

Allerdings stehen langfristige Erfahrungen mit den neuen «Computer-Füllungen» vorläufig noch aus. Es entstehen größere Mikrospalten zwischen Schmelz und Keramik als bei den laborgefertigten Inlays – Spalten, die stark kariesgefährdet sind. Außerdem ist der Praxis-Computer sehr teuer: 70000 DM muß ein Zahnarzt zur Zeit dafür auf den Tisch legen. Und er muß die Reliefs der Kauflächen dennoch «freihändig» aufbauen, eine Arbeit, die viel Zeit erfordert und damit noch kostspieliger wird.

Galvanisch hergestellt: Goldkäppchen mit keramischer Auflage

Hochgoldhaltige Legierungen sind teuer. Ein neues galvanisches Verfahren erlaubt inzwischen, mit einem Bruchteil des sonst für Inlays benötigten Goldes auszukommen. Und so funktioniert es: Der Zahnarzt gibt den Zahnabdruck ins Labor, wo ein Modell angefertigt wird. Eine Gipskopie dieses Modells wird mit einem Silberleitlack überzogen – und wird dadurch zu einer Elektrode. In einem goldhaltigen Galvanisierbad scheidet sich unter elektrischer Spannung auf dem Gipsmodell eine 0,2 Millimeter feine Goldschicht ab. Das Geheimnis liegt im «Rezept» des Bades. Das Galvanisiergerät überwacht automatisch den Ablauf, bis am Ende eine Schicht von großer Härte und Paßgenauigkeit entstanden ist. Der Rand – wie bei allen Füllungen die Problemzone – ist äußerst fein. Auf das dünne Gold-Inlay kann jetzt eine Schicht zahnfarbene Keramik aufgebrannt werden. Das Feingold schimmert goldgelb durch die Keramik, die Füllung sieht daher dem natürlichen Zahn sehr ähnlich. Ein winziger, feiner Goldrand zwischen der aufgebrannten Keramik und dem Zahn bleibt bestehen. Er läßt sich hervorragend in das Zahnloch einpassen und bearbeiten und ist damit der beste Schutz gegen neue Karies durch Randspalten.

Weltraumbewährt: Glaskeramik

Aus der Raumfahrt stammt ein relativ neues Material: die Glaskeramik *Dicor*. Sie besteht zu 99 Prozent aus Glas. Die zunächst «gläserne» Füllung wird in einem speziellen, genau programmierbaren Ofen «keramisiert». Dabei entwickeln sich aus der ungeordneten amorphen Glasstruktur die in einem Gefüge angeordneten Kristalle. Jetzt hat das Werkstück seine erwünschten Eigenschaften: es ist «biegefest» wie der natürliche Schmelz, gut zu bearbeiten und präzise anzupassen. *Dicor* erleidet beim Keramisieren keinen Schwund und verhindert daher die Entstehung von Randspalten.

In aufwendiger Handarbeit tragen die Zahntechniker dann brandfähige Keramikfarben auf, bis der gewünschte Ton erreicht ist. Die Farben radieren sich dann noch beim Kauen und Putzen ab. Die fertige Krone schimmert mit ihrer Füllung aus der Tiefe wie ein natürlicher Zahn. Auf *Dicor* setzt sich erheblich weniger Zahnbelag ab als auf Amalgamfüllungen. Die Universitäts-Zahnklinik in Zürich erprobt die Glaskeramik seit fünf Jahren mit Erfolg. *Dicor* hat sich in dieser Zeit für Füllungen und Frontzahnreparaturen gut bewährt. Da die Herstellungskosten im Labor sehr hoch sind, wird eine *Dicor*-Füllung allerdings teuer.

Plastik im Zahn: Kunststoffe (Composites)

Damit *Composites*, die modernen Kunststoffe, haltbar und farbbeständig werden, muß ganz besonders auf ein «trockenes Arbeitsgebiet» im Mund geachtet werden. Der Zahnarzt klemmt entweder Zellstoffröllchen in den Mund, oder er legt *Kofferdam*, eine Gummihaut, die nur den defekten Zahn freiläßt. Für Composites kann der gewünschte Farbton direkt in das Material gemischt werden, so daß (zunächst) kein Unterschied zum natürlichen Zahn zu sehen ist. Manche Kunststoffe härten von selbst, andere erst unter Blaulicht. Wenn sie durch ultrakurzwelliges Licht gehärtet werden, ändert sich die Farbe durch diese Prozedur nicht mehr. Im Lauf der Jahre verfärbt sich das Material allerdings dann doch.

Die Verarbeitungstechnik hängt von der Wahl des Materials ab: Manchmal wird die umgebende Zahnsubstanz mit Phosphorsäure angeätzt, damit der Kunststoff besser hält. Anschließend werden Füllungsränder und Oberfläche geglättet.

Die anfangs umstrittene Bioverträglichkeit wurde bei den modernen Composites so verbessert, daß auch sie als bioinert (bioverträglich) gelten können, da das umgebende Gewebe nicht gereizt wird. Sie sind billiger als Keramik und leichter zu verarbeiten.

Ihre Neigung, sich zu verfärben, ist allerdings nicht der Grund, warum die amerikanische Vorliebe für Composites auch bei Seitenzahnfüllungen von unseren Zahnärzten nicht geteilt wird:

Während Keramik zu hart ist, sind die Kunststoffe nicht beständig genug gegen Abrieb und Druck. Durch Licht oder chemische Härtung schwindet die Masse. Selbst bei sorgfältigster Verarbeitung entstehen so auch hier mikrofeine Randspalten zwischen Füllung und Schmelz, in denen sich der Karieserreger einnisten kann. Manche Zahnärzte verwenden Composites nur zur Versiegelung von Fissuren, den Schrunden und Einkerbungen hauptsächlich der Backenzähne, in denen sich die Karieserreger besonders leicht festsetzen (siehe Seite 25). Aber auch das ist nicht unumstritten: Die Fissurenversiegelung sorgt selbst wiederum für Randspalten, die weniger gut gereinigt werden können als die natürlichen Einkerbungen.

Der Dinosaurier unter den Füllungen: Amalgam

So wird eine Amalgamfüllung gelegt: Der Zahnarzt nimmt das gerade noch knetbare *Silberamalgam* aus dem Mischgerät und stopft es in die vorbereitete Zahnhöhlung. Für größere Füllungen über die Kaufläche hinaus (mehrflächige Füllungen) muß zuvor eine Metallmatrize, eine Art Band, um den Zahn gelegt werden. Sie wird an den Nachbarzähnen verkeilt, damit austretendes «überstopftes» Amalgam im Zahnzwischenraum keine Zahnfleischentzündungen hervorrufen kann. Nach dem Stopfen und Verdichten ist das Amalgam immer noch formbar: Die ursprüngliche Zahnform wird nachmodelliert. Amalgam wird innerhalb kurzer Zeit, etwa dreißig Minuten, hart. Besser ist es, die Füllung zwei Stunden nach dem Legen noch nicht zu belasten, also in dieser Zeit nichts zu essen.

Manchmal gerät eine Amalgamfüllung zu hoch, oder sie sitzt zu dicht am Nachbarzahn. Das läßt sich auf einfache Weise mit Zahnseide überprüfen. Die neue Füllung kann in der nächsten Sitzung korrigiert werden. Das ist ohnehin ein wichtiger Termin, denn die Oberfläche der Amalgamfüllung muß jetzt poliert werden, um rauhe Stellen zu beseitigen, an denen sich sonst vermehrt Plaques festsetzen könnten. Wenn die Füllung in Ordnung ist, glänzt sie silbrig, in schlechtem Zustand zeigt sie sich schwarz.

Auf keinen Fall sollte der Zahnarzt einen Zahn mit Amalgam füllen, wenn schon Gold im Mund liegt, denn das Zusammenwirken von edlem und unedlem Metall im Mund erzeugt elektrische Spannungen. Unangenehmer, säuerlicher Metallgeschmack ist ein Anzeichen dafür, daß sich eine «Mundbatterie» gebildet hat: Der Speichel wirkt elektrolytisch. Eine neue Goldfüllung zu alten Amalgamplomben hinzuzufügen, scheint weniger problematisch zu sein. Grundsätzlich sollten jedoch alle Füllungen aus dem gleichen Metall bestehen (siehe Seite 119 ff).

Amalgamfüllungen sind billig, sehr gut zu verarbeiten, sie sind haltbar und eignen sich vom technischen Standpunkt aus hervorragend für den anspruchsvollen Seitenzahnbereich. Aber ist es auch ein gut verträgliches Material?

Was ist Amalgam?

Amalgam heißt ein Gemisch aus verschiedenen Metallen und Quecksilber. Noch vor rund zwanzig Jahren verwendeten Zahnmediziner *Kupferamalgam*. Dieses gab am meisten Quecksilber ab und wird deshalb heute nicht mehr eingesetzt. Das jetzt übliche *Silberamalgam* enthält zu etwa gleichen Teilen metallisches Quecksilber und eine Metallmischung aus Silber, Zinn und geringen Mengen Kupfer und Zink. Bei dem modernen *gamma-2-freien Silberamalgam* wurde der Kupferanteil erhöht. Dieses Amalgam ist korrosionsbeständiger und gibt weniger Quecksilber ab als die anderen Sorten.

Quecksilber («lebendiges Silber») ist ein flüssiges Schwermetall, das andere Metalle löst und mit ihnen sehr leicht Amalgame (Metallgemische) bildet. Das metallische Quecksilber ist besonders gefährlich, da es schon bei niedrigen Temperaturen verdampft und zu achtzig Prozent über die Lungen in den Körper gelangt.

Anorganische Quecksilberverbindungen, die in den fertigen Amalgamfüllungen enthalten sind, sind weit weniger flüchtig. Sie wandern «nur» zu etwa sieben Prozent in den Organismus. Dieses Quecksilber kann aber durch Mikroorganismen, zum Beispiel durch Mundbakterien, auch in hochgiftiges organisches (Methyl-)Quecksilber verwandelt werden, von dem der Körper vorübergend 95 Prozent aufnimmt.

Spuren von Quecksilber sind heute in fast allen Nahrungsmitteln enthalten, vor allem in Fischen und Pilzen, und der Stoff sammelt sich im Körper an. Die schrecklichen Folgen einer Quecksilbervergiftung bekamen Hunderte von Japanern zu spüren, die zwischen 1953 und 1969 in der Minamata-Bucht an schweren Vergiftungen erkrankten, als Quecksilber aus Produktionsabwässern in die Nahrungskette gelangte. Die Vergiftung führt zu starken Störungen des zentralen Nervensystems und in schweren Fällen zum Tod. 1971/72 vergifteten sich Tausende Iraker an Getreide, das mit Quecksilber gegen Pilzbefall behandelt worden war.

Der Streit ums Amalgam: Haben wir Gift im Mund?

Wer macht sich schon Gedanken darüber, welches Material er in seinem Mund spazierenträgt? Den meisten von uns wurde irgendwann Amalgam in defekte Zähne gefüllt, denn es ist der weltweit am häufigsten gebrauchte Werkstoff dafür. In den USA werden drei Viertel aller schadhaften Zähne mit Amalgam plombiert. Die bundesdeutschen Zahnärzte verbrauchen jährlich vierzig bis fünfzig Tonnen davon. «Amalgam – was sonst?» fragen viele zahnmedizinische Fachzeitschriften. In den *Richtlinien zur kassenärztlichen Versorgung* wird es in der Bundesrepublik als Mittel der Wahl für Füllungen genannt.

Der Siegeszug des Amalgams verlief nicht ohne Hindernisse. Quecksilberlegierungen wurden in China bereits seit dem 7. Jahrhundert und in Europa seit der Renaissance verwendet, um Zähne zu füllen. Immer wieder tauchte der Vorwurf auf, die verschiedenen Anmischungen seien gesundheitsschädlich. 1924 warnte der Chemiker Alfred Eduard Stock vor der krank machenden Wirkung geringer Quecksilbermengen aus Zahnplomben. Die Vorschriften für den zahnmedizinischen Gebrauch wurden international verschärft. Dennoch rissen die Vorwürfe nicht ab.

1966 wollte das Bonner Sozialministerium Genaueres wissen und gab bei der Kassenzahnärztlichen Bundesvereinigung ein umfassendes Gutachten in Auftrag. Ergebnis: Die Quecksilbermengen, die aus einer Amalgamfüllung abgegeben werden, seien so gering, daß eine Gesundheitsschädigung nicht auftreten könne. Zwei Symposien des Forschungsinstituts für Zahnärztliche Versorgung kamen 1981 und 1984 zu ähnlichen Schlußfolgerungen. Vermutungen, Amalgamfüllungen könnten bei Krankheiten wie Quecksilbervergiftung, Augenleiden, Nervenschäden, Erkrankungen des Zahnbetts und sogar Multipler Sklerose eine Rolle spielen, wurden zurückgewiesen.

Eine ganze Zeitlang schien der Friede wiederhergestellt – da erreichte die Bundesrepublik im Mai des Jahres 1987 eine Hiobsbotschaft aus Schweden. Die dortige Sozialbehörde erklärte, nach neuesten Studien bestehe ein klarer Zusammenhang zwischen dem Quecksilbergehalt in Gehirn und Nieren und der Anzahl der Amalgamfüllungen im Mund. Das Schwermetall dringe auch durch die Blut-Hirn-Schranke und durch die Plazenta. Deshalb sollten die Zahnärzte Schwangeren und stillenden Müttern zumindest vorübergehend keine Amalgamfüllungen legen. Auch bei Kindern, so wurde empfohlen, sollten sie auf andere Materialien zurückgreifen.

Die alles entscheidende Frage im Streit um das Amalgam lautet: Löst sich das Quecksilber aus den Zahnfüllungen, und sind demnach Personen mit Amalgam im Mund entsprechend stärker durch das Schwermetall belastet?

Unbestritten ist, daß beim Legen oder Ausbohren einer Füllung Quecksilberdämpfe entstehen. Zehn Tage lang lassen sich Spuren davon im Blut und Urin nachweisen, dann erst ist der Großteil über die Niere wieder ausgeschieden worden. Ein – möglicherweise folgenschwerer – Rest kann sich aber im Körper ablagern. Die bundesdeutsche Arzneimittelkommission Zahnärzte glaubt, die «normale» Quecksilberaufnahme aus Nahrung, Trinkwasser und Atemluft sei weit höher als die aus den Zahnfüllungen. Doch fanden Wissenschaftler des Instituts für Rechtsmedizin an der Universität Erlangen bei Personen mit Amalgamfüllungen deutlich mehr Quecksilber in Gehirn und Nieren als bei Vergleichspersonen, die kein Amalgam im Mund hatten.

Bediene sich, wer will: Die Wissenschaft hält für jeden, vom größten Skeptiker bis zum überzeugten Amalgamfan, alle möglichen Ergebnisse bereit. Für jeden Standpunkt lassen sich die entsprechenden Daten und die scheinbar unumstößlichen Fakten finden. Der Laie, der gegenüber seinem Zahnarzt zögernd Bedenken wegen der silbrigglänzenden Füllung vorbringt, wurde bisher meist mit mitleidigen Blicken und dem Verweis auf die «wissenschaftlichen Erkenntnisse» abgespeist. Aber welche davon entsprechen den Tatsachen?

Wirklich sicher über die Wirkung von Amalgam kann sich auch ein Zahnarzt nicht sein. Das zahnmedizinische Personal ist selbst am stärksten mit dem Schwermetall belastet. Erhöhte Quecksilberwerte finden sich bei Zahnärzten und Zahnarzthelferinnen in den Haaren, Finger- und Zehennägeln und, schlimmer noch, in der Hirnanhangdrüse, wo die Werte bis zu siebzigmal höher liegen als bei Vergleichsgruppen aus anderen Berufsfeldern. In zehn bis fünfzehn Prozent der zahnärztlichen Praxen liegen die Quecksilberkonzentrationen höher, als der erlaubte MAK-Wert (Maximale Arbeitsplatz Konzentration) von 0,1 Milligramm pro Kubikmeter zuläßt. Dabei ist die Bundesrepublik mit ihrem Grenzwert noch am großzügigsten: England erlaubt nur 0,075 Milligramm, die Schweiz 0,05 Milligramm, und die Sowjetunion läßt sogar nur 0,01 Milligramm zu. Dort soll nach einem Artikel der *Iswestija* 1985 sogar die Produktion von Amalgam wegen arbeitsmedizinischer Bedenken eingestellt worden sein.

Grenzwerte für schädliche Dosen sind ohnehin nur hilfreich für die Behörden, die ihre Einhaltung zu kontrollieren haben. Je nach Alter, Geschlecht, Gewicht, Größe und Allgemeinbefinden reagieren wir auf bestimmte Substanzen individuell unterschiedlich. Wer unter einer geschädigten Niere oder einem Mangel an Spurenelementen leidet, scheidet beträchtlich weniger Quecksilber aus als andere – das bedeutet, daß sich in seinem Körper erheblich größere Mengen des giftigen Schwermetalls anreichern. Auch die «vorläufig duldbare wöchentliche Zufuhr» von 0,35 Milligramm Quecksilber pro Woche, die die Weltgesundheitsbehörde (WHO) festgelegt hat, ist höchstens ein Richtwert, keinesfalls jedoch ein Maß für Unbedenklichkeit oder gar Gesundheit.

Wer muß nachweisen, ob Amalgam Schäden im Körper verursacht – das für die Zulassung von Arzneimitteln zuständige *Bundesgesundheitsamt* (BGA) oder der Verbraucher? Im Anschluß an die Entscheidung der schwedischen Sozialbehörden bestätigte plötzlich auch das BGA, es sei «*eine noch ungeklärte Frage, ob das Füllen von Zähnen mit Amalgam während der Schwangerschaft ein Risiko für das ungeborene Kind*» bedeute. «*Vorsichtshalber*» sollten auch in der Bundesrepublik Schwangeren die Zähne mit Ersatzstoffen gefüllt werden. Die *Arzneimittelkommission Zahnärzte* hatte die Amalgam-Diskussion offenbar verschlafen – «*da keine Verdachtsmomente vorgetragen wurden*», wie es etwas pikiert in einer Stellungnahme hieß. Es sei im übrigen «unstrittig», daß Quecksilber den Fötus erreichen und dort Schäden verursachen könne. Man habe die betreffenden Mengen, die den Fötus tatsächlich erreichen, aber immer als ungefährlich angesehen.

Im November 1987 wurde dann auch prompt die Entwarnung gegeben. Die Gründe dafür wurden allerdings nicht so recht deutlich. Experten, so stand in den Mitteilungsblättern der Standesorganisationen, hätten die schwedische Studie überprüft. Man verwies auf eine amerikanische Untersuchung über Zahnärztinnen und deren Assistentinnen. Die hatten zwar mehr Quecksilber im Körper als andere Frauen, aber die Rate der Fehlgeburten und der mißgebildeten Kinder war nicht höher. Fazit: «*Die Tatsache, daß eine Substanz die Plazenta passieren kann… ist kein Beweis für eine Vergiftung, auch dieser Vorgang ist dosisabhängig.*» Die *Bayerische Landeszahnärztekammer* traute sich die Aussage zu, die Unbedenklichkeit des Amalgams sei damit «*wissenschaftlich abgesichert*».

Aber Wissenschaft schafft noch lange kein endgültiges Wissen. Die schwedischen Ergebnisse wurden von den deutschen Experten nämlich nicht widerlegt, wie die Entwarnungen der Kammern («Keine Gefahr für Schwangere») glauben machen wollten. Man hatte lediglich keine Bestätigung dafür gefunden!

Wenn Wirkungen von Schadstoffen im klinischen Test nicht nachweisbar sind, so heißt das noch lange nicht, daß sie nicht vorhanden sind. Geringe Mengen Quecksilber im Körper aufzuspüren ist nicht leicht und nur mit komplizierten Analysen möglich. Noch schwieriger ist es, Reaktionen auf diese geringen Dosen des Schwermetalls zu messen. Die deutschen Experten gehen davon aus, daß der Embryo zwar mit Quecksilber aus Zahnfüllungen Kontakt haben kann, aber sie finden keinen Beweis für Schäden. Den Schweden dagegen reicht die Erkenntnis aus, daß Quecksilber in größeren Dosen Vergiftungen verursacht. Sie mahnen deshalb zu besonderer Vorsicht, auch wenn die wissenschaftlichen Aussagen dazu sehr unzulänglich seien.

Auch dem schwedischen Neurobiologen Mats Hansson, der den *Verband der Zahngeschädigten* in seinem Land vertritt, ist die angeratene «Vorsicht bei Schwangeren» zuwenig. Er beklagte in einem Sondervotum zu dem Amalgamgutachten der schwedischen Behörden, daß den Betroffenen zuwenig Aufmerksamkeit geschenkt worden sei. Die Psychologen Robert und Birgitta Forsberg hatten rund tausend Patienten zum Thema Amalgam befragt. Die Hälfte der Befragten fühlte sich unwohl bei dem Gedanken, Amalgam im Mund zu tragen, und wollte es gern austauschen, aber nur jeder zweite traute sich, mit seinem Zahnarzt darüber zu sprechen. Der *Verband der Zahngeschädigten* und die schwedische *Zentrumspartei* haben inzwischen bei der Regierung den Antrag gestellt, Amalgam in der Zahnmedizin spätestens ab 1990 ganz zu verbieten.

Gar nicht einverstanden mit den Vermutungen und Befürchtungen der Amalgamgegner ist Jakob Wirz, Professor für Werkstoffkunde am *Zahnärztlichen Institut der Universität Basel*. Er reagiert sehr ungehalten auf die geäußerten Bedenken. Erstens, so Wirz, werde immer vernachlässigt, daß es sich bei Zahnfüllungen um anorganisch gebundenes Quecksilber handele und nicht um das zehnmal giftigere organisch gebundene, wie man es durch die Nahrung zu sich nehme. Zweitens seien Strommessungen in der Mundhöhle irreführend: «Der Speichel leitet nicht.»

Der Neurobiologe Mats Hansson dagegen betont, daß auch Nervenzellen Strom führen und dabei Metalle und andere Giftstoffe durch den Körper transportieren. Bei jedem Kontakt zwischen unterschiedlichen Zahnfüllungen entstünden Ströme, die auf elektrochemischem Weg Metall-Ionen herauslösten – auch aus Quecksilber. Besonders negativ sei deshalb die Kombination verschiedener Metalle, beispielsweise Gold und Amalgam, in einem Gebiß. Außerdem, so Hansson, könne sich das anorganische Quecksilber im Körper in das viel gefährlichere organische Methyl-Quecksilber umwandeln.

Der Werkstoff-Experte Wirz sieht beim Amalgam ein ganz anderes Problem: Durch Kratzer an der Oberfläche der Füllung können sich unedle Metallanteile des Amalgams wie Zinn oder Zink auflösen. Dabei sinkt an dieser Stelle der Säuregrad, so daß die Zersetzung weiter beschleunigt wird. Solch ein Lochfraß an den Oberflächen oder die Korrosion in winzigen Spalten werden dann begünstigt, wenn Zahn und Füllung durch Kauen, extreme Temperaturunterschiede (heiße Suppe und kaltes Bier) und chemische Reize stark beansprucht werden.

«Heute verfügen wir über Quecksilbergemische, die sich fast wie Edelmetalle verhalten, die gamma-2-freien Amalgame», preist Wirz die neuen Werkstoffe, die im Kontakt mit Sauerstoff oxidieren und an ihrer Oberfläche eine Schutzschicht bilden. Im Gegensatz zu den alten gamma-2-Amalgamen ist die neue Füllung widerstandsfähiger gegen Korrosion und gibt damit auch weniger Quecksilber ab. Wirz: «Sie ist aber auch teurer und wird deshalb seltener verwendet. Ich schätze, daß in der Bundesrepublik nur rund zehn Prozent der gelegten Amalgam-Füllungen gamma-2-freie sind.»

Aber auch aus diesem Werkstoff lösen sich schon bei gründlichem Zähneputzen oder beim Kauen von Kaugummi geringe Mengen Quecksilber, vor allem, wenn die Füllung schlampig gelegt und schlecht poliert wurde. Die niedrigen Kassensätze (45 Mark für eine mittelgroße Amalgamfüllung) verführten vor 1988 Zahnärzte zu besonderer Eile. Um Zeit zu sparen, verwendeten viele Mischungen mit hohem Quecksilberanteil, die rascher zu verarbeiten sind und sich leichter «einbeißen». So mancher Zahnarzt verzichtete auch aus Zeitgründen auf die unabdingbare Isolierschicht unter der Amalgamfüllung.

Der Wiener Kieferchirurg Professor Thomas Till fand auffallend viel Quecksilber in den Wurzeln gezogener Zähne, vor allem solchen mit Amalgamfüllungen. Teile des Metallgemischs dringen anscheinend in die Zahnhartsubstanz ein und wandern dann tiefer. Zahnärzte kennen die schwarzen Ablagerungen am Zahnbein unter einer Amalgamfüllung, wenn sie den Zahn erneut aufbohren müssen. Till ist außerdem der Ansicht, daß das Amalgam, indem es die Bakterienflora im Mund stört, auch für Entzündungen am Zahnbett, die *Parodontitis*, mitverantwortlich ist.

Bundesdeutsche Reihenuntersuchungen über den Zustand und die Qualität von Zahnfüllungen brachten erschreckende Mängel ans Tageslicht. So schauten Experten im Rahmen einer Studie 8000 Patienten in den Mund, die von rund hundert Zahnärzten zwischen 1984 und 1988 behandelt wurden. Ergebnis: Dreißig Prozent der Amalgamfüllungen mußten schon innerhalb dieser kurzen Zeit erneuert werden.

Regelrechten Pfusch zeigen auch Untersuchungen der Universitäten Regensburg und Göttingen auf: «*73,3 Prozent aller Amalgamfüllungen sind nicht akzeptabel beziehungsweise mangelhaft.*»

Seit 1988 darf der Zahnarzt immerhin das Doppelte des früheren Satzes berechnen. Ob dadurch die Amalgamfüllungen neuerdings auch sorgfältiger verarbeitet werden, steht allerdings sehr in Frage, denn es gibt noch immer keine routinemäßige Qualitätskontrolle. Eher das Gegenteil: Als sich der Münchner Zahnarzt Horst Engler-Hamm in der Öffentlichkeit kritisch über Mängel in Qualität und Verarbeitung äußerte, drohte ihm die zuständige Zahnärztekammer mit standesrechtlichen Konsequenzen.

Und es löst sich doch: Meßergebnisse und wie sie bewertet werden

Im Frühjahr 1989 sorgte ein deutscher Experte für erneute Unruhe im Amalgamstreit. Der Münchner Arzt Dr. Max Daunderer, Verfasser mehrerer Standardwerke über Toxikologie, wandelte sich vom Saulus zum Paulus: «*Zwanzig Jahre lang habe ich den Zahnärzten gesagt, sie könnten die Quecksilberlegierung ruhig für Füllungen verwenden – jetzt habe ich mich selbst widerlegt*», bekannte er.

Sein Schlüsselerlebnis war der Fall der kleinen Heidi. Ein Assistenzarzt der Universitätsklinik München hatte den Giftspezialisten Daunderer an ihr Bett gerufen. Das neunjährige Kind lag seit sieben Monaten in tiefer Bewußtlosigkeit und mußte künstlich ernährt werden. Der junge Arzt hatte einen Vortrag des Toxikologen über typische Symptome einer Quecksilbervergiftung gehört und Verdacht geschöpft. Daunderer erschien in der Klinik, untersuchte das Kind und war überzeugt, daß die Vermutung des jungen Kollegen zutraf. Er drängte die behandelnden Ärzte, dem schwerkranken Mädchen das Gegenmittel Dimaval (DMPS) zu geben. Sie ließen sich überzeugen – und verabreichten ihr *eine* Kapsel – Daunderer hatte zwanzig davon empfohlen.

Trotz der geringen Menge des Antiquecksilbermittels erwachte Heidi aus ihrem monatelangen Koma und kam zu sich. Jetzt machte sich Daunderer auf die Suche nach der Quelle der Vergiftung. Ursprünglich dachte man daran, daß das Kind möglicherweise eine kleine Quecksilber-Knopfbatterie verschluckt habe, die auf dem elterlichen Hof des Mädchens verschwunden war. Aber die Batterie tauchte wieder auf. Die Quecksilberwerte in Heidis Körper blieben trotzdem auch weiterhin hoch. Der Giftexperte Daunderer dachte jetzt zum erstenmal an Amalgam, das ihm bislang als «toxikologisch unbedenklich« gegolten hatte: Heidi hatte in einem Jahr fünf neue Amalgamfüllungen bekommen. Die Füllungen wurden entfernt, die Quecksilberwerte sanken, und heute geht es Heidi zusehends besser, aber sie wurde längere Zeit gegen die hartnäckige Vergiftung weiterbehandelt.

Bei mehr als hundert Patienten konnte Daunderer inzwischen Quecksilbervergiftungen nachweisen, die auf Amalgam zurückzuführen waren. Diese Patienten kamen mit typischen Beschwerden zu ihm: Kopfschmerzen, Allergien, Migräne, Erinnerungslükken, Gliederzittern und anderen Störungen des Nervensystems. Er nahm ihnen nicht einfach nur Urin oder Blut ab, weil diese Proben schon wenige Tage nach der Zahnbehandlung keine erhöhten Quecksilberwerte mehr aufweisen. Statt dessen spritzte Daunderer DMPS (Dimercaptopropansulfonat), einen sogenannten Komplexbildner. Das neu entwickelte Präparat DMPS kann in den Körperorganen und vor allem im Gehirn angereichertes Quecksilber mobilisieren. Das giftige Schwermetall gelangt dadurch in die Blutbahn und wird über die Nieren ausgeschwemmt.

Im Urin, der vorher keine erhöhten Werte aufwies, ermittelte Daunderer nach der Mobilisation krankhaft hohe Quecksilberkonzentrationen, und zwar bis zu dem absoluten Höchstwert von 42000 Mikrogramm pro Liter – das ist eigentlich eine tödliche

Konzentration. Bei mehr als fünfzig Mikrogramm pro Liter können Vergiftungserscheinungen auftreten.

Andere Ursachen für die Quecksilberanreicherung, wie zum Beispiel belastete Krabben oder Thunfisch, konnte Daunderer ausschließen. Gleichzeitig stellte er auffällige Parallelen zwischen der Anzahl sowie dem Alter der Zahnfüllungen und den gemessenen Quecksilberwerten fest. Bei seinen Patienten, die im Durchschnitt fünf bis zwölf Plomben hatten, traten den Angaben des Arztes zufolge «deutliche Beschwerden etwa im sechsten Jahr» nach der Zahnbehandlung auf.

Offensichtlich reagieren manche Menschen auf Amalgam besonders stark. Der österreichische Journalist Ernst Ebm wurde immer häufiger von Schmerzattacken im ganzen Körper überfallen. Rheuma und Gicht quälten ihn, bis er sich nur noch im Stützkorsett oder im Rollstuhl weiterbewegen konnte und wegen starker Lichtempfindlichkeit der Augen eine dunkle Brille tragen mußte. Klinische Untersuchungen einschließlich Röntgenaufnahmen der Zähne erbrachten keinen eindeutigen Befund. Doch eines Tages stellte ein Zahnarzt eine erhöhte Stromspannung im Mund fest. Mit Hilfe der Elektro-Akupunktur, einem Verfahren, bei dem der Hautwiderstand eines Menschen an seinen Akupunkturpunkten gemessen wird (siehe Seite 192), diagnostizierte man elektrische Störfelder durch Amalgam. Ernst Ebm ließ sämtliche Zahnfüllungen entfernen. Aber erst nachdem ein Kieferchirurg auch noch Quecksilber aus den Kieferknochen unterhalb der Zähne geholt hatte, ging es Ebm wieder gut. Erleichtert verkaufte er seinen Rollstuhl und stellte das Korsett als Erinnerung an die lange Leidenszeit in den Schrank.

Sieben Jahre später mußte er sich jedoch in Daunderers Praxis begeben. Er war erneut schwer erkrankt, nachdem durch ein Kieferimplantat restliche Quecksilberdepots wieder mobilisiert worden waren. 27580 Mikrogramm Quecksilber pro Liter wurden in seinem Urin gemessen, eine Dosis, die 6895 mal über dem Normwert von vier Mikrogramm liegt. Ohne die langjährigen Entgiftungskuren mit Zink und Selen, glaubt Daunderer, hätte der Mann die Amalgamvergiftung sieben Jahre zuvor «mit Sicherheit nicht überlebt».

«Amalgam sollte heute nicht mehr eingesetzt werden», schließt der Toxikologe aus diesen Erfahrungen. Ältere Füllungen sollte man austauschen lassen. Wer bereits an Vergiftungserscheinungen leidet, kann jedoch neue Hoffnung schöpfen. Nach der Behandlung von Migränepatienten mit dem Komplexbildner, so Daunderer, verschwanden die Beschwerden nach etwa vier Monten völlig.

Seiner Patientin Ellen Carl konnte er sogar noch rascher helfen. Seit ihr 1986 elf Amalgamfüllungen gelegt wurden, fühlte sie sich als kranke Frau: Nierenkoliken, Schwächeanfälle und Erbrechen machten ihr das Leben zur Qual. Kein Arzt konnte ihr helfen. Wie hinter einer Nebelwand schleppte sie sich erschöpft durch die Tage, litt an Gedächtnisstörungen und Schmerzen im Gesicht. Nach den ersten Berichten über Daunderers Amalgamforschungen ließ sie sich den Komplexbildner spritzen. Bereits eine Woche später ist aus Ellen Carl eine aktive, lebenssprühende Frau geworden, die es kaum fassen kann, wie gut es ihr wieder geht.

Ellen Carl ist dankbar – aber auch wütend, weil die Kassen das Attest über die Amalgamvergiftung nicht anerkennen und sie deshalb die giftigen Füllungen nicht austauschen lassen kann. Zornig ist sie auch, weil sich keine offizielle Stelle für zuständig erklärt. Ärztekammern und Kollegen beschimpfen den vormals so geschätzten Toxikologen Daunderer jetzt plötzlich als Scharlatan. Statt die mögliche Zeitbombe Amalgam unter den neuen Gesichtspunkten wissenschaftlich zu überprüfen, verfiel die Landeszahnärztekammer Bayern zunächst auf eine andere Lösung. Mit einer gerichtlichen Unterlassungsklage ließ ihr Präsident Daunderer verbieten, von einem «Kunstfehler» zu sprechen, wenn weiterhin Amalgamfüllungen gelegt würden.

Ellen Carl hat inzwischen für betroffene Patienten den *Münchner Quecksilberkreis* gegründet, mit dem sie und andere Mitglieder der Gruppe ihre Erfahrungen und Informationen weitergeben wollen, um anderen einen ähnlichen Leidensweg zu ersparen. (Adresse siehe Anhang).

Die harsche Abwehr durch die Ärztekammern läßt sich vermutlich auf Dauer nicht durchhalten. Einer ihrer immer wieder zitierten Kronzeugen für die Unbedenklichkeit von Amalgam ist Professor Reinhard Schiele vom Arbeitsmedizinischen Institut der Universität Erlangen. Er beschäftigt sich seit Jahren mit Quecksilbervergiftungen am Arbeitsplatz. Schiele untersuchte nun Menschen mit und ohne Amalgam im Mund nach der gleichen Methode wie der Münchner Daunderer. Seine Meßergebnisse lagen erheblich niedriger, weil er den Sammelurin eines ganzen Tages untersucht hatte, in dem die Quecksilber-Konzentration verdünnt war. Daunderer fand seine hohen Werte im Spontanurin, der in geringerer Menge vorlag. Der Arzt kommentiert: «*Ich bin Toxikologe – und daher weiß ich, daß das Ergebnis nur dann aussagekräftig ist, wenn der Giftstoff zum richtigen Zeitpunkt im richtigen Asservat (das heißt zum Beispiel Blut oder Urin) gemessen wird. Bei einer Blutalkohol-Untersuchung messen Sie auch nicht zwei Tage später in einem Liter Blut, ob die betroffene Person zum fraglichen Zeitpunkt zuviel getrunken hatte!*»

Quecksilber bleibt unterschiedlich lange in den verschiedenen Bereichen des Körpers. Im Blut ist es nur wenige Tage lang nachzuweisen, im Gehirn dagegen bis zu achtzehn Jahren. So ist auch zu erklären, daß viele Beschwerden erst mehrere Jahre nach dem Einsetzen der Zahnfüllungen auftreten. Die von der Amalgamlobby gern zitierten astronomischen Quecksilbermengen, die zum Beispiel bei Selbstmordversuchen injiziert worden seien, ohne eine besonders dramatische Symptomatik zu zeigen (wie kann man da nur an ein paar kleinen Zahnfüllungen herummäkeln?), sind deshalb wenig aussagekräftig.

Durch die wissenschaftliche Hintertür schleicht sich immerhin durch Schieles Arbeit gerade die Bestätigung dessen ein, was von ihm und anderen Experten seit Jahrzehnten so energisch bestritten wird: Personen ohne Amalgam im Mund hatten eine Quecksilberbelastung von etwa fünf Mikrogramm pro Liter, solche mit zahlreichen Amalgamfüllungen bis zu siebzig Mikrogramm pro Liter. Damit ist zumindest genau das widerlegt, was die Werkstoffexperten so unerschütterlich behaupten: daß nämlich Quecksilber sich nicht aus der Füllung lösen und dann in den Körper wandern würde. Schiele nimmt an, daß sich auch das hochgelobte gamma-2-freie Amalgam zersetzt, will das aber in weiteren Untersuchungsreihen noch prüfen.

Natürlich ist Amalgam nicht die Quelle allen Übels. Wenn sämtliche Füllungen ausgebohrt und ersetzt sind, können nicht plötzlich alle Beschwerden und Gesundheitsprobleme verschwinden. Wir haben jedoch ohnehin schon zu viele Gifte im Körper, darunter Dioxine, Furane, Formaldehyd und Schwermetalle, so daß wir mit Unbedenklichkeitsbescheinigungen für immer neue Belastungen äußerst vorsichtig sein sollten.

Professor Hartmut Heine, Direktor des Anatomischen Instituts der Universität Witten-Herdecke, hält mit einem Vergleich gegen die Abwiegelung der Amalgambefürworter: *«Unser Körper ist wie ein Faß. Die Belastung durch Schwermetalle ist in den letzten 25 Jahren viel größer geworden. Solange das Faß nur halb voll war mit Giften wie Blei und Cadmium, konnte man Amalgam ruhig dazutun, der Körper wurde damit fertig. Heute jedoch ist das Faß bei vielen randvoll. Jede einzelne Amalgamfüllung kann es zum Überlaufen bringen.»*

Amalgamgeschädigte Patienten, so Daunderer, haben wegen ihrer gleichzeitig erhöhten Kupferwerte Störungen im Zink-Stoffwechsel. Zink aber dient als wichtiges Medium zum Abtransport von Umweltgiften wie Blei und Cadmium. Diese Menschen speichern also zusätzlich noch mehr Schwermetalle als andere ohne quecksilberhaltige Zahnfüllungen. Deshalb ist es sinnvoll, Belastungen überall dort zu vermeiden, wo es möglich ist. Irgendwann, und dieser Zeitpunkt ist bei jedem Menschen verschieden, kann der Körper die vielfältigen Belastungen nicht mehr aushalten und wird krank.

Bleibt für uns und die Experten zu hoffen, daß sich die Befürchtung des Physikers Max Planck nicht bewahrheitet: *«Irrlehren in der Wissenschaft brauchen fünfzig Jahre, bis sie abgelöst werden, weil nicht nur die betreffenden Professoren, sondern auch ihre Schüler vorher aussterben müssen.»*

Zähne als Sondermüll: Amalgam im Abfall

Das Quecksilber bedroht die Gesundheit nicht nur aus der Füllung im Mund. Jährlich wandern zwanzig Tonnen Amalgam aus gezogenen Zähnen oder anderem Praxisabfall in den Müll. Allein in Baden-Württemberg gelangen jedes Jahr 3100 Kilogramm des Zahnfüllmaterials in die Umwelt. Die Amalgamreste landen im Abwasser und werden mit dem Klärschlamm auf die Felder ausgebracht oder bei der Verbrennung in die Luft geblasen. Das anorganische Quecksilber kann im Sediment der Flüsse von Mikroorganismen in das viel giftigere Methyl-Quecksilber umgewandelt werden und erreicht so die Nahrungskette.

Das Ausmaß der Bedrohung verdeutlicht das folgende Beispiel: Eine einzige verschmutzte Watterolle, wie sie der Zahnarzt verwendet, um den Speichel zurückzuhalten, enthält nach der Behandlung so viel Quecksilber wie zehn Mignon-Batterien! Die Zahnmedizin ist in diesem Punkt der größte Wasserverschmutzer der Bundesrepublik. Jährlich belasten Zahnfüllungen die Umwelt mit einer Quecksilbermenge, die derjenigen aus 220000 Tonnen Mignon-Batterien entspricht.

Die Wiederverwendung von Amalgamfüllungen ist ökonomisch nicht uninteressant. Allein sieben Tonnen Silber mit einem Marktwert von etwa 3,5 Millionen Mark könnten jährlich aus dem Metallgemisch Amalgam zurückgewonnen werden. Auch das Quecksilber ist ein begehrter Rohstoff. Der *Club of Rome* schätzt, daß die natürlichen Reserven dieses für die Industrie so wichtigen Metalls schon in zehn bis zwanzig Jahren aufgebraucht sein könnten.

In der Schweiz haben sich Zahnärzte auf privater Basis zusammengeschlossen. Sie sammeln Amalgamabfälle in dafür geeigneten Behältern, um das Amalgam wieder aufarbeiten zu lassen. Seit 1990 sind alle Zahnarztpraxen in der Bundesrepublik verpflichtet, einen Amalgamabscheider ins Abwassersystem einzubauen. Ältere Modelle halten sechzig bis siebzig Prozent des Metallgemischs aus dem Abwasser zurück, die Leistung der neu entwickelten Abscheider soll den Herstellerangaben zufolge bei neunzig Prozent liegen.

Ungeklärt ist aber bis heute, was hinterher mit dem so gesammelten Amalgam geschehen soll. So bleiben diese Zahnfüllungen vorläufig ein Entsorgungsproblem.

Vielleicht die Lösung des Problems: Hydroxylapatit

Von der Universität Würzburg kommen aufregende Nachrichten. Die Forschergruppe um Professor Wolfgang Wiedemann und Privatdozent Hans Klinger hat womöglich doch die ideale Zahnfüllung entdeckt. Schon geraume Zeit haben sich der Zahnmediziner und der Physiker mit der De- und Remineralisation des Zahnschmelzes beschäftigt (siehe Seite 57). Zahnschmelz ist ein regelrechter Werkstoff: Er besteht zu 96 Prozent aus *Hydroxylapatit*, ein bis zwei Prozent *organischen Stoffen* und Wasser. Hydroxylapatit ist ein Mineral, das schon seit längerer Zeit industriell hergestellt wird und bei Knochentransplantationen gute Dienste leistet. Das organische Material im Schmelz ist sehr kräftig, sehr elastisch und nahezu unzerstörbar. Solche Eigenschaften machen den Zahnschmelz äußerst widerstandsfähig gegenüber den mechanischen Einwirkungen – nicht aber gegenüber chemischen Angriffen. Zahnschmelz soll ja die Nahrung nur zerkleinern und zermahlen. Auf zu viele Säureattacken aus der Plaque ist er nicht eingerichtet.

Die Würzburger Zahnärzte produzierten für ihre Zahnforschungen den Hydroxylapatit selber, weil das Transplantationsmaterial für ihre Zwecke nicht geeignet war. Es gelang ihnen, den Werkstoff dem echten Schmelz so ähnlich wie möglich zu machen – theoretisch könnte die Füllung sogar wieder kariös werden. Praktisch läßt sich dagegen jedoch etwas tun.

Die Zähne des Erwachsenen werden mit fortschreitendem Lebensalter immer weniger anfällig für Karies. Der Schmelz ist härter und hat sich an die süß-sauren und heiß-kalten Wechselbäder gut gewöhnt. Kinderzähne reagieren sehr viel empfindlicher auf chemische und physikalische Einwirkungen. Diese *Schmelzreifung* können die Würzburger Wissenschaftler bei ihrem neuartigen Füllmaterial durch Mineralisation steuern. Zudem hat die Füllung aus dem künstlichen Schmelz keine Fissuren, die feinen Einkerbungen, die zu allererst durch Karies gefährdet sind.

Für die Kunstschmelzfüllung fertigen die Würzburger Zahnärzte aus dem Hydroxylapatit einen festen Körper an, der unter höchster Hitze gesintert wurde. Nach dem Präparieren und Einpassen des Werkstücks in den Zahn sind noch Mikrospalten vorhanden, und die Oberfläche ist porös. Das Material härtet mit Hilfe von Kalksalzen aus dem Speichel nach, ebenso der hydroxylapatithaltige «Zement» in den Randspalten. Diese Mineralisation zur Reparatur der Spalten kann gesteuert werden. Im Labor funktioniert das «Zuwachsen» der Füllung bereits perfekt – in der Praxis bleiben noch ein paar technische Hürden zu nehmen.

Inzwischen ist das Verfahren so weit gediehen, daß bald eine Firma die Produktion des Werkstoffes Hydroxylapatit nach dem Würzburger Verfahren aufnehmen soll. Um die einzupassende Füllung in der Präzision, die sich die Würzburger Forscher wünschen, aus dem künstlichen Schmelzstück herauszuarbeiten, reichen die derzeitigen technischen Möglichkeiten noch nicht aus. Deswegen müssen die Füllungen aus dem Kunstschmelz in der ersten Phase der Erprobung noch einzementiert werden. Wiedemann und seine Kollegen sind aber zuversichtlich, daß eine bessere Lösung für das Problem der Randspalten ins Haus steht. Als Fernziel schwebt ihnen vor, daß ein ehemals kariöser Zahn seine «natürliche» Krone aus dem neuen, künstlichen Schmelz tragen kann – ganz so, als hätte er nie gelitten.

Bislang haben die Forscher mit dem Kunstschmelz nur kleinere Löcher gefüllt. Die Patienten waren begeistert: «Es ist, als wäre es ganz mein Zahn!» kommentierte eine Zwölfjährige das neue Kaugefühl.

8 Auf den Nerv gefühlt

Die Wurzelbehandlung

Hohe Schule der Zahnmedizin:
Das Übel an der Wurzel gepackt

«Mutti, Mutti, er hat gar nicht gebohrt – er hat gleich gezogen!» Es ist noch gar nicht lange her – etwa zehn Jahre –, daß die boshafte Abänderung des bekannten Zahnpasta-Werbespruchs allzu häufig zutraf. Die Kassen zahlten mehr für Zahnersatz als für die Erhaltung der natürlichen Zähne, die BRD drohte eine Republik der Zahnlosen zu werden. Dank des gewachsenen Bewußtseins der Zahnärzte und einer veränderten Kassenpolitik wird mittlerweile wieder mehr Wert auf die Konservierung gelegt. Die Zahnärzte versuchen, auch den Zahn noch zu retten, bei dem sich die Karies bereits bis in die Pulpa, das Zahnmark, vorgefressen hat.

Eine winzige Wunde an der Pulpahöhle kann der Zahnarzt manchmal noch mit einer Art chemischem Verband, mit Kalziumhydroxid, überkappen, bevor er Isoliermaterial und darüber die eigentliche Füllung legt. Er hofft, daß die Entzündung abklingt und die Wunde heilt.

Am besten stehen die Chancen zur echten Heilung einer Zahnmarkentzündung (*Pulpitis*), wenn die Patienten noch sehr jung sind. Ihr Zahnmark hat größere Blutgefäße, die Bakteriengifte schneller über den Kreislauf abtransportieren. Ob die Pulpa wirklich abgeheilt ist und noch lebt, sollte der Zahnarzt nach einem halben Jahr mit dem Kältetest nachprüfen.

Reagiert der Zahn jedoch auf Klopfen und Wärme mit Schmerz, ist es zu spät für die Überkappung. Das Mark ist stark entzündet und die Behandlung des Wurzelkanals (*endodontische Therapie*) nicht zu umgehen.

Die Behandlung verläuft für Zahnarzt und Patient noch relativ unkompliziert, wenn es um die Wurzel eines Frontzahns geht, der fest in seinem Zahnbett sitzt. Schwieriger wird es, wenn die zwei- bis dreiwurzeligen Backenzähne für Beschwerden sorgen. Deren Wurzeln sind oft gebogen und haben enge Kanäle, vor allem bei älteren Patienten. Wenn diese Kanäle für die Instrumente zu eng sind, ist der Zahn meist verloren und muß gezogen werden.

Bei einer Wurzelbehandlung muß das kranke Mark bis zur Wurzelspitze entfernt und die Höhle dann mit einem geeigneten Mittel gefüllt werden. Das klingt einfach, gehört aber zu den schwierigsten und langwierigsten Aufgaben in der Praxis. Der Arzt braucht besonderes Geschick und viel Gefühl, der geplagte Patient viel Geduld.

Nach der lokalen Betäubung bereitet der Zahnarzt seinen Arbeitsbereich vor: Er legt *Kofferdam*, die Gummihaut, um den kranken Zahn. Mit dem langsamen Bohrer befreit er das Loch von der Karies. Jetzt wird der Wurzelkanal geöffnet und erweitert, damit das entzündete Zahnmark herausgeholt werden kann. Am besten bewährt hat sich dabei die Handarbeit mit verschiedenen Instrumenten – Feilen, spiralförmigen Bohrern und Nadeln. Neue Geräte, die zum Teil im Ultraschallbereich schwingen, sind noch nicht ausgereift, brechen manchmal an der Spitze ab. Auf dem Röntgenbild sieht der Zahnarzt, ob er den «richtigen Weg» im Wurzelkanal gefunden oder etwa schon über die Wurzel hinausgebohrt hat. Wenn das passiert ist, kann er die Wurzelspitze kürzen (*Resektion*). Hat er aber den «falschen Weg», die *via falsa*, im dünnen Kanal eingeschlagen und kann den Zahn nicht mehr füllen, dann muß dieser gezogen werden.

Ist das entzündete Mark schließlich entfernt, wird der Kanal ausgeschabt, mit einer Spülung desinfiziert und mit Papierstiften getrocknet. Jetzt ist der Weg frei für die Füllung, die einige Ansprüche erfüllen muß. So soll sie in ihrem Volumen beständig und mit dem Gewebe verträglich sein, darf aber nicht von ihm aufgenommen werden. Außerdem muß sie dicht sein, damit keine Bakterien den Wurzelspitzenbereich von neuem infizieren können. Aus diesem Grund dürfen weder Luft noch Gas im Wurzelkanal eingeschlossen werden. Um diese Anforderungen kontrollieren zu können, muß die Füllung auch auf einem Röntgenbild sichtbar sein.

Zunächst wird eine Wurzelfüllpaste in den Kanal eingebracht. In diese Paste schiebt der Zahnarzt einen Stift, der meist aus Guttapercha, einem Baumharz, oder aus grauem Silber besteht. Wenn das Röntgenbild zeigt, daß die Füllung dicht und bis in die Wurzelspitze gelangt ist, haben Arzt und Patient den mühsamsten Teil der Behandlung hinter sich, die Zahnkrone kann im Normalverfahren wieder gefüllt und modelliert werden.

War das Zahnmark bereits eitrig zersetzt oder gar abgestorben, muß der Patient mindestens zweimal auf den Stuhl. In einer ersten Sitzung wird alle faule Substanz entfernt. Nicht nur das tote Gewebe, sondern auch das infizierte *Kanalzahnbein* um das Mark herum wird sorgfältig abgetragen. Der Zahnarzt verwendet dabei sogenannte *Hedstroem-Feilen* in steigender Größe, mit denen er den Kanal erweitert und gleichzeitig das abgeschabte Material nach außen schafft. Bevor in einer zweiten Sitzung die endgültige Wurzelfüllung gelegt werden kann, müssen alle Entzündungen abgeklungen sein. Der Zahn darf nicht mehr faulig riechen oder schmerzen. Deshalb soll auch bei abgestorbenem Zahnmark mindestens eine Woche zwischen dem Reinigungs- und dem Füllungstermin liegen.

Mögliche Komplikationen

Wurzelbehandlungen sind bei Patienten und auch bei manchem Zahnarzt gefürchtet. Probleme bereiten aber nicht nur die hohen handwerklichen Ansprüche an den Arzt, sondern auch die Materialien. Auch hier steht – wie bei allen zahnärztlichen Werkstoffen – kein ideales Material zur Verfügung. Obwohl die Präparate unter das strenge Arzneimittelgesetz fallen, sträuben sich die Hersteller mit Händen und Füßen gegen eine Kennzeichnung der Inhaltsstoffe, die oft mehr als verdächtig sind. So steckt in manchem Desinfektionsmittel für Wurzelkanäle das krebserregende Formaldehyd. Andere dieser Präparate lösen Allergien aus, weil sie Jod enthalten, oder schädigen das Gewebe, wenn örtliche Betäubungsmittel beigemengt wurden.

Die meisten gebräuchlichen Wurzelfüllungsmittel enthalten *Zinkoxid*, das bislang als biologisch neutral galt. In Kiel entdeckten Zahnärzte dann allerdings bei ihren Patienten eine merkwürdige Häufung von Pilzbefall in der Kieferhöhle. Als Verursacher machten sie Zinkoxid-Wurzelfüllungen aus, in deren Nähe offenbar der Schimmelpilz *Aspergillus* besonders gut gedeiht. Nun sollte zwar die Wurzelkanalfüllung keinesfalls in die Kieferhöhle geraten, aber weil die Zusammensetzung der Pasten manchmal ebenso geheimnisvoll wie gefährlich ist, muß der Wurzelkanal äußerst präzise gebohrt werden. Der Füllstift sollte genauso groß und dick sein wie das zuletzt benutzte Instrument. Er ist nur von einer dünnen Schicht des kritischen Wurzelfüllmaterials umgeben. Bei dieser äußerst heiklen Präzisionsarbeit kann selbst dem geschicktesten Zahnarzt ein Mißgeschick unterlaufen.

Für Zähne, deren Mark schwer erkrankt ist, die aber nicht behandelt werden können, weil sie nur schlecht erreichbar sind, gibt es erst seit kurzem Hoffnung. *Extrakorporale Wurzelfüllung* heißt die Methode, die für den Mannheimer Zahnarzt Rolf Will inzwischen schon zum ganz alltäglichen Eingriff geworden ist. Gelingt es ihm, den kranken Zahn unbeschädigt zu ziehen, wird dieser vor den Augen des Patienten außerhalb des Körpers behandelt.

Der Zahn, meist ein Backenzahn, wird zuerst vorsichtig gesäubert, dann werden die Wurzelspitzen abgeschliffen. Der Zahnarzt bohrt die Wurzelkanäle aus und reinigt die freiliegenden Höhlen mit winzigen Papierspitzen. Jetzt folgt die eigentliche Wurzelfüllung. Am längsten dauert bei dieser Behandlung das Aushärten. Der Zahn liegt dazu einige Minuten in einem Glas mit physiologischer Kochsalzlösung, damit seine Substanz nicht austrocknet.

Wenn die Füllung hart genug ist, kann der Zahn wieder eingesetzt werden. An seiner angestammten Stelle wieder eingepflanzt, wird er nun durch einen Draht mit den Nachbarzähnen verbunden. Eine Röntgenaufnahme zeigt, ob er richtig sitzt. Er kann jetzt wieder einwachsen. Die Operation ist beendet, und der Patient macht die verblüffende Erfahrung, daß er ohne Einschränkungen essen und trinken kann.

Insgesamt wurden in den letzten Jahren in der Bundesrepublik etwa neuntausend Zähne wieder eingesetzt. Der Mannheimer Zahnarzt Will, der allein 2500 Reimplantationen durchgeführt hat, kann so den endgültigen Verlust von wurzelgeschädigten Zähnen auf die Hälfte der in anderen Praxen üblichen Zahl senken. Seiner Schätzung nach könnten 1,5 Millionen Zähne in der Bundesrepublik länger erhalten bleiben, wenn die Methode der extrakorporalen Wurzelfüllung häufiger angewandt würde.

Manche Kollegen sind allerdings eher skeptisch. Sie sehen das Defizit in den mangelnden Fertigkeiten der Zahnärzte bei der konventionellen Wurzelbehandlung, und das Wiedereinsetzen erscheint ihnen nicht als taugliche Lösung. Der Münchner Zahnarzt Bernhard Rüdel etwa befürchtet, daß der wiedereingesetzte Zahn mit dem umgebenden Knochen «verbäckt» und nach einigen Jahren nur noch mit großem chirurgischem Aufwand und mit dem Risiko, den Knochen zu beschädigen, entfernt werden kann.

Nach einer gelungenen Wurzelbehandlung sind die Kanäle bis zur Wurzelspitze behandelt und dicht gefüllt. Ob sie erfolgreich war, sieht der Zahnarzt erst nach ein bis zwei Jahren auf dem Röntgenbild.

Trotz aller Sorgfalt reicht eine Wurzelkanalbehandlung manchmal nicht aus, wenn auch die Wurzelspitze oder ihre Umgebung entzündet ist. Die Spitze muß entfernt werden. Für die Wurzelspitzenresektion durchtrennt der Zahnarzt die Schleimhaut in der Nähe der Wurzelspitze. Die dünne Knochendecke über der Wurzel wird entfernt und die Wurzelspitze mit einer Fräse abgetragen. Eiter und krankes Gewebe können jetzt entfernt werden. Der Zahnarzt füllt die verbliebene Wurzel und näht die Wunde zu.

Die endodontische Technik von morgen erproben derzeit Zahnmediziner in Berlin. Sie entwickelten ein Lasersystem für das Ausbohren des Wurzelkanals, das keimfrei arbeitet. Bei dieser Technik muß nicht mehr geröntgt werden, weil parallel zum Laser ein Spektroskop geschaltet ist. Das Gerät zeigt dem Arzt, an welcher Stelle er gerade arbeitet. Es analysiert die gewebetypischen Strahlungen, so daß der Arzt genau weiß, ob er sich auf dem richtigen Weg befindet.

Das sollten Sie nach einer Wurzelbehandlung beachten:
- Es kommt zwar selten vor, aber es kann passieren, daß die verwendeten Präparate für die Wurzelkanalfüllung nach der Behandlung Beschwerden verursachen. Die lassen sich mit einem Eisbeutel lindern – von Wärmezufuhr ist dagegen dringend abzuraten. Machen Sie also keine warmen Umschläge und betten Sie die behandelte Gesichtshälfte nicht auf ein Kissen.
- Nach dem Eingriff sollten Sie sich etwas schonen. Ruhen Sie sich möglichst in aufgerichteter Stellung aus, halten Sie sich ruhig, heben Sie nichts und bücken Sie sich nicht. Das hilft dem Zahn, rascher auszuheilen.
- Ein paar Tage lang sollte der betroffene Zahn noch nicht belastet werden. Kauen Sie also so lange auf der anderen Kieferseite.
- Lassen Sie die Wurzelfüllung nach einem Jahr vom Zahnarzt mit einer Röntgenaufnahme nachkontrollieren.

Erkrankungen von Zahnbett, Zahnhalteapparat
und Mundschleimhaut

Erkrankungen des Zahnbetts und Funktionsstörungen des Zahnhalteapparats

«*Endlich wieder kraftvoll zubeißen können!*» tönt es aus dem
Fernsehgerät, untermalt vom krachenden Geräusch des Abbei-
ßens von einem steril grünen Apfel. Geworben wird für eine
Zahnpasta, die gegen Zahnfleischbluten helfen soll. Der Biß in
den Apfel, ohne Blutspuren im Fruchtfleisch zu hinterlassen, will
immer weniger Menschen gelingen.

In Berlin schauten Zahnärzte 143 Angestellten und Arbeitern
einer Kabelfabrik in der Mund, in Hamburg 11000 Bürgern aller
Schichten und in Marburg hundert Zahnmedizinstudenten.
Schon das Ergebnis bei der «Normalbevölkerung» war erschrek-
kend: Jeder zweite litt unter schweren Erkrankungen von Zahnfleisch und Zahnbett. Am meisten schockiert zeigten sich die untersuchenden Zahnärzte jedoch von den Zuständen im Mund der
angehenden Zahnärzte. Alle hundert, ausnahmslos, zeigten Entzündungen am Zahnfleisch. Der Grund: Ihre Zähne waren keineswegs besser gepflegt als die der zum Vergleich untersuchten Bun-
deswehrsoldaten und südhessischen Bürger.

Jeder Zahn ist eingebettet in ein raffiniert aufgebautes System
aus Zahnfleisch, Wurzelhaut und Knochenfach. So ist er vor den
enormen Belastungen aus Druck und Stößen, denen er ausgesetzt
ist, geschützt. Er ist nicht fest mit dem Kieferknochen verwach-
sen, sondern in seinem knöchernen Bett an Bindegewebsfasern
elastisch aufgehängt.

Wie eine feste Manschette umhüllt das Zahnfleisch den Zahn

(siehe Abbildung Seite 92). Erst ein bis zwei Millimeter unter dem Saum ist es an der Zahnwurzel fest angewachsen. In dieser kleinen Furche lagern sich am leichtesten Verschmutzungen ab, weshalb hier die Gefahr einer Entzündung besonders groß ist.

Die *Parodontologie*, die Lehre von den Erkrankungen des Zahnhalteapparats, spielt bei uns noch immer eine untergeordnete Rolle. Dabei wissen die Experten schon lange, daß im Alter von über vierzig Jahren mehr Menschen ihre Zähne durch Erkrankungen des Zahnhalteapparats, des *Parodontiums*, als durch Karies verlieren. Die Zahnärzte waren aber weder in Parodontologie ausgebildet noch besonders daran interessiert: Zahnersatz war viel einträglicher und von den Kassen besser honoriert als die mühsame und aufwendige Behandlung des Zahnbetts. In anderen Ländern ist speziell dafür die *Dentalhygienikerin* (siehe Seite 219f) zuständig.

In der Bundesrepublik werden zwar immer weniger Zähne gezogen – 1970 waren es 17,2 Millionen, im Jahr 1987 nur noch 11,2 Millionen –, aber selbst davon wären die meisten bei rechtzeitiger Behandlung des Zahnbetts noch zu retten gewesen.

Aber nicht nur in der BRD ruft der Blick in den Mund Entsetzen hervor. Inzwischen gehören *Parodontopathien*, wie der Sammelbegriff für diese Erkrankungen heißt, zu den weltweit am meisten verbreiteten Volksseuchen.

Bei allen Zahnbetterkrankungen ist es ganz besonders wichtig, daß sie möglichst früh erkannt und behandelt werden. Weil sie oft schmerzfrei und sehr langsam beginnen, werden die ersten nur leicht ausgeprägten Symptome von Patient und Zahnarzt häufig übersehen.

Häufig beginnt die Parodontitis schon bei Jugendlichen: Das Zahnfleisch blutet leicht beim Zähneputzen oder beim Abbeißen eines härteren Stückes. Diese Reizblutung ist der erste Hinweis auf die *unspezifische Gingivitis*, ein «einfache» Zahnfleischentzündung.

Die Übeltäter sitzen in der Plaque, die sich am Saum des Zahnfleischs absetzt. Darin tummeln sich jede Menge Bakterien vom Typ Kokken und Stäbchen, die Säuren und Gärungsprodukte absondern. Normalerweise bildet die Schleimhaut eine physikalische und biologische Barriere gegen die eindringenden Keime. Wenn die komplizierte Mikroflora im Mund aber gestört ist (siehe

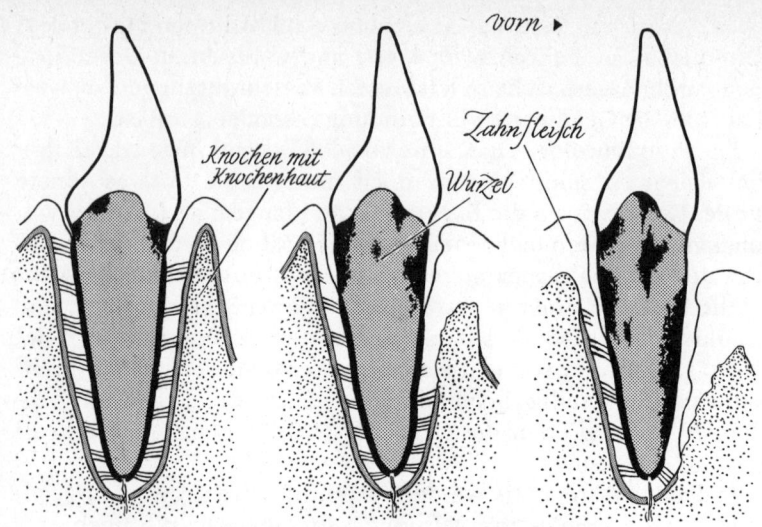

(Zahnfleisch und Kieferknochen im Schnitt!)

Zahnbetterkrankungen:
Zahnstein lagert sich am Zahnfleischrand ab. Zunächst bildet sich eine Zahnfleischtasche. Schließlich zerstört die tiefer dringende Entzündung den Zahnhalteapparat und Teile des Kieferknochens.

Kapitel 2), können die krank machenden Keime die natürlichen Hindernisse Speichel und Schleimhaut überwinden. Und mangelnde Pflege oder falsches Putzen läßt den gefährlichen Belag immer dicker und dichter werden.

Bei der *Gingivitis* ist zunächst nur der Zahnfleischsaum betroffen. Es kann sein, daß sich diese leichte Entzündung über Jahre oder gar Jahrzehnte hinzieht, ohne daß sich der Zustand verschlechtert. Noch wissen die Experten nicht genau, warum sie oft genug eben doch weiterwandert. Denkbar ist, daß sich die Keimflora verändert, daß der Körper zeitweise nur vermindert abwehrfähig ist oder daß sich andere ungünstige Faktoren verschlimmern.

Das kann jeder an sich selbst beobachten: Bei großer Kälte oder im Schockzustand werden zuerst Finger- und Zehenspitzen weiß, sie «sterben ab». Sie werden nämlich von haarfeinen Blutgefäßen versorgt, die sich verengen oder erweitern. Durchblutungsstörungen machen sich immer zuerst an den Ausläufern des Gefäßsystems bemerkbar. Zahnbett und Zahnhalteapparat gehören ebenfalls zu diesen Gebieten. So wie das Reiben und Bewegen kalter Hände und Füße das Blut wieder besser zirkulieren läßt, muß auch das Zahnfleisch massiert werden, zum einen beim Zähneputzen, zum andern aber auch durch unsere Nahrung. Weiche Kost, die mehr verschlungen als gekaut wird, knetet und durchblutet das Zahnfleisch nicht. Auch zuviel Alkohol und Nikotin stören die Versorgung der feinen Kapillaren. Nur gesundes, und das heißt hier: gut durchblutetes Zahnfleisch wird mit Bakterien und Keimen fertig.

Wird bei einer Gingivitis nichts für das Zahnfleisch getan, wandern die Bakterien weiter und führen tief im Zahnhalteapparat ihr zerstörerisches Werk fort. Der Zahnarzt spricht jetzt von einer *Parodontitis*. (Die Endung -itis bei einer Krankheitsbezeichnung heißt immer, daß eine Entzündung im Gange ist.)

Ihre Symptome, die ja schon leicht bei der Gingivitis zu spüren waren, verschlimmern sich. Rötungen, Schwellungen, Schmerzen treten auf, manchmal sogar leichtes Fieber. Letzteres ist eigentlich ein gutes Zeichen, das nicht mit fiebersenkenden Mitteln unterdrückt werden sollte, denn nur bei intakter Abwehr kann sich der Körper mit den Eindringlingen auseinandersetzen. Er schickt bestimmte Zellen, *Phagozyten* oder *Mikrophagen*, als Immunpolizisten vor, um die schädlichen Keime zu vernichten.

Bei jugendlichen Patienten mit schnell fortschreitender Parodontitis wird vermutet, daß daran möglicherweise eine Störung dieses Abwehrmechanismus schuld sein könnte. Zellgifte aus abgestorbenen Erregern dringen immer tiefer in das Gewebe um den Zahn ein. Chronische und noch rascher akute Parodontitis führt zur Ausbildung von *Zahnfleischtaschen* zwischen Zahn und Zahnfleisch, weil die Haltefasern am inneren Saum durch die Keime zerstört werden. Die Taschen nässen zunächst, schließlich fließt sogar Eiter aus. Gewebsflüssigkeit, Blut, Bakterien und Eiter lagern sich mit «innerem» Zahnstein als harter Belag tief in der Tasche, am Zahnhals und auf der Wurzel ab, die sogenannten *Konkremente* entstehen. Die Zahnfleischtasche, die zu einer «Abfallgrube» im Mund geworden ist, wird immer tiefer. Im Röntgenbild läßt sich erkennen, daß schließlich die knöchernen Zahnfächer angegriffen und der feine Faserapparat zerstört werden. Am Ende des Prozesses lockern sich die Zähne und verschieben sich in der Zahnreihe, wandern und drehen sich – der endgültige Verlust ist kaum noch aufzuhalten.

Wie schwer eine Parodontitis wirklich ist, läßt sich von außen nicht immer erkennen. Was auf den ersten Blick nach einer schlimmen Entzündung aussieht, ist vielleicht nur oberflächlich und damit gut zu behandeln. Tiefsitzende Zerstörungen hingegen sind gerade dann nicht sofort zu sehen, wenn der Patient seine Zähne besonders gut putzt und damit die Schäden in den Zahnfleischtaschen versteckt sind. Sicheren Aufschluß gibt erst ein Röntgenbild.

Im Alltag wird eine Parodontitis oft fälschlich als *Parodontose* bezeichnet. Die «echte» Krankheit mit diesem Namen kennen die Zahnmediziner als *chronisch-progressive Altersparodontose*. Die Bezeichnung verrät bereits, daß es meist ältere Leute sind, die darunter leiden. Auch hier weicht der Rand des Zahnfleisches immer mehr zurück, doch gibt es keinerlei Entzündung. Schleichend und schmerzfrei verläuft die Krankheit, der Patient kann buchstäblich zusehen, wie seine Zähne immer länger werden. Noch kennen die Zahnärzte die Ursache für den geheimnisvollen Zahnfleischschwund im Alter nicht, weshalb Therapieversuche oft nur mäßigen Erfolg zeitigen.

Im fortgeschrittenen Stadium verursacht schließlich auch die anfangs schmerzfreie Parodontose Beschwerden. Nach und nach zieht sich das Zahnfleisch von den Zahnhälsen zurück, die dann sehr empfindlich auf Kälte- und Wärmereize reagieren. In dem schwindenden Gewebe, das nicht mehr gesund und schlecht durchblutet ist, nisten sich oft Erreger ein – eine Infektion setzt sich fest. Verdickte Ränder oder Schleimhauteinrisse sind Anzeichen dafür. Während sich zunächst nur das Gewebe zurückbildet, werden später auch das Zahnbett und selbst der Kieferknochen so weit abgebaut, daß die Zähne ausfallen. Die Entzündungen, die sich als Folge der ursprünglich schmerzlosen Zahnfleischerkrankung ausgebreitet haben, können behandelt werden.

Die Suche nach den Ursachen

Der Zahnarzt sucht zunächst nach den Ursachen der Erkrankung: Gibt es Anzeichen für eine innere Krankheit? Sind Zahnbelag oder mechanische Einwirkungen verantwortlich? Gibt es Probleme mit den Funktionen von Kiefer und Gebiß?

Selten sind innere Krankheiten die Ursache. Aber *Diabetes mellitus* (Zuckerkrankheit), Störungen im Kalziumstoffwechsel und im Sexualhormonhaushalt, schwerer Vitaminmangel und manche Medikamente (zum Beispiel bei Epileptikern) können zu Erkrankungen des Zahnfleisches führen. Auch Hormonumstellungen in der Pubertät, in der Schwangerschaft und in den Wechseljahren können Schwellungen und Reizblutungen verursachen.

In den allermeisten Fällen findet der Zahnarzt jedoch Gründe direkt vor Ort, im Mund: Bakterien. Auch eine unbehandelte Karies kann eine Entzündung des Zahnbetts nach sich ziehen.

Parodontologen singen lange Klagelieder über die mangelnde Mundhygiene ihrer Patienten. Aber auch durch unzulängliche zahnärztliche Arbeit können Zahnbetterkrankungen entstehen. Scharfe Ecken und Kanten in der Nähe des Zahnfleisches, abstehende Ränder an Kronen und Füllungen, Spaltbildungen an Füllungen, rauhe Füllungsflächen, unbehandelte Kariesdefekte oder schlechtsitzender Zahnersatz reizen ständig das Zahnfleisch und die Mundschleimhaut. Ränder von Zahnrestaurationen, zum Beispiel bei Kronen, die *unter* dem Zahnfleisch verlaufen, sind nie so glatt wie der eigene Zahnschmelz, so daß Bakterien dort immer irgendeinen Ansatzpunkt finden. Ein weiteres Problem sind die zahnärztlichen Werkstoffe (siehe Seite 122 ff): Kunststoffe und Amalgam können giftige Reizstoffe freisetzen, die dem Zahnfleisch und Zahnbett schaden.

Es gibt allerdings noch andersartige Ursachen der Beschwerden: Da kommt zum Beispiel ein Patient in die Praxis und klagt über Entzündungen am Zahnbett und ständige Kopfschmerzen. Ein Blick in den Mund zeigt dem Zahnarzt: Der Schmelz auf den Backenzähnen im linken Kiefer ist schwer geschädigt, und zwar nicht kariös, sondern abgerieben. Er hat einen «Knirscher» vor sich sitzen.

Unser Kauorgan ist so gebaut, daß die Zähne beim Kauen immer nur kurz belastet und dann wieder entlastet werden. Der

Fachausdruck dafür heißt *Normofunktion*. Wenn die Belastung stärker ist oder länger dauert, kann es zu starken Schäden am Parodontium, dem Zahnhalteapparat, kommen.

Extreme Belastungen der Zähne außerhalb des Kauens werden als *Parafunktionen* bezeichnet. Wer mit den Zähnen knirscht oder preßt, belastet über lange Zeit und mit großer Kraft das Kauorgan, das auf solchen Druck nicht eingerichtet ist. Schäden am Schmelz, später auch am Zahnbett und Gesichtsschmerzen sind die Folgen. Solche Parafunktionen haben meist psychische Ursachen: Angstzustände, Dauerstreß oder große nervliche Belastungen lassen uns «die Zähne zusammenbeißen» (wir halten das schon durch!) oder «mit den Zähnen knirschen» (vor Wut, die wir aber nicht herauslassen).

Der Zahnarzt kann in solchen Fällen eine Aufbißschiene einpassen, so daß es keinen direkten Zahnkontakt zwischen Ober- und Unterkiefer mehr gibt. Damit löst er aber noch nicht die zugrundeliegenden psychischen Ursachen.

Bei unserem Kopfschmerzpatienten mit dem kaputten Zahnschmelz handelt es sich um einen erfolgreichen Manager, der vierzehn Stunden am Tag angespannt arbeitet. Er kann es sich nicht leisten, in Wut auszubrechen – das wäre auf dem weiteren Karriereweg allzu hinderlich. Seine Konkurrenten warten schließlich nur darauf, daß er sich bloßstellt. Also behält er seine Anspannung für sich – in den Kaumuskeln. So wird er aber seine täglichen Probleme nicht los, sondern schafft sich statt dessen neue Schwierigkeiten. Psychotherapeuten bieten für schwere «Knirscher» eine ganze Reihe von Hilfen an. Es muß nicht gleich eine «große Psychotherapie» sein:

Mit *Entspannungstraining* oder *Biofeedback* können Patienten lernen, mit dem Zähneknirschen besser umzugehen. Biofeedback ist eine Technik zur Messung und Steuerung einzelner Körperfunktionen wie Muskelaktivität, Atemfrequenz, Herztätigkeit, Hautwiderständen und Alpha-Tätigkeit im Gehirn. Der Patient erfährt durch Licht- und Tonsignale, welche Veränderungen im Körper vor sich gehen, und kann so allmählich lernen, seine Körperfunktionen bewußt zu steuern. Biofeedback eignet sich vor allem für diejenigen Patienten, die ihre eigene Anspannung nicht bewußt wahrnehmen können, und eben dies ist die Hauptschwierigkeit von Zähneknirschern.

Legt der Patient trotz aller Bemühungen die schlechte Gewohnheit nicht ab, kann sein Zahnarzt die fehlbelasteten Zähne einschleifen und so die Kaufläche neu gestalten.

Bei einer *Hypofunktion* hat der Zahn beim Kauen keinen Gegenspieler (Antagonisten) im Ober- oder Unterkiefer mehr, entweder weil der verlorenging oder weil der Biß nicht schließt (offener Biß).

Wenn die Kaukräfte nicht senkrecht, sondern schräg auf den Zahn einwirken, wird der Fehler als *Dysfunktion* bezeichnet: Geht ein Zahn verloren und wird die Lücke nicht durch prothetischen Ersatz geschlossen, verschiebt sich das Gebiß. Die Nachbarzähne rutschen in die Lücke, und damit stimmen die Verzahnungsverhältnisse nicht mehr.

Manche Fehlfunktionen sind auf Anhieb deutlich zu erkennen. Oft sind aber komplizierte Methoden der Diagnostik notwendig, um die Ursachen herauszufinden. Dabei kann etwa der *Artikulator* gute Dienste leisten, ein «künstlicher Kiefer», der zunächst mit Meßwerten und Kieferabdrücken des Patienten gefüttert wird. Indem der Zahnarzt die im Artikulator simulierten Kaubewegungen seines Patienten beobachtet, kann er mögliche Gründe für die Funktionsfehler entdecken. Vielleicht ist eine Zahnkrone zu hoch, oder ein gekippter Zahn behindert die harmonische Funktion der beiden Kiefergelenke.

Bevor die eigentliche Parodontalbehandlung beginnen kann, müssen zunächst die Schäden beseitigt werden, die durch Fehlfunktionen entstanden sind. Sie allein führen zwar nicht zu Zahnfleischentzündungen oder gar zu Taschen, sie verschlimmern jedoch eine bestehende Erkrankung im komplizierten System des Zahnhalteapparats.

Behandlung der Zahnbetterkrankungen

Der Zahnarzt mißt zunächst mit einer Sonde die Tiefe der Zahnfleischtasche und forscht, ob und wie sehr sie zum Bluten neigt. Aus diesem Ergebnis kann er meist schon schließen, wie schwer die Zahnbetterkrankung ist. Er mißt die Belagdicke. Der Belag-Index (API) verrät ihm, wie gut der Patient das Zähneputzen beherrscht. Der Lockerungsgrad der Zähne wird festgestellt, ihre Vitalität geprüft. Röntgenbilder lassen erkennen, ob der Zahnhalteknochen schon geschädigt ist. Außerdem dienen Abdrücke von Ober- und Unterkiefer ebenfalls zur Diagnostik.

Im Anfangsstadium einer Zahnfleischerkrankung genügt es, wenn der Zahnstein sorgfältig entfernt wird, zunächst mit Ultraschall, dann aber auch noch von Hand mit scharfen Instrumenten. Mechanische Reize, wie oben beschrieben, werden beseitigt, Kariesdefekte behandelt und provisorisch gefüllt. Ist der Patient ein «leichter Fall» und hat er seine Lektionen in Sachen Mundhygiene gut gelernt, ist sein Zahnfleisch nach kurzer Zeit wieder gesund. Erst dann werden endgültige Füllungen, Kronen, Brücken und anderer Zahnersatz angefertigt und eingepaßt.

Haben sich jedoch zwischen Zähnen und Zahnfleisch schon Taschen gebildet, ist das Zahnfleisch verdickt, weist es Krater zwischen den Zähnen auf oder sind gar Taschen in den Knochen vorhanden, muß ausgeschabt, *kürettiert* werden.

Soviel Geld Kassen und Versicherungen in der Bundesrepublik auch ausgeben: Parodontitis-Behandlungen werden von den gesetzlichen Krankenkassen erst ab einer Tiefe von drei Millimetern bezahlt, und auch dann erst nach einem entsprechenden Antrag auf Erstattung. Diese Grenze ist ebenso willkürlich wie unsinnig, denn die fortschreitende Erkrankung läßt die Behandlungskosten nur immer weiter ansteigen. Patienten, deren Kassen nicht bereit sind, die Rechnung zu übernehmen, müssen dafür in die eigene Tasche greifen.

Parodontitis-Patienten mit Zahnfleischtaschen sind Dauerkunden beim Zahnarzt, da sie alle drei bis sechs Monate behandelt werden müssen. Mancher Arzt findet sich in der Zwickmühle zwischen der «magischen Millimetergrenze» der Kassen und der Notwendigkeit der Behandlung. Bemißt er die Taschentiefe eher großzügig, um die Kostenerstattung für seinen Patienten zu erreichen, hat der Zahnarzt ein anderes Problem am Hals: Die Kassen verlangen, daß er vor der nunmehr von ihnen genehmigten Ausschabung eine Spritze setzt – auch wenn weder er selbst noch der Patient es für nötig halten.

Bei der einfachen Ausschabung (Kürettage) werden die Wurzeloberflächen mit verschiedenen scharfen Instrumenten von abgestorbenem Zahnzement, infizierten Schichten und Verunreinigungen gesäubert. Anschließend wird die Wurzeloberfläche geglättet. Früher galt es als absolut notwendig für den Heilungsprozeß, auch das Weich- und Hartgewebe der Taschen zu entfernen, besonders wenn sie tiefer als drei Millimeter waren. Parodontologen und Dentalhygienikerinnen wissen heute, daß es ausschließlich auf sorgfältigste Reinigung und auf das Glätten ankommt. Sie nennen das Verfahren *Rooting und Scaling*. Eine häufige Maßnahme war es auch, sogenanntes «überschüssiges Gewebe» wegzuschneiden (*Gingivektomie*). Solche Schnitte werden heute von den Fachleuten einhellig abgelehnt, da sie nichts nützen, sondern eher im Gegenteil die Heilung verzögern. Nur noch in Fällen schwerer Gewebswucherung (*Hyperplasien*, zum Beispiel nach der Einnahme von Epilepsie-Medikamenten zu beobachten) gilt die Gingivektomie als angemessen.

Eine neue Methode bei ständig wiederkehrenden, *rezidivierenden* Zahnfleischtaschen haben sich amerikanische Wissenschaftler an einem Bostoner Zahnklinikum ausgedacht. Sie benutzen dazu Kunststoff-Fäden, die mit *Tetracyclin*, einem Antibiotikum, getränkt sind. Diese getränkten Fasern werden um die Zahnhälse gewickelt und in die Zahnfleischtaschen hineingeschoben. Im Lauf der nächsten zehn Tage löst sich das Antibiotikum aus dem Faden und wandert in die Umgebung. Danach sind die Keime verschwunden. Das Antibiotikum tritt an dieser Stelle in enormer Konzentration aus, die zweihundertmal höher ist, als wenn die Tagesration als Tablette eingenommen würde. Auch nach Ablauf von drei Monaten fanden die Bostoner Forscher keine resistenten Keime in der Mundhöhle. Langzeitergebnisse bei dieser Methode liegen allerdings noch nicht vor – so wissen die Zahnmediziner auch noch nicht, ob die hohe Konzentration auf Dauer nicht auch solche Bakterienstämme vernichtet, die die Mundflora dringend braucht.

Harte Beläge müssen allemal mechanisch von der Zahnwurzel in der Tasche entfernt werden, denn sobald die antibiotische Wirkung nachläßt, machen sich die Bakterien im Belag wieder an die Arbeit.

Wenn die Taschen aus technischen oder ästhetischen Gründen nicht beseitigt werden konnten, zog der Zahnarzt früher kurzerhand den betroffenen Zahn. Heute dagegen wissen die Zahnbettexperten, daß auch tiefe Taschen so gut behandelt werden können, daß die krank machenden Keime aus den ehemaligen «Abfallgruben» nach etwa drei bis vier Monaten verschwunden sind.

Dazu muß sich der Zahnarzt einen Zugang schaffen, um die Wurzeloberfläche gut reinigen zu können. Wenn entzündete Taschen vom Zahnfleisch bis zur Schleimhaut reichen oder gar den Zahnknochen schon erreicht haben, muß eine *Lappenoperation*, eine offene Ausschabung, vorgenommen werden.

Dabei handelt es sich um eine regelrechte Operation, die unter lokaler Betäubung durchgeführt wird. Der Arzt schneidet das Zahnfleisch ein und klappt es auf. Er hat jetzt freie Sicht und guten Zugang zu den erkrankten Stellen. Die freigelegten Wurzeln können gesäubert und geglättet werden. Auch der Zahnfleischlappen wird gereinigt und dann unterhalb der alten Stelle wieder mit Nähten befestigt, damit sich keine neuen Taschen bilden, die der Patient nicht sauberhalten kann. Der Zahnfleischlappen kann jetzt wieder einen neuen Saum von angewachsenem Zahnfleisch bilden. Manche Zahnärzte legen einen Wundverband aus einer kaugummiartigen Masse um das operierte Gebiet im Mund, eine eher überflüssige Maßnahme, weil die Wunde ohne Verband besser abheilt. Außerdem enthalten diese Verbandsmassen Zusatzstoffe, die das Gewebe schädigen können. Bei manchen Präparaten geben die Hersteller gar nicht erst an, welche Geheimnisse ihr Verband enthält.

Die Behandlung von Zahnfleischtaschen an Zähnen, die sich bereits gelockert haben, ist weniger erfolgversprechend als an festsitzenden: Deswegen wird der Zahnarzt bei einer schwierigen Behandlung oft schon vorher eine Schiene einsetzen, die die Zähne miteinander verbindet und festhält. Nach der Therapie ist das Metallgerüst manchmal noch hilfreich, um die Zähne zu entlasten und sie in ihrer neuen Position zu fixieren.

Nach der Behandlung von Zahnfleisch und -taschen geht der Zahnfleischrand um 1,5 bis 2 Millimeter zurück. Wenn die Taschen sehr tief waren, können es auch vier bis fünf Millimeter sein. Viele Patienten erschrecken zunächst einmal, weil ihre Zähne länger wirken und das Gebiß nicht mehr so «schön» ist. Das ist in diesem Fall aber der Preis für die Gesundheit. Zahnlosigkeit ist allemal häßlicher. Und Zahnverlust droht unweigerlich beim chronisch entzündlichen Abbau des Zahnstützgewebes.

Wenn durch eine Zahnbetterkrankung auch der Raum zwischen den Wurzeln eines Backenzahnes geschädigt oder auch, wenn nur eine Wurzel betroffen ist, versucht der Zahnarzt, wenigstens die andere Wurzel zu retten, und zwar mit einer *Hemisektion*.

Leider muß dafür der gesamte Zahn behandelt werden. Das Zahnmark in der Krone und die gesunde Wurzel erhalten eine Füllung, weil das Markorgan bei dem Eingriff verletzt wird und auch im gesunden Teil absterben würde. Der Zahn wird durchtrennt und die kranke Wurzel beseitigt. Wenn die Wunde verheilt ist, kann die Restwurzel einen Kronenaufbau auf einem Stift erhalten oder eine Brücke tragen.

Alle, die unter Parodontopathien leiden, sollten die Zahnbetterkrankung laufend vom Zahnarzt kontrollieren lassen. Die gleiche ausführliche Diagnostik wie zu Beginn der Behandlung erfolgt nach vier Wochen. Taschentiefe, Plaque- und Blutungsgrad, Lockerung und Knochenrückgang werden gemessen. Regelmäßig, das heißt alle drei Monate, soll der Belag vor allem *unter* dem Zahnfleisch entfernt werden. Die professionelle Zahnreinigung gilt den Parodontologen bis heute als das einzig bekannte Mittel, das Gebiß auf Dauer gesund zu halten.

Erste Warnzeichen für Zahnbetterkrankungen:
— Das Zahnfleisch ist gerötet und geschwollen
— es blutet beim Putzen oder Essen
— die Zahnhälse reagieren empfindlich auf Kälte oder Hitze
— Zahnstein hat sich festgesetzt
— im Mund macht sich unangenehmer Geschmack oder Geruch breit
— die Zähne werden «länger» oder
— sie sind gar schon locker oder wandern.

Die Mundschleimhaut

Nicht nur der Zahnarzt schaut dem Patienten in den Mund. Viele Krankheiten zeigen ihre Symptome hauptsächlich oder besonders deutlich in der Mundhöhle. Scharlach etwa verursacht die typische *Himbeerzunge*, ein grauweißer Belag auf Mandeln und Schleimhaut kann auf eine Diphtherie hinweisen. Zunge und Schleimhaut sind entzündet, wenn ein schwerer Vitamin-B-Mangel vorliegt. Sogar chronische Vergiftungen durch Schwermetalle sind im Mund zu erkennen: Blei, Kupfer, Cadmium lagern sich am Zahnfleischsaum ab und führen zu charakteristischen Zahnfleischverfärbungen.

Die Medizin kennt Hunderte von Krankheiten, die sich in irgendeiner Form in der Mundhöhle bemerkbar machen. Die Skala reicht von ganz simplen mechanischen Reizungen bis zu lebensbedrohlichen Erkrankungen wie Aids oder manchen Krebsarten. Schmerzhafte oder auffällige Veränderungen der Mundschleimhaut, die nicht nach wenigen Tagen von selbst verschwinden, müssen deshalb dem Arzt vorgestellt werden, damit er die Ursachen klären kann. Manchmal ist falsch verstandene Mundhygiene schuld: Da wird gegurgelt, gelutscht, gespült, gereinigt und desinfiziert, bis die empfindliche Mikroflora jeglichen Schutzes beraubt ist und sich krank machende Erreger in aller Ruhe und ohne Widerstand breitmachen können. Bakterien, Viren und Pilze haben freie Bahn und werden dann mit Antibiotika und Antimykotika bekämpft. Solche hochwirksamen Medikamente rotten dann erneut nicht nur die Krankheitserreger aus, sondern verhindern die Entstehung eines neuen biologischen Gleichgewichts.

Bei leichten Mundschleimhauterkrankungen wie etwa einer *Stomatitis* ist nicht nur der Zahnfleischrand entzündet, sondern die Mundschleimhaut teilweise oder ganz betroffen. Wenn sie nicht allzu schwer verläuft, helfen Spülungen mit Salbei- oder Kamillentee. Auch Myrrhenextrakt eignet sich dafür. Wer an einer Stomatitis leidet, sollte besonders auf seine Ernährung achten. Ist das Essen zu heiß, zu salzig oder zu scharf gewürzt, leidet die kranke Mundschleimhaut noch mehr. Die Heilung verzögert sich auch, wenn zuviel hochprozentiger Alkohol oder Kaffee das Gewebe reizen.

ANUG (*a*kute *n*ekrotisierende *u*lzeröse *G*ingivitis) nennt der

Zahnarzt eine schwere ansteckende Erkrankung, die allgemein als *Mundfäule* bekannt ist. Meist setzt sie sich auf eine bestehende Zahnfleischentzündung auf. Mundfäule ist äußerst schmerzhaft, und die Patienten leiden unter Fieber und Abgeschlagenheit. Zähne und Zahnfleisch sind mit einem grauen, schmierigen Belag bedeckt, der einen starken, fauligen Geruch entwickelt. Kinder im Zahnwechsel sind häufiger davon betroffen.

Essen und Trinken ist wegen der vielen Wunden im Mund schwierig, Zähneputzen verursacht große Schmerzen. Verantwortlich dafür sind Bakterien aus der Spirochäten-Familie, haarförmige Erreger, die in das Gewebe eindringen, manchmal von einer Zahnfleischtasche hinter einem Weisheitszahn oder von den Rachenmandeln aus. Weil die Mundfäule so schmerzhaft ist, kann die Mundhöhle nur vorsichtig gereinigt werden. Zunächst wird der Belag mit einer dreiprozentigen Wasserstoffsuperoxyd-Lösung abgewischt, meist klingt die Entzündung dann schon ab. Dann kann die gründliche Zahnreinigung und die Taschenbehandlung erfolgen.

Während die Mundfäule immer mehr als Krankheitsbild verschwindet, leiden zunehmend mehr Patienten an *virusbedingten Zahnfleischentzündungen*. Sie sind gut von der «normalen» Gingivitis zu unterscheiden, weil sie nicht am Zahnsaum entlanglaufen, sondern von dort aus unregelmäßig auf die Schleimhaut übergreifen. Die kreisrunden, weiß schimmernden Löcher mit rotem Rand sehen wie ausgestanzt aus. Solche *Aphthen* machen sich schmerzhaft bemerkbar, vor allem, wenn sie mit heißen oder scharfen Nahrungsmitteln in Berührung kommen.

Manchmal sind Herpesviren dafür verantwortlich, meist liegt jedoch eine allgemeine Abwehrschwäche zugrunde: Der Körper muß sich mit Streß, einer Infektion oder auch mit zuviel Sonne auseinandersetzen. Intensive Ultraviolett-Bestrahlung tötet die natürlichen Gegner des Herpesvirus im Mund ab. Auch Antibiotika und Cortisone, zur Bekämpfung einer anderen Krankheit verabreicht, stören das empfindliche Gleichgewicht der Mikroorganismen im Mund, so daß die krank machenden Keime freie Bahn haben. Aphthen können auch «erblich bedingt» häufiger auftreten, manche Frauen leiden regelmäßig während der Menstruation darunter. Weil Viruserkrankungen ganz allgemein schwer zu behandeln sind, können die Beschwerden auch hier nur gelindert werden, etwa mit Salben, die Auszüge aus Heilpflanzen enthalten (Salbei, Kamille, Myrrhe).

Ein gestörtes Gleichgewicht der Mikroflora im Mund ist auch für die *Soor-Mykose*, eine Pilzerkrankung, verantwortlich. *Candida albicans* ist ein Hefepilz, der sich auch in der gesunden Mundflora findet, jetzt aber überhandnimmt. Ist das natürliche Gleichgewicht erst einmal gekippt, können die Pilze ungehindert wachsen. Weißlicher, fest haftender Belag breitet sich auf der Mundschleimhaut und der Zunge aus. Soor befällt vor allem Babies und alte Menschen, oft aber auch Patienten, die wegen einer anderen Erkrankung hochwirksame Medikamente einnehmen müssen. Er muß mit einem Pilzmittel, einem Antimykotikum, behandelt werden, da er sich sonst auch auf die Speiseröhre und den Darm ausbreiten kann.

Mundgeruch

Wer aus dem Mund riecht, leidet. Ein widerwärtiger, fauliger Geschmack läßt uns ahnen, daß auch andere es wahrnehmen. Für manche Menschen ist Mundgeruch eine richtige Behinderung im nahen Umgang mit Mitmenschen. Dabei wird unterschieden zwischen *Atemgeruch* und eigentlichem *Mundgeruch*.

Normalerweise ist der menschliche Atem nach außen kaum wahrnehmbar. Sein Geruch hängt auch bei einem gesunden Menschen ab von der Tageszeit, von der Menge des produzierten Speichels, von der Mikroflora im Mund und auch von hormonellen Schwankungen im Körper. Bei Angst oder Nervosität, etwa in einer Prüfungssituation, kann der Atem plötzlich übel riechen. Im Alter riecht der Atem häufiger unangenehm, auch wenn der Mund gut gepflegt wird.

Genau da liegen in mehr als neunzig Prozent aller Fälle die Ursachen des Problems. Den unangenehmen Geschmack nach dem Aufwachen am Morgen kennen die meisten von uns. Abgeschilferte, abgestorbene Zellen aus der Mundschleimhaut und Speisereste haben sich in der Nacht zersetzt. Der Speichel fließt während der Schlafes weniger und kann kaum etwas zur natürlichen

Reinigung beitragen. Der gleiche Effekt entsteht, wenn wir über sehr lange Zeit nichts essen oder trinken und dadurch die Speichelsekretion nicht anregen.

Jede besondere Belastung des Biotops Mundhöhle kann zu schlechtem Geruch führen: Fieber, Zuckerkrankheit, Atmen durch den Mund, langes Sprechen zum Beispiel während eines Vortrags, eine Bestrahlungstherapie bringen das komplizierte Zusammenspiel von «guten» und «bösen» Mikroorganismen durcheinander.

In nicht behandelten Karieslöchern, in Zahnfleischtaschen, auf Zahnstein, und in Zahnzwischenräumen setzen sich Speisereste fest. Wenn sie durch die Bakterien abgebaut werden, entsteht Geruch.

Prothesenträger haben oft schlecht zugängliche Nischen zwischen der Mundschleimhaut und ihrem Zahnersatz. Viele wissen auch zuwenig Bescheid, wie sie ihre komplizierten Geräte pflegen müssen, damit sich keine Speisereste darin festsetzen können.

Patienten mit Parodontopathien riechen oft aus dem Mund. Wenn die Erkrankung schon weit fortgeschritten ist, zerfallen die Kollagenfasern des Bindegewebes. Das «Gerüsteiweiß» Kollagen ist ein wichtiger Bestandteil des Zahnbeins, des Knochens und des Zahnzements. In diesem Stadium blutet immer irgendeine Stelle im Mund. Mikroorganismen zersetzen das Eiweiß aus dem entzündeten Gewebe und aus dem Blut – das ergibt besonders üblen Geruch.

Die Behandlung von Mundgeruch besteht deshalb notwendigerweise in einem kompletten Hygieneprogramm. Fester Zahnstein, Tee- und Raucherbeläge müssen entfernt, Zähne, die nicht mehr zu retten sind, müssen gezogen, andere gefüllt oder wurzelbehandelt werden. Kronen, Brücken, Prothesen dürfen keine Mängel aufweisen. Ganz entscheidend ist natürlich die Behandlung von Zahnbetterkrankungen.

Apotheker und einschlägige Industrie profitieren nicht schlecht von der Furcht vor dem Mundgeruch. Das Lutschen von Pfefferminzbonbons oder Lakritzperlen, versetzt mit aromatischen Stoffen oder ätherischen Ölen, heißt aber, den Teufel mit Beelzebub austreiben. Sie täuschen einen besseren Geschmack im Mund vor, während die Zuckeranteile sich eiligst auf ihren Weg zum zukünftigen Loch im Zahn machen. Andere Präparate enthalten Chloro-phyll, Menthol, Salicylate, Benzoesäure und Borsäure. Aber auch diese produzieren nur einen Scheinfrieden, indem sie nämlich nicht heilen, sondern lediglich desodorieren, statt der Ursachen also nur das Symptom bekämpfen.

Mundwässer oder Zahnpasten mit antimikrobiellen Substanzen können mehr Unheil anrichten, weil sie nicht spezifisch wirken: Sie stören eher die körpereigene Abwehr oder vernichten sie sogar.

Wenn die Mundhöhle saniert ist und trotzdem übel riecht, muß der Hals-Nasen-Ohren-Arzt nach Infektionen suchen: Möglicherweise sind vereiterte Mandeln und Nebenhöhlen die Ursache.

Wenn der *Atem* schlecht riecht, kann eine Reihe anderer Ursachen zugrunde liegen. Alkohol, Tabak, Knoblauch und Zwiebeln wehen mit einer typischen Fahne aus dem Mund – in medizinischer Hinsicht sind sie harmlos und leicht einzuordnen.

Andere Atemgerüche dagegen sind Alarmzeichen. Schwerer Mangel an A-, B- und C-Vitaminen (Avitaminosen) läßt sich auch mit der Nase feststellen. Fäkalgeruch läßt einen Magenpförtner-Verschluß vermuten. Saurem Atem liegt vielleicht eine schwere Magen-Darm-Infektion zugrunde. Lang anhaltende Hungerzustände bei extremen Fasten- und Schlankheitskuren und auch ein Koma bei Zuckerkranken lassen einen süßlichen Azetongeruch entstehen. Patienten mit einer akuten Harnvergiftung (*Urämie*) riechen nach Ammoniak. Auch andere Vergiftungen sind am Geruch erkennbar: Riecht der Atem nach Metall, ist vermutlich eine Bleivergiftung die Ursache. Blausäure hingegen riecht intensiv nach Bittermandelöl.

10 Au Backe!

Chirurgische Eingriffe

Multitalente: von Possen- und Zahnreißern

«Ein Künstler, der bin ich, wer dies nicht glauben will,
Setz' sich auf einen Stuhl und halte mir nur still,
Ich nehm' die Zähne aus, subtile und behende,
So hat der Schmerz, die Qual, auf einmal gleich ein Ende,
Ich bin ein solcher Mann, der noch viel mehr kann machen,
wer mich agieren sieht, den mache ich zu lachen.»

Der Mann, der um das Jahr 1700 so für sich warb, hatte gleich zwei Berufe: Er war ein beliebter Hanswurst und Zahnbrecher. Solche hauptberuflichen Doppelkünstler reisten durch die Lande im Gefolge großer Schauspieler: *«Seiltänzer fuhren auf einem langen Seil vom Turm herab. Die Schaubuden für die Gaukler, Okulisten (Starstecher) und Zahnbrecher befanden sich in der Nähe»*, hielt ein zeitgenössischer Chronist das entsprechende Ambiente fest.

Das Ansehen der reisenden Zahnspezialisten war zweifelhaft, etwa dem von Landstreichern vergleichbar. Die Nähe zu den Gauklern indessen hatte ihren Sinn. Noch lange standen keine Betäubungsmittel zur Verfügung, das einzige Mittel bestand in der Ablenkung. Um so besser, wenn der Zahnbrecher selbst gut im Possenreißen war.

Zweifelhaft waren auch ihre Methoden und Werkzeuge. Sie drehten zum Beispiel eine Wurzelschraube in den Zahn und rissen mit aller Kraft daran. Manchmal sprengten sie nur die Wurzel, häufiger aber ging der arme Patient eines Stückes Kieferknochen verlustig.

Die rabiaten Techniken gehören zum Glück der Vergangenheit an, und auch das Berufsbild und das Ansehen der Zahnheilkundigen haben sich inzwischen ein wenig gewandelt. Aus Furcht vor dem qualvollen Zahnreißen hielten die damaligen Patienten lieber ihre Pein aus. «*Fünfzig ausgezogene Zähne bringen schwerlich so viel ein als oft eine Amputation oder ein Beinbruch*», klagte ein Frankfurter Zahnarzt Mitte des 18. Jahrhunderts und beschwerte sich über die fehlende Kundschaft. Hilfe erwarteten sich die zahnkranken Patienten da schon eher von der heiligen Apollonia, der für Zahnprobleme zuständigen katholischen Märtyrerin. An sie wandten sich Leidende wie Behandelnde mit Stoßgebeten.

Als der amerikanische Zahnarzt Horace Wells 1844 erstmals mit einer ziemlich kräftigen Dosis Lachgas den akuten Schmerz beim Ziehen mildern konnte und sein Kollege William Morton zur gleichen Zeit mit Äthernarkosen experimentierte, begann eine neue Ära. Die Betäubung in der Zahnheilkunde eröffnete neue Möglichkeiten: Zähne konnten bald fast schmerzfrei «gerissen» werden.

Der Weisheit letzter Schluß: Wenn nur noch die Zange hilft

Heute bemängeln kritische Zahnärzte, daß viel zu viele Zähne gezogen werden. Eine ganze Menge könnten im Kiefer bleiben, wenn die Kollegen nur besser in der Behandlung von Zahnbetterkrankungen Bescheid wüßten. Lange Zeit war aber auch unser Kassensystem nicht unschuldig: Für Zahnersatz gab es hohe Zuschüsse, für aufwendige konservierende Arbeit jedoch nicht. Es kursierte das böse Wort «Lücke schafft Brücke» – also raus mit dem Zahn, das Labor wird's schon richten, und die Bezahlung war auch besser.

Diese Tendenz hat sich gewandelt. Die moderne Zahnheilkunde versucht, zu retten und zu erhalten, was möglich ist – aber wann muß ein Zahn wirklich gezogen werden?

Ein Backenzahn, in dem die Pulpa abgestorben ist und der wegen seiner unzugänglichen Wurzelkanäle nicht versorgt werden kann, ist ein möglicher Entzündungsherd. Ob es besser ist, ihn noch einige Jahre im Kiefer zu lassen oder zu entfernen, darüber sind sich Zahnärzte uneins. Nicht wenige haben marktote Zähne im Verdacht, an chronischen Erkrankungen der Niere oder rheumatischen Beschwerden zumindest mitbeteiligt zu sein. Der Zahnarzt Dietrich Volkmer fordert ganz klar: «*Ein Mensch über Vierzig sollte nicht mehr als maximal drei tote Zähne im Mund haben.*» (Siehe Kapitel Ganzheitsmedizin.)

Die Gegner der Herd-Theorie wollen lieber *jeden* Zahn, solange er nicht entzündet ist oder Beschwerden verursacht, im Kiefer stehenlassen. Er soll seinen Platz behalten, weil jede Lücke Veränderungen im Gebiß schafft, das ja ein labiles und kein stabiles Gebilde ist.

Einig sind sich die Zahnmediziner darüber:

Ein Zahn muß meist gezogen werden, wenn die Karies ihn bis tief in die Wurzeln hinein zerstört hat.

Wenn die Wurzeln früher gefüllt wurden, aber trotz aller Bemühungen weiterhin schmerzen und sich entzünden, sollte man den Zahn ziehen, erst recht, wenn die Wurzelspitze schon gekürzt wurde (siehe Kapitel 5).

Gekippte Zähne, die außerhalb der Zahnreihe stehen, weil sie keinen Platz haben, und die sich oft entzünden, sind ebenfalls Kandidaten für die Zange.

Besonders oft machen uns die Weisheitszähne zu schaffen. In frühgeschichtlicher Zeit waren sie voll ausgebildet und hatten eine Funktion. Heute sind sie bei den meisten Menschen entweder gar nicht durchgebrochen oder zwar halb oder ganz im Kiefer erschienen, aber ohne Gegenüber. Das schafft Probleme: Der Weisheitszahn ohne Gegenspieler wächst in der Richtung dieser Lücke in den Kiefer und stört beim Kauen. Weisheitszähne können sich verkeilen oder kippen. Wenn sie nur zum Teil in die Mundhöhle gewachsen sind, schließt das Zahnfleisch drum herum nicht gut ab – so bilden sich leichter Zahnfleischtaschen, Tummelplatz und Fundgrube gleichermaßen für Bakterien.

Die Weisheitszähne, die als letzte im Kiefer durchbrechen, sind daher oft die ersten, die gezogen werden müssen.

Kein Zahnarzt von heute sollte wie der einstige Zahnbrecher mit Kraft arbeiten: Er liefe Gefahr, daß Wurzeln abbrechen oder sogar der Kieferknochen beschädigt wird. Ein Röntgenbild gibt zunächst Aufschluß über den genauen Zustand und die Lage des kaputten Zahnes und seiner Wurzeln. Bei schwierigen Verhältnissen – wenn etwa die Gefahr besteht, daß eine schlecht zugängliche

Wurzel abbrechen könnte oder die Kieferhöhle geöffnet wird –
schickt aber auch der erfahrene Zahnarzt seinen Patienten lieber
zum *Oralchirurgen*, der dafür besser ausgebildet und auch ausge-
rüstet ist. Das gilt besonders für Weisheitszähne, wenn sie sich
tief im unteren Kieferknochen verstecken. Weil hier Zungen- und
Unterkiefernerv mit vielen Blutgefäßen verlaufen, ist die Verlet-
zungsgefahr groß.

Und so geht der Eingriff vor sich: Der Patient muß nicht mit
leerem Magen erscheinen: Seinem Kreislauf zuliebe sollte er unbedingt vorher etwas essen. Schon vor jeder normalen Behandlung
fragt der Zahnarzt nach früheren und jetzigen Krankheiten. Für
einen operativen Eingriff ist ganz besonders wichtig zu wissen, ob
der Patient an einer Blutgerinnungsstörung leidet oder vielleicht
wegen einer Herzkrankheit Medikamente einnimmt, die sich auf
den Blutkreislauf und die Herztätigkeit auswirken.

Nachdem die Wirkung der Betäubungsspritze eingesetzt hat,
löst der Arzt das Zahnfleisch vom Zahnhals. Mit Zangen und He-
beln dreht und lockert er den Zahn, bis dieser sich aus seinem
knöchernen Fach lösen läßt. Der Patient spürt zwar keinen
Schmerz, aber den Druck der Instrumente, und, was unangenehm
für ihn ist, er hört das Knirschen. Auch der Zahnarzt hat es dabei
nicht immer leicht: Manchmal muß er Teile des Knochenfachs
entfernen, wenn sich der Zahn trotz allen Drehens und Lockerns
nicht herauslösen will.

Damit der Arzt sein Arbeitsgebiet besser übersieht, schneidet er
dafür das Zahnfleisch auf und klappt die Schleimhaut auf. Bei
mehrwurzeligen Backenzähnen ist es manchmal sinnvoll, weil
schonender für den Kieferknochen, den Zahn vorher zu teilen und
die Wurzeln einzeln zu entfernen. Kompliziert wird es, wenn
Krone und Wurzel tiefe Ruinen sind. Auch bei vorsichtiger Mani-
pulation kann der Zahn brechen. Seine Scherben und die einzelnen Trümmer müssen sorgfältig entfernt werden.

Wenn der kaputte Zahn gezogen ist, wird das Loch ausgekratzt
und gegebenenfalls von entzündetem Gewebe befreit. Nachdem
die Wunde gereinigt ist, soll frisches Blut das Zahnfach füllen: So
heilt es besser ab. Falls die Schleimhaut für den Eingriff aufge-
klappt wurde, wird sie an ihrem angestammten Platz wieder ange-
näht. Die Fäden bleiben, bis die Wundränder fest genug sind. Im
Normalfall können sie nach etwa einer Woche gezogen werden.

Wenn der Zahn gezogen ist, beißt der Patient auf einen Mulltupfer, um Nachblutungen zu verhindern.

Für die Entfernung einer *Zyste* (siehe Seite 29) wird die Zahnwurzel mitbehandelt. Je nachdem, wo sich der Flüssigkeitsbeutel befindet und wie groß er ist, wird er entfernt und die Wurzelspitze gekürzt oder, wenn die Zyste das umliegende Gewebe schon zu sehr geschädigt hat, der ganze Zahn gezogen.

Liegt die Zyste im Kieferknochen oder in den Weichteilen (Wange oder Zunge), ist der Spezialist gefordert: Der Kieferchirurg wird sich ihrer – meist sogar stationär im Krankenhaus – annehmen.

Das sollten Sie nach einem chirurgischen Eingriff beachten:
– Zahnziehen ist durchaus einer Operation mit vorausgehender örtlicher Betäubung zu vergleichen. Weil die Anästhesie die Reaktionsfähigkeit herabsetzt, sollten Sie nicht selber Auto oder Fahrrad fahren, sondern sich ein Taxi gönnen oder sich von jemandem nach Hause bringen lassen. Wer unter solchen Umständen selber fährt und einen Unfall verursacht, verliert seinen Versicherungsschutz.
– Zu Hause sollten Sie sich bequem setzen, nicht hinlegen, weil die Wunde sonst nachbluten kann.
– Ruhe und Verzicht auf körperliche Anstrengung sind jetzt notwendig.
– Kaffee, Tee und Zigaretten reizen die frische Wunde und stören den Heilungsprozeß.
– Schmerzmittel sind normalerweise nicht notwendig und sollten jedenfalls nicht ohne ärztlichen Rat eingenommen werden. Gegen leichte Wundschmerzen helfen *kalte* Umschläge: Eiswürfel aus dem Gefrierfach werden in einen Plastikbeutel gepackt, mit einem Handtuch umwickelt und mehrmals am Tag etwa eine Viertelstunde lang auf die «dicke Backe» gelegt.
– In den ersten Stunden nach dem Eingriff blutet die Wunde schwach nach, der Speichel ist noch rötlich gefärbt. Das ist kein Grund zur Besorgnis.

Mögliche Komplikationen nach einer Operation:

Obwohl die Mundhöhle mit allerlei in Berührung kommt – Nahrungsmitteln, Getränken und vielen Bakterien, die dort leben –, heilen Verletzungen relativ schnell ab. Schon nach wenigen Tagen ist normalerweise kaum mehr etwas von der Wunde zu spüren.

Wie bei jedem chirurgischen Eingriff kann es aber auch nach einer erfolgreichen Zahnextraktion noch zu Komplikationen kommen.

Die Wunde darf nicht länger als einige Stunden bluten. Wenn der Biß auf ein sauberes Tuch nicht hilft, sollte sich der Patient mit seinem Zahnarzt oder – nachts – mit dem zahnärztlichen Bereitschaftsdienst in Verbindung setzen.

Starke Schmerzen oder schlechter Geruch, die sich nach einigen Tagen bemerkbar machen, sind Grund genug, so schnell wie möglich den Zahnarzt aufzusuchen. Die Wunde ist in einem solchen Fall nicht gut abgeheilt und muß noch mal gereinigt und behandelt werden. Entweder hat sie sich – vielleicht durch eine allgemeine Abwehrschwäche – infiziert, oder es sind doch Wurzelreste, entzündete Gewebeteilchen oder winzige Knochensplitter übersehen worden. Selbst wenn die zurückgebliebenen Reste beschwerdefrei bleiben, muß der Zahnarzt sie entfernen, weil sie mögliche Infektionsherde bilden.

Wenn Weisheitszähne aus dem Unterkiefer entfernt werden mußten, schwillt auch die Kau- und Schluckmuskulatur in diesem Bereich an: Der Patient kann den Mund nicht weit öffnen und tut sich schwer beim Schlucken. Die Schwellung klingt nach ein paar Tagen ab und damit auch die Beschwerden.

Ein anderes Symptom ist schlimmer, tritt aber zum Glück nur selten auf: Wenn die Unterlippe gefühllos bleibt, ist der Unterkiefernerv verletzt worden. Eine Heilung dauert bis zu zwei Jahren und ist überhaupt nur möglich, sofern der Nerv nicht völlig durchtrennt wurde.

Medikamente nach dem Eingriff

Vielleicht schmerzt die Wunde heftig nach dem Eingriff, wenn die Betäubung nachgelassen hat. Sie können Ihren Zahnarzt fragen, ob er Ihnen schmerzlindernde Tabletten mitgibt, welche empfiehlt oder auch verschreibt. Es ist auf jeden Fall besser, sich mit dem Zahnarzt darüber zu verständigen, als einfach in den häuslichen Medikamentenvorrat zu greifen.

Schwellungen oder Schmerzen allein sind kein Grund, Antibiotika zu verschreiben oder einzunehmen. Sie sind nur in ganz bestimmten, beim Zahnarzt nicht allzu häufigen Fällen angebracht: Wenn etwa die Gefahr besteht, daß eine Infektion sich vom Mund aus im ganzen Körper ausbreitet, oder als Schutzmaßnahme, wenn die Immunabwehr schon geschwächt ist.

Zahnersatz

Kronen, die Bayerns Ludwig und dem Sonnenkönig fehlten

Bayerns Märchenkönig Ludwig II. hielt die Hand vor den Mund, um seine faulen, verrotteten Zahnstümpfe zu verbergen. Seinem adeligen Kollegen, dem Sonnenkönig Ludwig XIV., ging es noch schlechter: Ihm wurden sämtliche Zähne mitsamt Teilen des Gaumenknochens vorsorglich entfernt. Auch George Washington, der erste amerikanische Präsident, litt unter großer Not und Pein im Mund. Zwar trug er schon geschnitzte Vollprothesen aus Elfenbein und Draht, sie schmerzten und quälten ihn aber beträchtlich. In Briefen an seinen Zahnarzt schildert er, wie er mit eingelegten Stoffröllchen und durch Feilen seinen Zahnersatz erträglicher gestalten wollte.

Die gesellschaftliche Oberschicht war es hauptsächlich, die seit Jahrtausenden versuchte, ihre Lücken im Kiefer mit Ersatz zu füllen: Die handwerklich hochbegabten Etrusker schliffen Tierzähne zurecht und stellten Goldbandbrücken her. Phönizier und Ägypter fixierten lockere Zähne mit Golddrähten. Ob Rinderknochen, Holz, Metall oder Elfenbein – die Urahnen der Zahntechniker probierten alles aus, um Prothesen für die Reichen herzustellen. Das Ergebnis war allerdings zumeist mehr Statussymbol als eine Hilfe beim Kauen.

Schmerzlich klar wurde daher Patienten und den Künstlern der Prothetik in allen Kulturen: Nichts ist besser als der eigene, natürliche Zahn. Bei allem Fortschritt in Material und Technik gilt das bis heute. Und ein unbeschliffener Zahn ist gesünder als ein beschliffener. Deswegen sollte *jede* Krone auch wirklich nur dann eingesetzt werden, wenn der Schmelz zerstört ist oder wenn große, alte Füllungen ersetzt werden müssen. Ästhetik allein ist kein ausreichender Grund, den unvergleichlichen eigenen Schmelz einem «schöneren» Kunstzahn zu opfern.

Kronen und Brücken

Wenn Goldhämmer- oder Gußfüllungen (Inlay oder Onlay, siehe Seite 63) nicht mehr verankert werden können, weil tiefe Karies zuviel Substanz zerstört hat, braucht der Zahn eine neue Krone. Ist eine Seite des Zahnes noch frei von der Fäule, genügt eine *Teilkrone*, die Schmelz und Kaufläche teilweise ersetzt.

Die *Vollkrone* ist eine Hülse, die den gesamten sichtbaren Teil des Zahnes einfaßt. Vor dem Einsetzen muß der Zahnarzt zunächst den kranken Zahn dafür präparieren.

In der ersten Sitzung entfernt er den zerstörten Schmelz des kaputten Zahnes und das faulige Dentin. Er beschleift den Zahn in seinem Umfang und auf der Kaufläche, um Platz für den Kronenaufbau zu schaffen. Das Beschleifen ist eine ziemlich schmerzhafte Angelegenheit und wird daher in lokaler Betäubung durchgeführt. Durch intensive Wasserkühlung wird das empfindliche Zahnmark geschützt. Gleichzeitig saugt die Assistentin Wasser und Bohrstaub ab. Das Dentin in der Nähe des Zahnmarks erhält zum Schutz eine Unterfüllung. Noch ist der Stumpf aber nicht fertig: Erst eine Aufbaufüllung gibt ihm die konische Form, die später die fertige Krone tragen kann.

Danach kann der Abdruck gemacht werden. Wenn der neue Kronenrand *unterhalb* des Zahnfleischs liegen wird, muß dieses zunächst zurückgedrängt werden, damit der Abdruck die Stelle des zukünftigen Randes erfassen kann. Rund um den beschliffenen Zahn legt der Arzt kleine, manchmal mit blutstillenden Medikamenten getränkte Fäden, die den Zahnfleischsaum von der Präparationsgrenze zurückdrängen. Grundsätzlich ist ein Kronenrand *im* Zahnfleisch keine gute Lösung, weil er eine ständige Quelle von Reizungen für das Zahnbett bedeutet. Bei großen Zahnschäden läßt er sich aber oft nicht vermeiden. In diesem Fall sollten die Ränder sowenig wie möglich unter dem Zahnfleisch verlaufen und zum Zahn einen glatten Übergang bilden.

Für den Abdruck wird mit einer plastischen und elastischen Masse der Stumpf abgeformt. Auch der Gegenkiefer muß einen Abdruck liefern. Manchmal ist noch ein zweiter Anlauf für den Abdruck notwendig, weil eine zusätzliche präzise Vorlage für das Labor unumgänglich ist. Manche Patienten empfinden das Abdrucknehmen als äußerst unangenehm, weil es sie stark zum Würgen reizt. Tiefes Durchatmen und Ablenkung, etwa durch langsames, ruhiges Zählen, hilft in den meisten Fällen, die Prozedur des Abdrucks gut zu überstehen.

Damit der Zahntechniker für seine Arbeit im Labor Ober- und Unterkiefer in der richtigen Position zusammensetzen kann, muß der Patient noch in einen plastischen und elastischen Kunststoff beißen: So kann die individuelle Verzahnung, die *Okklusion*, festgestellt werden. Der Zahnstumpf erhält eine provisorische Schutzkappe – die erste Sitzung ist beendet.

Es kann sein, daß der beschliffene Zahn unter dem Provisorium noch schmerzt. Die Schutzkappe schließt oft nicht vollständig ab, so daß der malträtierte Stumpf auf warme, kalte, süße und saure Reize reagieren kann. Wenn die Schmerzen stärker werden, sollten Sie den Zahnarzt aufsuchen. Möglicherweise ist das Provisorium zu hoch, oder der beschliffene Zahn reagiert so heftig, daß die Schmerzen gelindert werden müssen.

Im Labor gießt der Zahntechniker die Abdrücke beider Kiefern mit Gips aus und setzt die Modelle zu einem genauen Abbild der Zähne zusammen. Danach fertigt er dann ein zweites Modell aus Wachs. Nach diesem Wachsmodell kann er jetzt in mehreren Arbeitsschritten die Krone fertigen: aus Gold oder einer anderen Legierung gießen, aus Vollkeramik brennen oder pressen, aus Feingold galvanisieren, mit Keramik oder Kunststoff verblenden.

Die gegossene Rohkrone wird anschließend ausgearbeitet, geglättet und poliert.

In der zweiten Sitzung beim Zahnarzt wird die fertige Krone zunächst provisorisch auf den Zahnstumpf aufgesetzt, um festzustellen, ob sie einwandfrei sitzt und paßt. Erst wenn sich herausstellt, daß das neue Stück keine Probleme macht, wird es einzementiert, oft unter lokaler Betäubung.

Die häufigsten Kronen

Vollgußkronen werden aus Edelmetall, Spargold (inzwischen sehr selten) oder Nichtedelmetallen angefertigt, hauptsächlich für den strapazierten Bereich der Seitenzähne.

Verblendkronen kommen für Front- und Seitenzähne in Frage. Auf der sichtbaren Seite wird auf das Metall – eine Gold-Platin- oder eine Alternativ-Legierung – eine zahnfarbene Porzellanschicht aufgebrannt. Mit diesem Material arbeiten die Pioniere der Zahnkeramik bereits seit den vierziger Jahren. Bei Backenzähnen bleibt die Kaufläche ohne Verblendung, es sei denn, es handelt sich um eine vollverblendete Keramikkrone, die ganz von der Porzellanschicht umhüllt ist. Nicht alle Zahnärzte sind davon begeistert: Solche Kronen sehen zwar aus «wie echt», sind aber härter als echte Zähne und schleifen sich nicht von selber ein. Ist eine solche Krone an den Kontaktpunkten nur ganz geringfügig zu hoch modelliert, kann sie den überkronten Zahn überlasten oder den Antagonisten beschädigen.

Speziell bei Backenzähnen sollte die Krone also nur dann voll verblendet werden, wenn eine absolut exakte Verzahnung gewährleistet ist.

In vielen südlichen Ländern gelten Goldkronen auf den Vorderzähnen noch heute als besonders schön, da sie den Wohlstand ihres Trägers ausstrahlen. Hingegen hatten vor etwa zwanzig Jahren alle amerikanischen Filmstars plötzlich die gleichen, äußerst weißen Zähne: Wer etwas auf sich hielt, ließ seine gesunden Zähne beschleifen und mit *Jacketkronen* umhüllen. Die sind vollständig aus Keramik, haben also keinen Unterbau aus einer Metall-Legierung. Vollkeramikkronen leiden ganz besonders unter einem speziellen Nachteil: Keramik altert. Bei falscher Belastung bekommt sie mikrofeine Risse und bricht schließlich.

Deshalb sollten im Gebiet der Seitenzähne, die ganz besonders stark belastet werden, möglichst nur Kronen und Brücken aus Metallkeramik (oder Edelmetall) eingearbeitet werden. Die weniger stark beanspruchten Frontzähne können eine Vollporzellankrone erhalten. Weil sie so spröde und zerbrechlich sind, müssen diese Mantelkronen ziemlich dick sein: Der porzellanenen Schönheit fällt daher beim Beschleifen viel Zahnsubstanz zum Opfer.

Auch *Dicor*, das gläserne Wundermaterial, ist für Vollkronen im kritischen Seitenzahnbereich nicht geeignet, weil die Bruchgefahr bei der starken Belastung groß ist.

Eine *stiftverankerte Krone* rettet den unsichtbaren Teil des Zahnes, wenn der Rest zerstört oder durch einen Unfall verlorengegangen ist. Die Wurzel muß allerdings lang und stabil sein. Der Wurzelkanal wird zunächst gesäubert und gefüllt. Ein Teil der Füllung weicht dann einem kräftigen Metallstift. Ein Metallaufbau in der Form eines «normalen» beschliffenen Zahnstumpfes trägt dann die Verblend- oder Metallkeramikkrone.

Haben Zahnarzt und Labor gute Arbeit geleistet, sieht der fertig überkronte Zahn so aus:

Zwischen Kronenrand und Zahn ist kein Spalt zu spüren, es gibt keinen Überhang, sondern beide gehen glatt ineinander über.

Das Verhältnis zum Antagonisten, zum Gegenüber im anderen Kiefer, stimmt. Nichts hindert beim Kauen, es ist aber auch keine Luft beim Zusammenbeißen dazwischen.

Die Krone drückt nicht gegen die Nachbarzähne, hat aber einen leichten, punktförmigen Kontakt in Höhe der Kauebene.

Und das sind Gründe, sich wieder beim Zahnarzt zu melden:

Der Zusammenbiß stimmt nicht, das Kauen schmerzt, es spannt im Mund: Die Krone muß vielleicht noch nachkorrigiert werden.

Eine Krone fällt heraus, und zwar mehrmals: Dann stimmt wahrscheinlich der Aufbau des Zahnstumpfes nicht, oder der Zahn selber wurde nicht so beschliffen, daß er sie halten kann.

Zähneputzen bereitet Schmerzen: Vielleicht deckt die Krone den beschliffenen Stumpf nicht genügend ab. Wenn die Präparationsgrenze der Krone über dem Zahnfleisch verläuft, reagiert der Zahnhals oft empfindlich. Das ist normal und sollte nach einiger Zeit verschwinden.

Zahnfleischbeschwerden rund um die Krone: Die Ränder sitzen nicht exakt, oder das Zahnfleisch wird durch Druck gereizt.

Speisereste haften oft zwischen Krone und Nachbarzahn: Wahrscheinlich sind die Kontaktflächen zu eng. Im oberen Drittel des sichtbaren Zahnes – auf der Kauebene – soll der Kontaktpunkt mit dem Nachbarzahn aber vorhanden sein. Ist vor dem Einsetzen der Krone das Zahnfleisch behandelt worden, bleiben an dieser Stelle oft Essensreste stecken, weil sich das Gewebe nicht vollständig erneuert.

Gold und Schrott: Metall-Legierungen

Fast unübersehbar ist der Markt für Dentallegierungen: Etwa 450 Edelmetall- und über 200 Nichtedelmetall-Legierungen werden feilgeboten. Als Gußlegierungen für Inlays, Onlays, Kronen und Brücken werden sie entweder massiv verwendet oder mit Kunststoff verblendet. Der weitaus größte Teil der Legierungen dient allerdings als Metallunterlage für einen Keramiküberzug.

Zahnärzte und Labors stellen große Anforderungen an die Werkstoffe: Sie sollen korrosionsfest und ungiftig, leicht zu verarbeiten und gut zu polieren sein und der Keramik eine gut haftende Unterlage bieten. Labors sollten das Material mit herkömmlicher Einrichtung herstellen können, und das alles zu einem akzeptablen Preis. Nicht alle Ansprüche erfüllt die Dentalindustrie, trotz des riesigen, kaum überschaubaren Angebots.

Welches Material am häufigsten verwendet wird, hing immer schon mit der wirtschaftlichen Situation zusammen. Goldlegierungen kennt die Zahnheilkunde seit mehr als tausend Jahren. Die Einsatzmöglichkeiten erweiterten sich noch, als zu Beginn dieses Jahrhunderts das Goldgußverfahren entwickelt wurde. In den zwanziger und dreißiger Jahren sorgten dann die Wirtschaftskrisen dafür, daß gespart werden mußte. Die Dentalindustrie suchte intensiv nach Legierungen mit einem reduzierten Anteil an Edelmetallen. Technischer Fortschritt ermöglichte es in den sechziger Jahren, Edelmetall-Legierungen mit aufgebranntem Porzellan zu verbinden. Eine Folge davon war, daß die Behandlungskosten sprunghaft anstiegen, Verbrauch und Goldpreis ebenso. Zu Beginn der achtziger Jahre waren die Bundesdeutschen zumindest in einem Punkt Weltmeister: Mehr als ein Drittel des weltweiten Dental-Goldverbrauchs wanderte in unsere Zahnlükken, da die Krankenkassen einen Großteil davon bezahlten.

Doch schon bald war allenthalben wieder der Ruf nach Kostendämpfung zu hören. Goldreduzierte Legierungen, Ersatz- und billige Nichtedelmetall-Legierungen (NEM) machten sich auf dem

Markt breit. Auf der Strecke blieben bei der neuerlichen Sparaktion die Untersuchungen auf mögliche Gesundheitsschäden durch die neuen Materialien und ihre Korrosionsprodukte.

Die Reform des Gesundheitsgesetzes droht derzeit dazu zu führen, daß dem *billigen* Kronenmaterial der Vorrang vor dem *gesunden* eingeräumt wird. Das gewaltige Angebot ist unübersichtlich, auch für Ärzte und Techniker. Seit vielen Jahren kämpfen die zahnärztlichen Verbände um eine Deklarationspflicht und um Zulassungsverfahren für die Legierungen. Es gibt sie bis heute nicht: Nach wie vor kann jeder Hersteller in seinen Zahnersatz mischen, was ihm gefällt, schlimmstenfalls Industrieschrott. Er muß nicht einmal angeben, welchen Stoff er in welcher Menge zugesetzt hat. Denn erst wenn der Zahnarzt eine Füllung gelegt hat, gilt diese als Arzneimittel und muß den Ansprüchen des entsprechenden Gesetzes genügen. Für Dentallegierungen hingegen genießen die Hersteller in diesem Land eine Art Narrenfreiheit.

Klinische Untersuchungen zur Gesundheitsverträglichkeit lagen außerdem bis vor kurzem überhaupt nicht vor. Erst seit wenigen Jahren kümmern sich Werkstoffexperten um das biologische Verhalten im Mund.

Im Körper unverändert bleiben die Edelmetalle Gold, Platin, Palladium und – mit Einschränkungen – Silber. Metalle wie Chrom und Titan bilden im Mund eine spezielle Schutzschicht und verhalten sich dann zumindest ähnlich wie Edelmetall. Eisen, Kobalt und Nickel versucht man durch Legierungen mit der zweiten Gruppe möglichst stabil zu machen.

Gold muß durch Legierung mit anderen Metallen gehärtet und mundbeständig gemacht werden, weil es sonst zu weich wäre. Eine gute, hochprozentige Goldfüllung enthält achtzig bis neunzig Prozent reines Gold, außerdem Silber, Kupfer und Platin.

Gold-Platin-Legierungen sind noch nicht lange auf dem Markt. Sie sind goldfarben und enthalten keine Nichtedelmetalle und kaum Oxyde. Sie können keramisch verblendet werden und sind sehr gut bioverträglich. Weil sie ziemlich weich sind, kommen sie nur für Einzelkronen und kleine Brücken in Frage.

Spargold besteht nur zu vierzig bis sechzig Prozent aus Gold. Der Rest setzt sich aus Palladium, Kupfer, Indium und bis zu 35 Prozent Silber zusammen. Aufgrund seiner schlechten Eigenschaften wird es inzwischen kaum noch für Zahnersatz verwendet.

Palladium-Legierungen enthalten wenig oder gar kein Gold. Wird das Palladium mit Silber legiert, läuft es leichter an und korrodiert schneller als Palladium-Basis-Legierungen mit anderen Metallen. Letztere werden für Kronen, Brücken und Prothesen verwendet. Seit 1986 gelten die neuen «*Richtlinien für die Versorgung mit Zahnersatz und Zahnkronen*», die Palladium-Basis-Verbindungen zur Regelversorgung festlegten: Diese Legierungen werden *in der Regel von der Kasse bezahlt* – alle Ausnahmen müssen begründet werden.

Nickel-Chrom-Legierungen haben ausgesprochene Nachteile: Sie können korrodieren und zu Zerstörungen im Gewebe führen. Sie sind schwierig zu verarbeiten und außerdem nicht geeignet für Allergiker. Nickel-Überempfindlichkeit tritt meist bei Frauen auf – Modeschmuck ist häufig aus Nickel gefertigt –, Chromallergien hauptsächlich bei Männern. Wird auf diese Legierung Porzellan aufgebrannt, kann es zu Rissen kommen.

Kobalt-Chrom-Legierungen sind die Standardlegierung für herausnehmbaren Zahnersatz. Manche Zahnärzte verwenden sie aber auch für Zahnaufbauten. Hochwertige Kobaltlegierungen haben sich bei Untersuchungen, die die Verhältnisse im Mund genau wiedergeben, als ziemlich korrosionsfest erwiesen. Ihre Bioverträglichkeit gilt als «befriedigend».

Bislang am besten bewährt haben sich die hochgoldhaltigen Legierungen. In der Bundesrepublik werden hauptsächlich aus Kostengründen Palladium-Silber-Legierungen empfohlen. Der Frankfurter Werkstoff-Experte Wolfgang Hohmann hält sie aus ökonomischen und qualitativen Gründen für die beste Alternative zu den hochgoldhaltigen Legierungen. Es gibt allerdings eine ganze Reihe zweitklassiger Präparate auf dem Markt, die sich nicht nur verfärben, sondern auch korrodieren können.

Hingegen stellt der Schweizer Werkstoffkundler Jakob Wirz nach zahlreichen Untersuchungen fest: Es gibt heute nur wenige Legierungen und Metalle, die vom Gewebe reaktionslos ertragen werden. Wirz setzt auf die bewährten hochgoldhaltigen Legierungen und ist zutiefst mißtrauisch gegenüber den «Exoten», wie er die Nichtedelmetalle nennt.

Er fand in seinen Untersuchungen heraus, daß die Gefahr der Korrosion bei Nichtedelmetallen im Mund unterschätzt worden ist. Eine Legierung ist ein neuer Stoff, der nicht mehr die Eigenschaften seiner Einzelteile hat. So kann sich ein schädliches Element wie etwa Kupfer in der Legierung befinden, ohne daß sie deswegen giftig wird – solange sie nicht korrodiert. Das ist aber sehr häufig der Fall, weil alle Legierungen zur Löslichkeit neigen. Für den Mundraum heißt das: Wasser, Speichel, Blut, aber auch entstehende Dämpfe, Säuren und Gase können zur Zerstörung oder zum Zerfall eines Metalls (Korrosion) führen. Bei schlechten oder ungeeigneten Legierungen wandern giftige Teilchen aus den Korrosionsprodukten in den Mundraum. Das Zahnbett wird geschädigt, manchmal bis zur Zerstörung. Außerdem entstehen mechanische Schäden, weil beim Zerfall von Metall Druck auf das Gewebe ausgeübt wird.

Geringste, kaum meßbare Konzentrationen von Kupfer- und Nickelionen schädigen das feine Gewebe. Herausgelöste Nickel- und Chromteilchen können bei Schleimhautkontakt zu Entzündungen führen. Nickel ist aber auch ein aggressives Allergen, das durch die Hautporen wandert und manchmal Ekzeme verursacht. In der Bundesrepublik gibt es bereits fünf Millionen Nickelallergiker. Diese Überempfindlichkeit wird meist durch Ohrlochstechen hervorgerufen. Im Lauf der Zeit sinkt dann die Toleranzschwelle weiter ab. Nickel-Chrom-Zahngerüste werden zwar mit Porzellan verblendet, am Zahnstumpf bleibt jedoch ein freier Metallrand, aus dem sich die Partikel herauslösen und über die feinen Dentinkanälchen sogar in das Innere des Zahnes wandern können.

In einem sind sich die Werkstoffexperten generell einig: Bei nichtedlen Metallen gibt es keine perfekte Lösung für Zahnersatz. Entweder wird ein giftiger Bestandteil hinzugefügt oder eine erwünschte Eigenschaft geopfert. So gab es bis vor kurzem auch bei uns eine Reihe von Dentallegierungen, die Beryllium enthielten. Die Techniker atmeten bei der Bearbeitung den hochgiftigen Staub ein. Beryllium im Mund steht im Verdacht, eine toxische Langzeitwirkung zu entfalten, die erst nach zwanzig Jahren Schäden erkennen läßt. Immerhin haben etwa sechzig Prozent der in den USA hergestellten Keramiklegierungen eine Nickelbasis. Davon wiederum sind siebzig Prozent mit Beryllium versetzt, weil die Nickellegierung so besser zu verarbeiten ist. In Japan und Skandinavien ist diese Legierung verboten, in England wird überhaupt kein Nickel im Mund verwendet. Aber auch Chrom, Kobalt und Cadmium können aus dem Zahnersatz austreten und im ganzen Organismus Schäden anrichten. Allergologen fordern deshalb eine bessere Zusammenarbeit mit den Zahnärzten. Der Allergiespezialist Michael Haeberle aus Künzelsau stellt dazu fest: «*Ich habe schon manches Ekzem nach Zahnsanierung verschwinden sehen. Das Problem ist, daß Zahnärzte viel zuwenig von den Werkstoffen wissen.*»

Andere Metalle haben zwar eine hervorragende Bioverträglichkeit, wie etwa *Titanlegierungen*, die schon seit langer Zeit in der Chirurgie für künstliche Gelenke verwendet werden, weil sie korrosionsfest und gewebeverträglich sind. Für die Zahnmedizin aber waren sie bislang – außer für Stifte – nicht verfügbar, weil sie sich nicht präzise gießen lassen und es bislang keine geeignete Methode gab, ein Werkstück aus einem Block exakt genug zu fertigen. An der Tübinger Universität arbeiten derzeit Forscher mit einem von ihnen entwickelten Verfahren, der Funkenerosion, daran, Titanlegierungen für die Zahnprothetik nutzbar zu machen.

Brücke statt Lücke

Wie die technische Konstruktion über ein Tal oder einen Fluß braucht auch die Brücke im Mund Pfeiler, Anker und Glieder. Die Zähne links und rechts von der Lücke dienen als Pfeiler. Der Zahnarzt beschleift sie und setzt ihnen Kronen auf, an denen die Brücke verankert wird. Die Zahnbrücke selbst besteht aus einem oder auch mehreren Gliedern, die über der Lücke schweben, fest in ihr aufsitzen oder auch an den Nachbarzähnen angeklebt werden können – letztere Möglichkeit erspart die Pfeiler.

Eine Brücke kommt immer dann in Frage, wenn sich die Zahnlücke im Frontzahnbereich befindet. Auch Lücken, in die die Nachbarzähne hineinkippen oder Gegenzähne hineinwachsen, müssen geschlossen werden, weil auf Dauer funktionelle Beschwerden entstehen. Solche Gebißverschiebungen führen später zu Schmerzen im Kiefergelenk und in der Kaumuskulatur, häufig auch zu Kopfschmerzen. Viele Leute, die glauben, an Migräne zu leiden, haben ihre Kopfschmerzen in Wahrheit einer Funktionsstörung ihres Kiefers zu verdanken.

Nicht alle Lücken müssen überbrückt werden. Ob eine Brücke in den Mund soll, will gut überlegt sein. An den Pfeilerzähnen fällt ziemlich viel gesunde Zahnsubstanz beim Abschleifen für die Kronen zum Opfer – es sei denn, sie tragen sowieso schon Füllungen oder sind überkront.

Wenn die Pfeilerzähne zum Stumpf geschliffen sind, trifft der Zahnarzt die gleichen Vorbereitungen wie für eine Einzelkrone: Er macht einen Abdruck der Zahnstümpfe und des Gegenkiefers, und er hält mit einer plastischen Masse den Biß fest, um die Verzahnung zu kontrollieren.

Befindet sich die Lücke im nicht sichtbaren Bereich des Kiefers, wird eine *Vollgußbrücke* aus einer Goldlegierung hergestellt.

Westlichem Schönheitsdenken entspricht es nicht, wenn das Gold im geöffneten Mund blinkt. Eine *Verblendbrücke* kaschiert das Legierungsgerüst an den sichtbaren Seiten mit einer zahnfarbenen Keramik- oder Kunststoffverblendung.

Im Seitenzahngebiet des Unterkiefers entscheiden sich Zahnärzte oft für *Schwebebrücken*, bei welchen die Brückenglieder über der zahnlosen Stelle «schweben», ohne die Schleimhaut zu berühren. Zunge, Speichel und vor allem Zahnseide können die kritische Stelle unter der Brücke sauberhalten.

Volle Brückenglieder, die den ehemals vorhandenen Zahn imitieren, sehen zwar natürlicher aus, verhalten sich aber nicht so. Beläge bilden sich darunter, Zahnfleischentzündungen sind die Folge. Wenn Zahnarzt und Labor gut zusammengearbeitet haben, sind die gefährdeten Stellen mit Bürste und Zahnseide erreichbar.

Große Hoffnungen setzten Zahnärzte auf die sogenannte *Maryland-Brücke*. Für diese Klebebrücke müssen nämlich die Nachbarzähne nicht beschliffen werden. Ein Ersatzzahn aus Metallkeramik erhält zwei kleine Flügel für die Verankerung. Die Kontaktflächen an den Pfeilerzähnen werden angeätzt und der neue Zahn dort angeklebt. Maryland-Brücken sind allerdings nicht sehr belastbar durch Kaudruck, da sie ja nur an zwei Klebestellen hängen. Umstritten ist ihre Haltbarkeit.

Noch bis vor kurzer Zeit waren viele Zahnärzte äußerst großzügig mit *Verblockungen*. Große Teile des Kiefers oder auch mal ein ganzer Kiefer wurden in feste Brückenverbände gezwängt. Inzwischen hat sich herausgestellt, daß dies weder bei gelockerten Zähnen hilft noch sonstige Vorteile mit sich bringt. Solche Großbaustellen stören eher beim Kauen und passen meist nicht genau. Vor allem können die so «verblockten» Patienten die Zwischenräume nicht putzen, weshalb sich das Zahnfleisch leicht entzündet und das Zahnbett leidet. Sind Zähne bereits locker, vergrößert sich die Gefahr noch, weil sich der Knochen um sie herum schneller abbaut. Brückenkonstruktionen sollten also möglichst klein gehalten werden, weil Genauigkeit und gute Funktion auf diese Weise besser herzustellen sind.

Das sollten Sie beachten:

Zahnarzt, Labor und Patient sollten gemeinsam über Art und Farbe von Zahnersatz entscheiden. Zahntechniker wissen, daß manche Patienten (in Amerika fast alle) Wert auf weiße und besonders schöne Zähne legen. Das ist jedoch in den meisten Fällen keine glückliche Wahl, weil unsere eigenen Zähne nie so ebenmäßig und reklameweiß gestaltet sind. Der Ersatz soll ja auch nicht durch seine wunderbare Farbe und Gleichmäßigkeit vom natürlichen Gebiß abstechen, sondern sich möglichst harmonisch einfügen. Sinnvoll ist daher – und das praktizieren noch nicht alle Zahnärzte – eine enge Zusammenarbeit mit dem Labor, damit sich der Techniker die beste Lösung mit überlegen kann, die auch zum Gesicht und zum Teint passen soll.

Oft genug gilt auch für das Tragen von neuem Zahnersatz der Trost: Aller Anfang ist schwer. Haben Sie also Geduld und beobachten Sie genau ihre Beschwerden, damit sich der Zahnarzt gegebenenfalls ein Bild von möglichen Problemen machen kann. Es kommt vor, daß die beschliffenen Pfeilerzähne einige Tage oder Wochen empfindlich auf kalte und heiße Reize reagieren. Extreme Temperaturen bei Speisen und Getränken sollten Sie vorläufig lieber vermeiden.

Gehen Sie unbedingt zum Zahnarzt, wenn Sie im oder um den Pfeilerzahn herum klopfende oder pochende Schmerzen verspüren: Das Zahnmark könnte sich nach dem Beschleifen entzündet haben. Dann muß der Wurzelkanal durch die Krone des kranken Zahnes hindurch geöffnet und das entzündete Mark herausgeholt werden. Unter Umständen ist sogar eine Wurzelspitzenkürzung (siehe Seite 88) notwendig. Hilft das alles nichts, gibt es nur eine Lösung: Die Brücke muß weichen, manchmal sogar auch der Zahn.

Wenn sich eine Brücke lockert oder Teile der Verblendung abgesprengt wurden, müssen Behandler und Labor sofort eingreifen. Solche Mißgeschicke können oft behoben und repariert werden.

Zu viele Lücken: Teilprothesen

Manchmal ist es besser, den gesunden Schmelz kariesfreier Zähne vor und hinter einer Lücke nicht für Brückenpfeiler zu opfern. Auch lockere Zähne, die sich in absehbarer Zeit nicht mehr im kranken Zahnbett halten lassen, kommen als Brückenträger nicht in Frage. Arzt und Patient sollten aber zuvor klären, ob die lockeren Zähne nicht doch durch eine Operation (siehe Seite 100) erhalten werden können. Sie sitzen anschließend wieder fest, auch wenn weniger Knochen um die Wurzel vorhanden ist.

Ist das nicht möglich, schlägt der Zahnarzt eine andere Lösung vor, um das Lückengebiß zu schließen: eine herausnehmbare Teilprothese, die als Modellguß-Prothese meist aus einer Chrom-Kobalt-Legierung hergestellt wird.

Im Oberkiefer besteht die Prothese aus einer Basisplatte, die nur einen halben Millimeter stark ist und am Gaumendach anliegt. Im Unterkiefer reicht ein vier bis fünf Millimeter breiter Bügel aus, der an den Zahnreihen unter der Zunge entlanggeführt wird und die Lücken miteinander verbindet.

Vor dem Anfertigen der Modellgußprothese steht die oben beschriebene Prozedur des Abdrucks von Ober- und Unterkiefer. Wenn dem Labor alle Daten und Informationen für das neue Stück zur Verfügung stehen, wird die Prothese aus Wachs modelliert und auf dem Modell in der Metall-Legierung gegossen. Der Patient probiert dieses Gerüst jetzt schon mal im Mund aus. Dann erst arbeiten die Zahntechniker die künstlichen Zähne ein und versehen den Übergang vom Ersatzzahn zum Zahnfleisch mit farblich passendem Kunststoff.

Die fertige Prothese soll weder drücken noch spannen, aber doch stramm anliegen und nicht gleich beim Husten herausfallen.

Noch mehr Lücken: Kombination aus festen und beweglichen Teilen

Ein trauriges Bild bietet sich dem Patienten, wenn er in den Spiegel schaut: größere Zahnlücken, hie und da ein Kariesschaden und alte, gammelige Füllungen an anderen Zähnen. Darunter sieht es jedoch besser aus. Die Zähne sitzen noch ziemlich gut in ihrem Knochenfach, und die Wurzeln sind gesund. Sie sollten auf jeden Fall erhalten werden.

In diesem Fall lassen sich festsitzender und herausnehmbarer Zahnersatz kombinieren. So können Brücken oder Kronen dauerhaft verankert werden, in die sich eine herausnehmbare Prothese einschieben läßt. Die technischen Möglichkeiten dafür sind vielfältig: Der Zahnarzt entscheidet je nach Kiefer- und Gebißzustand, ob ein Druckknopf-Prinzip, ein Geschiebe oder eine starre Einrichtung in Frage kommt.

Keine Zähne mehr: die Vollprothese

Ob Dreißig- oder Siebzigjährige: Viel zu viele Patienten brauchen ein vollständiges Ersatzgebiß. Vor allem in jüngerem Alter ist das kein Schicksalsschlag, der über Nacht hereinbricht, sondern das Ergebnis von jahre- und jahrzehntelanger Nachlässigkeit von Zahnarzt und Patient, von zuwenig Wissen über notwendige Pflege und mögliche Behandlung.

Die Vollprothese ist eine Herausforderung für alle Beteiligten:

Kein Zahn findet sich mehr im Kiefer, an dem sie befestigt werden könnte, nur die Haftung an der Schleimhaut hält sie fest. Die Muskeln und Bänder an Zunge, Lippen und Wangen drücken dagegen und versuchen, sie wegzuschieben. Wie diese Muskeln sich beim Kauen, Lachen und Sprechen bewegen, ist bei jedem Patienten anders, und der Zahnarzt muß die Voraussetzungen ganz genau untersuchen.

Auch an die Technik stellt der vollständige Zahnersatz große Ansprüche. In der Regel sind eine Messung, zwei Abformungen, Untersuchungen und ein bis zwei Anproben notwendig. Zwischendurch braucht der Zahntechniker die Unterstützung des Patienten: Der muß gähnen, pfeifen oder die Zunge herausstrecken, damit im Labor die Ränder nach den individuellen Mundverhältnissen bei den Bewegungen geformt werden können. Höhe und Form der künstlichen Zahnreihen müssen zu Gesichtsform und Schädel passen. Die erste Prothese ist aus Wachs, die Zähne sind aus Kunststoff oder Keramik. Damit übt der Patient Sprechen und probiert aus, was wo stört.

Aller Anfang ist schwer – auch mit den dritten Zähnen

Das Ding im Mund stört und drückt, der Patient kann damit weder gut sprechen noch essen.

Zunächst sollten Sie die Sache mit viel Geduld angehen: Sprechen üben – vor allem die S-Laute verursachen anfangs beträchtliche Schwierigkeiten. Im Unterkiefer hält die Prothese oft schlecht und «schwimmt», wenn wenig Auflagefläche vorhanden ist. Auch das Abbeißen müssen Sie neu erlernen, denn die künstlichen Frontzähne sind dafür nicht mehr geeignet – die Oberkieferprothese rutscht mit einem Ruck vom Gaumendach weg. Das Essen sollte kleingeschnitten werden – oder Sie orientieren sich am Vorbild der Schulkinder mit Frontzahnlücken: Die «reißen» die Bissen mit den Eckzähnen ab.

Haftmittel sollten nach einigen Tagen Eingewöhnung nicht mehr notwendig sein.

Bei hartnäckigen Druckstellen hilft der Zahnarzt, indem er die Prothese korrigiert. Dafür muß er aber wissen, wo und wie sehr der Ersatz drückt – lassen Sie also die Prothese unbedingt auch bei Beschwerden einen Tag im Mund, bis Sie zum Zahnarzt gehen.

Ebenso wichtig wie bei den echten Zähnen ist die gründliche Reinigung. Am besten nach jedem Essen, mindestens jedoch einmal am Tag muß die Prothese mit der Bürste geputzt werden.

Die «Vierten» sitzen im Knochen: Implantate

«Scharlatanerie» oder auch «Die hohe Kunst der Verschleierung» nennen es die Gegner. Diejenigen, die sich damit befassen, sind stolz auf sich: In der Bundesrepublik und in der Schweiz sind sie mit ihrem Können in einer Spitzenposition. Professor Dieter Schlegel, Präsident der Gesellschaft für Orale Implantologie rühmt das Verfahren: «*Es birgt nicht mehr Risiken als jeder operative Eingriff und ist weniger schmerzhaft als die Entfernung eines Weisheitszahnes.*»

Die Rede ist von *enossalen Implantaten*, fest in den Knochen eingepflanzten Kunstzähnen und Systemen, die Zahnersatz tragen. Uneins sind sich die Zahnimplanteure darüber, ob auch Implantate, die nicht direkt im Knochen, sondern nur im Bindegewebe eingesetzt werden, ihren Zweck erfüllen.

Bei der enossalen Implantation werden zum Beispiel Stützpfeiler als Anker für den Zahnersatz fest in den Kieferknochen eingesetzt (implantiert). Auf den Pfeilern sitzt ein Metallsteg, der die Prothese hält. Die immer feinere und hochkomplizierte Technik hat dabei der Natur auf die Finger geschaut: Der echte Zahn ist beweglich durch die Sharpeyschen Stützfasern, die wie Stoßdämpfer funktionieren. In eine fest eingeheilte Implantat-Hülse im Knochen wird daher nach drei Monaten ein bewegliches Element eingesetzt, das die Kaukräfte elastisch auffängt. Winzig klein sind die Systeme: Ihr Durchmesser beträgt gerade 3 bis 6 Millimeter, ihre Länge je nach Zustand des Kiefers 6 bis 15 Millimeter.

Das Material muß natürlich auch hier besonders hohe Ansprüche erfüllen. Es soll im Milieu der Mundhöhle beständig sein, aber auch vom Organismus ohne größere Reaktionen toleriert werden. Es muß formstabil und trotzdem biegefest sein. Und wie für alle anderen Werkstoffe, die dem Zahnarzt zur Verfügung stehen, gilt auch hier: So gut wie der eigene Zahn ist keiner. *Titanlegierungen* sind bioinert, das heißt, sie reagieren nicht mit dem Gewebe. Besser noch sind die *bioaktiven* Materialien wie *Hydroxylapatit* und *Tri-Kalzium-Phosphat*: Das sind Keramiken, die chemisch der Knochensubstanz ähnlich sind. Knochen und Ersatzteil verbinden sich, sie «heilen ein». Leider fehlen ihnen dann aber die mechanischen Eigenschaften, die ihnen andere Werkstoffe voraushaben.

In Frankreich haben sich Zahnforscher gar mit einem Paläontologen, einem Wissenschaftler für ausgestorbene Lebewesen, zusammengetan. Sie entdeckten das Gehäuse von wirbellosen Tieren wie Muscheln und Austern als Werkstofflieferant. Die Franzosen sind begeistert von den Eigenschaften ihrer «Muschel-Zähne»: Die Kunstwurzeln werden schnell von Knochenzellen besiedelt und dadurch gut im Kiefer verankert. Das Material wird weder abgestoßen, noch baut es sich ab. Es ähnelt auch in seinen mechanischen Eigenschaften so sehr den echten Zahnwurzeln, daß es sogar den Knochen und den Zahnfleischsaum vor den gefürchteten Infektionen schützt. Und Kauen, so rühmen die Franzosen ihre fossile Biowurzel, lasse es sich auch besser damit.

Hilfe bringt die Einpflanzungsmethode besonders denjenigen Patienten, deren Knochen zusehends schwindet und deren Restkiefer keine Prothese tragen kann: Das Implantat hält den Schwund auf.

Viele Menschen mit Zahnersatz leiden unter ihrem ständig rutschenden, im Unterkiefer schwimmenden Zahnersatz. Manchmal ist eine Zahnreihe im Unterkiefer nicht mehr vollständig, weist eine Freiendlücke auf, in der herkömmliche Brückenkonstruktionen keinen Halt finden. Mit den im Knochen verankerten Pfeilen können Prothesen und Brücken befestigt werden.

Häufig verlieren Patienten durch Unfälle einen Schneidezahn. Mit der konventionellen Brückentechnik fallen gesunde Nachbarzähne dem Beschleifen für eine Brückenkonstruktion zum Opfer. Das kann besonders bei Kindern und Jugendlichen die Entscheidung für einen eingepflanzten Kunstzahn erleichtern. Auf dem eingesetzten Implantat wird – ebenso wie beim präparierten Zahnstumpf – eine Krone befestigt.

Die Spezialisten unterscheiden zwischen Sofort- und Spätimplantaten. Geht etwa ein Frontzahn bei einem Unfall verloren, kann der künstliche Nachfolger sofort in das leere Zahnfach, in die frische Wunde gesetzt werden. Spätimplantate pflanzt der Arzt erst nach kompletter Abheilung der knöchernen Wunde ein. Entscheidet er sich dabei für ein einphasiges System, ist es sofort nach dem Einsetzen wieder belastbar. Beim zweiphasigen System setzt der Oralchirurg zunächst nur den Implantatkörper in den Knochen ein: Die Schleimhaut darüber wächst zu, das neue Stück im Knochen wächst ohne Störungen ein. Schließlich wird die Schleimhaut erneut geöffnet und der Implantatkopf eingesetzt.

Das klingt verlockend, ist aber nicht ohne Probleme. Während andere «Ersatzteile» in der Medizin – etwa Hüftprothesen, Herzklappen und Herzschrittmacher – an allen Seiten von lebendem Gewebe umschlossen sind, ragt das eingepflanzte Stück im Mund daraus hervor. Der Saum zwischen Mundschleimhaut und Implantat ist der schwache Punkt der neuen Methode: Wenn sich dort bakterielle Beläge ablagern, bilden sich Taschen, und das Gewebe entzündet sich. Am Ende einer solchen Entwicklung steht der Knochenabbau. An der peniblen Säuberung, dreimal am Tag, führt daher auch bei den «Vierten» kein Weg vorbei. Der Zahnarzt sollte sie möglichst zweimal im Jahr genau kontrollieren und reinigen. Bei guter Pflege, so die Experten, halten die Implantate acht bis zehn Jahre und können dann wieder ersetzt werden.

Große Anforderungen stellt die Methode des Einpflanzens auch an den Zahnarzt, der an der Universität kaum die nötigen Fertigkeiten gelernt hat. Deswegen wird eine Implantation auch meist von Gesichts- und Kieferchirurgen vorgenommen. Fehler beim Einsetzen der grazilen Werkstücke können schlimme Folgen nach sich ziehen, wie zum Beispiel schwere chronische Entzündungen und Knochenabbau.

Bislang heißt es also noch: Implantate sind nicht der zahnärztlichen Weisheit letzter Schluß. Sie können Brücken und Prothesen nicht ersetzen. Das Einwachsen in den Knochen und die Gewebeverträglichkeit bereiten eine Reihe von Schwierigkeiten. Sie sind zudem ein teures Vergnügen: Je nach System, Zahl der Implantate und Zahnarzt muß der Patient dafür mehrere tausend Mark ausgeben. Noch zahlen die Krankenkassen nur in Ausnahmefällen. Immerhin greifen in der Bundesrepublik jedes Jahr fast 80000 Patienten für Implantate tief in die eigene Tasche.

Kinder beim Zahnarzt

Nur gesunde Kinder haben gesunde Zähne

Stolz und glücklich hält die Mutter ihr neugeborenes Baby im Arm. Lange vorher hat sie schon beschlossen, daß sie alles tun will, damit ihr Kind gedeiht. In den Monaten der Schwangerschaft hat sie sich gesund ernährt, auf Eiweiß und Vitamine geachtet, viel frische Milch und Joghurt zu sich genommen wegen des Kalziums für Knochen und Zähne. An alles hat sie gedacht, und selbstverständlich liegt ihr auch die Gesundheit der künftigen Zähne des Kindes am Herzen.

Das eine hängt mit dem anderen eng zusammen. In der sowjetischen Stadt Rjasan untersuchten Ärzte elftausend Kinder im Vorschulalter – bis zu sieben Jahren – auf Karies. Die Studie ergab, daß die Gruppe der Kinder mit kaputten Zähnen schon in den ersten sechs Lebensmonaten doppelt so oft schwer an den Atemwegen erkrankt waren wie diejenigen mit gesunden Milchzähnen. Später litten sie sehr viel häufiger an Bronchitis, Halsentzündungen, Mundschleimhauterkrankungen und sogar an Gelbsucht. Kinder, die von klein auf wenig krank waren, blieben später auch gesund im Mund.

Die russischen Forscher suchten nach Gründen, die zu den Unterschieden geführt haben könnten.

Die kariesfreien und gesünderen Kinder wuchsen durchweg in Familien auf, die sich um ihren körperlichen Zustand Gedanken machten und versuchten, ihn durch Ernährung und Sport zu beeinflussen. Kinder mit Löchern im Mund hatten hingegen familiäre Belastungen zu ertragen, oft sehr junge Eltern, die nicht viel Zeit und Interesse für die Sorge um die Kinder hatten – und viele waren dick. Die wohlbekannten Zahnfeinde Zucker und schlechte Ernährung dürften da zusammenspielen.

Es geht also nicht nur um konsequente Kariesvorbeugung mit Zahnbürste und Fluoriden. Sie kann Zuckersünden nicht ungeschehen machen, denn falsche Ernährung zieht noch mehr nach sich: Nach Angaben der *Deutschen Gesellschaft für Ernährung* leidet ein Viertel der Dreizehn- bis Vierzehnjährigen unter Vitamin-B-1-Mangel, einem Drittel fehlt Eisen und vierzig Prozent weisen einen Kalzium- und Vitamin-B-6-Mangel auf. Mangelzustände im Körper schwächen die Immunabwehr. Der Teufelskreis schließt sich, wenn wegen der Abwehrschwäche krank machende Bakterien die Oberhand gewinnen, denn dann sind auch Mund und Zähne gefährdet.

Der jungen Mutter klingen die Ohren von all den wohlmeinenden Ratschlägen. Sie will ihr Bestes tun, zum Beispiel Zucker vermeiden und das Kind richtig ernähren. Das wird ihr aber von Anfang an nicht leichtgemacht.

Sieben Sünden gegen Kinderzähne

1. Zahnungsmittel

Das sonst so friedliche Baby schreit und quengelt, schläft keine Nacht mehr durch, sabbert und ist unruhig: Seine ersten Zähnchen wachsen aus dem Unterkiefer.

Die besorgten Eltern beschließen, ihrem unruhigen Kind Erleichterung zu verschaffen. Schon in ihrer eigenen Kindheit strich man den Kleinkindern ein «bewährtes» *Zahnungsmittel* in den leicht geschwollenen Unterkiefer. Der Apotheker bietet ein gängiges Präparat an – und schon sind sie in die erste Falle getappt. Schweizer Wissenschaftler fanden 1982 in sieben von acht untersuchten Zahnungsmitteln Zucker. In dem in der Bundesrepublik am häufigsten verwendeten Präparat (*Dentinox*) betrug der Zuckeranteil 42 Prozent. Von den Beanstandungen offenbar beunruhigt, reagierten die Hersteller mittlerweile und versprechen auf der Packung: «Frei von zahnschädigendem Zucker.»

Dennoch sind auch zuckerfreie Zahnungsmittel verhängnisvoll. Die Zuckeraustauschstoffe *Xylit* und *Sorbit* (siehe Seite 209) schaden zwar den neuen Zähnchen nicht unmittelbar, aber das Baby schleckt süß und gewöhnt sich schon als Säugling an den Geschmack. Eben dies wollten die Eltern aber mit viel Mühe verhindern. Außerdem ist den meisten Mitteln ein schmerzlinderndes Betäubungsmittel beigemischt. Fachleute warnen: Das Anästhetikum kann Allergien auslösen.

Besser ist es, einen Beißring zu kaufen, der ungefärbt sein sollte, oder mit der Fingerkuppe vorsichtig die Schleimhaut zu massieren. Wenn diese sich an der Stelle entzündet, wo der neue Zahn durchbrechen soll, hilft das Betupfen mit einem in milder Kamillenlösung getränkten Wattestäbchen.

2. Versüßte Pillen

Kinder brauchen den süßen Geschmack nicht, sie gewöhnen sich nur sehr schnell daran. Und ganz selbstverständlich gehen Hersteller aller möglichen Lebensmittel von dieser Gewohnheit aus und machen damit ihre Geschäfte. Leider bleibt es nicht nur dabei: Selbst Medikamente müssen sich dem süßen Diktat beugen. Ob Penicillin- oder Hustensaft – Zucker ist vielen Arzneimitteln beigemischt. Da ist dann sogar auf der Packung zu lesen: Vorsicht bei Diabetikern! Wenn das Ausweichen auf ein zuckerfreies Medikament nicht möglich ist, sollte das Kind zumindest hinterher die Zähne putzen.

3. Kinder an der Flasche

Sünde Nummer drei sorgte 1981 für einen ausgewachsenen Skandal. In Gießen hatte Willi-Eckhard Wetzel, Professor für Kinderzahnheilkunde, Beunruhigendes festgestellt. Zu ihm wurden mehr und mehr Kleinkinder mit verfaulten Milchzähnen gebracht. Zwei Dinge fielen Wetzel auf: Es waren immer zuerst die oberen Milchschneidezähne zerstört, und fast alle betroffenen Kinder nuckelten unentwegt an praktischen, handlichen, kleinen

Kunststoff-Flaschen mit Saugern. Nicht einmal im Wartezimmer der Uni-Zahnklinik ließen die Drei- bis Fünfjährigen von ihren Fläschchen ab. Deren Inhalt war, so stellte sich bald heraus, teuflisch für die Kinderzähne.

Zusammen mit den Plastikflaschen erschienen Ende der siebziger Jahre Instanttees auf dem Markt, ebenso verführerisch wie simpel zuzubereiten: Wasser auf das Granulat – fertig. Begeistert gingen die Mütter auf die Vorschläge der Teehersteller ein: «Tagsüber, zwischendurch», «als Gutenachttrunk» und «beim Einschlafen» hielten Babies und Kleinkinder die Flasche im Mundwinkel und nuckelten, Stunde um Stunde. Als «beruhigend und krampflösend» pries die einschlägige Werbung die löslichen Tees.

Die Eltern hätten ebensogut gleich in den Zuckertopf greifen können, denn zu 95 Prozent bestanden die kleinen Kügelchen im Instantglas aus Zucker. Unterschiede zwischen den einzelnen Tees gab es nur im jeweiligen Anteil an Rübenzucker (Saccharose) und Traubenzucker (Glukose). Der eigentliche Teeauszug machte gerade noch drei bis fünf Prozent aus.

Wetzel war entsetzt und schlug Alarm. Die Gießener Entdeckung ging als «Baby Bottle Syndrome» international in die zahnärztliche Fachsprache ein. Die Folgen der Gebißzerstörung sind schlimm: Sprechen und Kauen fällt den Kindern schwer, die bleibenden Zähne haben keine Platzhalter mehr und sind vielleicht auch schon in ihren Keimen geschädigt.

Für den kleinen Moritz zum Beispiel kam der öffentliche Aufschrei zu spät: Die Fertigtees hatten ihm nur noch vier kleine braune Zahnstummel im Oberkiefer gelassen. Seine Eltern klagten 1984 gegen die Herstellerfirma Milupa. Die wollte sich dem Risiko einer Verurteilung in zweiter Instanz nicht aussetzen und zahlte nach einem Vergleich 40000 Mark Schmerzensgeld.

Die Teeproduzenten reagierten – wenn auch nur zum Teil – und reduzierten den Zuckeranteil oder tauschten ihn gegen andere Stoffe aus. Auch die kleinen, handlichen Teefläschchen aus Plastik verschwanden eine Zeitlang vom Markt. Gerade sie waren verantwortlich für das übermäßige Trinken, weil die Kinder sie so leicht halten konnten und die Mütter sie ihnen zu jeder Zeit und an jedem Ort in die Hand drückten.

In Gießen stellten die Kinderzahnheilkundler zufrieden fest, daß ab 1983 immer weniger Kinder mit den typischen Babyflaschenschäden zu ihnen überwiesen wurden. Insgesamt betrug der Rückgang bei den kleinen Patienten siebzig Prozent. Gleichzeitig sank der Absatz an Fertigtees dramatisch.

Um so erstaunter waren die Zahnärzte, daß vier Jahre später die Zahl der Kinder mit den auffälligen Milchzahnruinen plötzlich wieder anstieg. Die Lösung fand sich bald: Auch die Kunststoff-Flaschen waren wieder da, und zwar beliebter denn je. Die meisten Eltern der zweiten Karieswelle hatten zwar einen großen Bogen um die Fertigtees gemacht. Statt dessen schwappten in den Flaschen Limonaden, Milch mit Instantkakao, Säfte oder Tee mit Honig – Zucker allenthalben.

Doch selbst wer glaubt, ihm auszuweichen, macht manchmal seine Rechnung ohne den Hersteller. Da steht beispielsweise unsere vorsichtige Mutter im Supermarkt vor dem Getränkeregal und überlegt: «Cola kommt mir nicht ins Haus! Schließlich gebe ich meinem Kind auch keine vierzig Stück Würfelzucker zu essen. Limonade – ebenfalls nein danke.» Nach kritischer Musterung lädt sie einen Fruchtsaft mit der Aufschrift «Ohne Haushaltszukker» in den Einkaufswagen. In der Apotheke besorgt sie noch für ihr Baby, das an Blähungen leidet, einen Fencheltee. Auf der Pakkung steht «nicht süß» – darauf hat sie geachtet.

Trotzdem ist sie womöglich hereingefallen. Der Saft ohne Haushaltszucker, also Saccharose, enthält nämlich siebzig Prozent Maltodextrin und Glukose – Malz- und Traubenzucker. Für die Zähne ist das in der klebrigen, dickflüssigen Konsistenz gerade so von Übel wie irgendein anderer Zucker. Und der Säuglingstee, laut Packungsvermerk «nicht süß», enthält immerhin 62,6 Prozent Laktose – das ist Milchzucker.

In der englischen Stadt Leeds stellten Zahnärzte eine beunruhigende Zunahme der Milchzahn-Karies fest. Die Kinder tranken mit Vorliebe Fruchtsäfte – «ohne Zuckerzusatz», wie die Mütter beteuerten. Die Mediziner ließen sie untersuchen. Ergebnis: Alle Säfte enthielten so viel Zucker, daß der pH-Wert, der die Säure mißt, innerhalb von fünf Minuten unter 5,5 sank. Das entspricht einer Zuckerlösung von zehn Prozent.

Ein anderer Faktor kommt hinzu: die Zeit. Die kleinen Gießener Patienten – durchweg im Kindergartenalter – rutschten manchmal sogar auf den Behandlungsstuhl, ohne die Flasche aus dem Mund zu nehmen. Selbst diese kurze Zeitspanne mochten sie nicht darauf verzichten.

Auch dann, wenn die Dauernuckler mit der Flasche nur selbstgebrauten Tee oder frische Milch in großen Mengen zu sich nehmen, leiden die Zähne, da der schützende Speichel sie nicht genügend umspülen kann, so daß die mundfremden Stoffe die komplizierte Mikroflora im Mund durcheinanderbringen. So werden die Zähne empfindlicher für andere Kariesquellen.

Bis zu drei Litern Flüssigkeit nehmen die Flaschenkinder, die alle keine Säuglinge mehr sind, am Tag zu sich. Schweizer Experten haben dazu eine klare Meinung: Das erzeugt nicht nur schwere bis verheerende Karies, sondern ist eine Flüssigkeitsmenge, die für den kleinen Organismus viel zu hoch ist.

Die Eltern sind völlig verunsichert. Sollen sie ihrem Kind die Flasche wegnehmen, nachdem sie gelernt haben, daß Saugen und Nuckeln ein Grundbedürfnis aller Kinder ist? Und richten sie nicht vielleicht seelische Schäden an, wenn sie es zu früh aus der Tasse trinken lassen?

Willi-Eckhard Wetzel hält die Milchzahnkatastrophen für das Ergebnis einer Sucht:

«*Das Saugbedürfnis, wie es viele Kinder durch Nuckeln am Daumen oder kiefergeformten Schnuller stillen, hat nichts, aber auch gar nichts mit dem exzessiven Trinken aus der Säuglingsflasche zu tun. Ersteres dient dem Lustgewinn, letzteres aber der nicht mehr altersgemäßen Nahrungszufuhr.*»

Er führt die Folgen des übermäßigen Trinkens aus der Flasche drastisch vor Augen: «*Die Zahnzerstörung endet in starken Schmerzzuständen, Vereiterungen des Kieferknochens und Reduzierung des Allgemeinbefindens. Es können dann auch Atem- und Harnwegsinfekte, Mittelohrentzündungen, Fieberschübe und Schlappheit auftreten.*»

Auch Kinderärzte wenden sich dagegen: Die Flasche verdrängt den Schnuller, und zwar zur Beruhigung, zur Ablenkung, als Einschlafhilfe, zur Angstbewältigung oder auch nur einfach zur Beschäftigung. Die Nuckelei ist in solchen Fällen eine Ersatzbefriedigung, wie etwa das Essen bei übergewichtigen Kindern.

Und das raten Ernährungsexperten:
– Eltern sollten Tees nicht zur Beruhigung füttern, sondern nur,

wenn sich das Baby wegen Fieber, Durchfall oder bei großer Hitze nicht wohl fühlt.

- Am besten ist es, die Tees selber aufzugießen oder fertige Tees zu kaufen, die mit dem Vermerk «ohne Kohlenhydrate» angeboten werden.
- Es gibt neue Tees, die zu Recht das Wort «zahnschonend» auf dem Etikett tragen. Sie sind auf Eiweißbasis hergestellt und enthalten wirklich keinen Zucker. Noch ist allerdings nicht völlig sicher, ob dieses Fremdeiweiß nicht zu Allergien bei gefährdeten Babies führen kann.
- Süße Getränke sollten nie aus der Flasche und nie vor dem Einschlafen getrunken werden.
- So früh wie möglich sollte das Kind aus der Tasse trinken.
- Hat sich das Kind bereits an den süßen Geschmack gewöhnt und verzieht nur ablehnend das Gesicht, wenn ihm Pfefferminze, Hagebutte oder Malve aus Mutters Teeküche angeboten werden, dann hilft nur eine «Zuckerentziehungskur». Fangen Sie mit der vom Kind gewohnten und gewünschten Dosis Zucker im Tee an und «schleichen Sie sich aus». Zuerst alle drei Tage, dann jede Woche können Sie die Zuckermenge prisenweise senken.

4. Frühstücksfehler

«Am liebsten mag ich Nuß-Nougat-Creme!» – «Marmelade gibt's bei uns!» – «Meine Mama kauft nur Honig im Reformhaus.» Viele süße Frühstücksgewohnheiten von Grundschulkindern traten bei Befragungen zutage. Manche begnügten sich gar mit Schokoriegeln. Die morgendlichen Eßgewohnheiten waren folgerichtig an den Zähnen abzulesen. Die Kinder, die ihr Frühstücksbrötchen mit süßem Aufstrich verzehrten, hatten deutlich häufiger faule Zähne als diejenigen, die Herzhaftes bevorzugten. Dabei sind Nuß-Nougat-Creme und Konfitüren nur süß und klebrig, völlig ohne Ernährungswert. Aber auch Honig birgt trotz Vitaminen und Spurenelementen seine Tücken, wenn er nicht mit der Bürste von den Zähnen entfernt wird. Der klebrige Belag läßt die Karieserreger bestens gedeihen. Für das Zähneputzen nach dem Frühstück bleibt meist keine Zeit. Das Brötchen aus Weißmehl gibt außerdem den Kaumuskeln wenig zu tun. Die sollten aber gerade bei Kindern kräftig beansprucht werden, um das Kieferwachstum zu unterstützen und Fehlentwicklungen auszugleichen.

Vollkorn- und Roggenbrot mit Wurst oder Käse und einem Joghurt dazu schafft ohnehin eine bessere Grundlage für den anstrengenden Vormittag der Kinder.

5. Pause für die Kinder, Arbeit für Bakterien

Vormittag, 10.15 Uhr an einer beliebigen Schule: Die Glocke läutet zur Pause. Der Hausmeister steht schon bereit mit einem Büfet, auf das sich Kinder aller Altersstufen stürzen. Weil Brötchen und Brezeln ohne «was drauf» zu trocken sind, ist der Absatz bei den Süßigkeiten reißend: Nußhörnchen, Schnecken und Apfeltaschen finden mühelos Abnehmer.

Zahllos sind die Vorstöße von Elternbeiräten und engagierten Müttern und Vätern, die sich seit Jahren für ein anderes Angebot einsetzen. Die Hausherren aber, Schuldirektoren und Kultusministerien, reagieren nur allzuoft mit einem falsch verstandenen Begriff von Freiheit: «Wir sind froh, daß wir den Hausmeister haben. Er muß doch auch was verdienen, wir können ihm da nicht reinreden.»

Selbstverständlich könnte man – und der Hausmeister würde sein kleines Nebengeschäft auch mit Vollkorngebäck und ohne Süßigkeiten betreiben. Meist sind es nämlich Erwachsene, die schlicht annehmen, daß die Kinder in der Pause nur nach Süßem greifen. In Berlin ergaben Befragungen, daß neunzig Prozent aller Kinder statt Geld lieber ein Pausenbrot in die Schule mitnehmen würden. Die Wünsche der Kinder, die sie auf Nachfrage äußerten, entsprechen im großen und ganzen den Empfehlungen der Ernährungswissenschaft für ein gesundes Pausenfrühstück: nämlich ein herzhaft belegtes Brot, am liebsten Schwarzbrot oder Mischbrot mit Wurst und Schinken. Viele mögen Obst dazu. Die Säure aus dem Fruchtzucker etwa von Äpfeln ist nicht schädlich. Der Speichel wird mit dieser Menge fertig und lagert die ausgeschwemmten Mineralien wieder ein.

Die Pausenmahlzeit soll nicht nur Magenknurren verhindern, sondern auch die Hauptmahlzeiten entlasten, indem sie dem Körper wichtige Nährstoffe zuführt. Die süßen, fettigen Schokoriegel verhindern jedoch, daß die Kinder zu den normalen Mahlzeiten die essentiellen Spurenelemente und Vitamine zu sich nehmen.

6. «Die Zwischenmahlzeit, wie sie sein soll»

Das behauptete zumindest eine Herstellerfirma von Milchschnitten in den Anfängen ihrer Vermarktungsstrategie. Sie berief sich auf Experten: «*Die Milchschnitte aus wissenschaftlicher Sicht*», überschrieb sie ihre Hochglanzbroschüre, mit der Kinderärzte, Zahnärzte und Ernährungsberater, Erzieherinnen und Krankenkassen beglückt wurden.

Mit «*viel gesunder Milch*» wurden die Ansprechpartner geködert. Besonders geeignet sei die Milchschnitte für «*Kinder, die ohne Frühstück in die Schule kommen*», denn ihr «*hoher Kalziumanteil*» sei äußerst wertvoll.

Die Reklametrommel tönt inzwischen ein bißchen leiser, aber die Botschaft ist bei den Eltern angekommen: Die braune Schnitte sieht nach Vollkorn aus, der Belag besteht aus dem Muntermacher Milch – das kann nicht falsch sein.

Dies ist jedoch ein Trugschluß. Der angebliche Milchanteil ist eine weiße Cremefüllung, bestehend aus gesüßter Kondensmilch, Milchpulver, Zucker, verschiedenen Fetten und Dickungsmitteln. Solcherart be- und verarbeitete Bestandteile sind für die Ernährung wertlos, weil gerade die Milch durch Erhitzen und andere Prozeduren ihre wichtigen Vitamine verliert.

Bei der vollkornähnlichen Schnitte handelt es sich um glatte Augenwischerei: Die Betonung liegt auf «ähnlich». Weißmehl wird mit Weizenkleie und Kakao verkleidet.

Laut Herstellerfirma Ferrero wiegt die Schnitte etwa 30 Gramm und enthält 23 Prozent Zucker (Saccharose) und 20 Prozent sonstige Kohlenhydrate.

Greift ein müdes, hungriges Kind in der Pause oder unter der Bank im Unterricht zum Muntermacher Milchschnitte, steigt der Blutzuckerspiegel an, das Hungergefühl verschwindet zunächst.

Nach kurzer Zeit jedoch fällt er wieder ab – das Kind ist unkonzentrierter und hungriger als zuvor.

Ein Kind, das morgens zu Hause gar nichts und in der Schule nur Milchschnitten zu sich nimmt, müßte, um seinen Energiebedarf für den Vormittag zu decken, etwa fünf bis sechs davon essen. Damit hätte es ungefähr 240 Milligramm Kalzium zu sich genommen. Ein größeres Schulkind, so die Ernährungswissenschaftler, hat einen Kalziumbedarf von etwa 330 Milligramm für das erste und zweite Frühstück.

Reiner Zucker würde den Bakterienbelag auf den Zähnen sofort zur Säureproduktion anregen. In der Milchschnitte verpackt, braucht er dazu etwas länger. Dafür liegt der pH-Wert im Mund aber nach fünfzig Minuten unter 5: beste Bedingungen für Karieserreger.

«So wertvoll wie ein kleines Steak», warb der Münchner Joghurthersteller *Gervais-Danone* für sein neues Produkt. Die Verbraucherschutzbehörde in Bayerns Hauptstadt klagte wegen unlauteren Wettbewerbs und bekam recht: Der Joghurt war mit Zucker und bearbeiteter Milch zubereitet, der Reklamespot führte die Verbraucher in die Irre. Natürlicher Joghurt ohne Konservierungsstoffe, möglichst aus dem Bioladen oder aus dem Reformhaus, der zu Hause mit frischem Obst angereichert wird, enthält lediglich Fruchtzucker und auf alle Fälle weniger Chemie.

Junk Food: gewaltige Geschäfte mit schnellem Essen

«Ein doppelter Cheeseburger, Pommes und ein Milchshake bitte!» Der vierzehnjährige Charlie steht im Hamburger-Restaurant und verzehrt, mehr schlingend als kauend, sein Mittagsmahl. Von klein auf an die industriell hergestellten süßen Aromen gewöhnt und kaum noch gewohnt zu kauen, ist Charlie der ideale Konsument der Fertigbuletten. Nach dem Mahl ist er zwar gesättigt, aber sein Körper leidet: Er muß mit doppelt soviel Fett, 62 Prozent mehr Kohlenhydraten und 32 Prozent mehr Natrium fertig werden, als wenn die gleiche Mahlzeit zu Hause zubereitet worden wäre. Dem Schnellfutter sind künstliche Aromastoffe und Konservierungsmittel zugesetzt. Ein Milchshake enthält 22

Prozent Zucker, eine Menge, die sechzehn Stück Würfelzucker entspricht. Was dem Knaben hingegen fehlt, ist Vitamin B1 – Thiamin –, das der blasse, nervöse Junge dringend brauchte. Mehr noch: Der Zucker aus dem Milchmixgetränk verbraucht beim Abbau zusätzlich Vitamin B1 aus dem Organismus. In den USA stellten Ernährungswissenschaftler bei Kindern, die oft in den Hamburger-Restaurants essen, schwere gesundheitliche Schäden fest.

Den Zähnen schadet nicht nur der Zucker. Da Kiefer und Zahnbett sich kaum noch zu bewegen brauchen, werden sie beim Essen nicht mehr massiert. Auf diese Weise werden ideale Bedingungen für Zahnbetterkrankungen geschaffen.

Häufiger Verzehr von Fast Food macht dick, nervös und krank. Zuviel Fett, zuviel Salz, zuviel Zucker und zuwenig Ballaststoffe führen auf Dauer zu Stoffwechselerkrankungen, Herz- und Kreislaufleiden.

Die Jugendlichen, die so begeistert ihre eigentlich langweiligen Hamburger runterschlucken, holen sich damit ein Stück ihrer Kindheit zurück. Sie brauchen kein Besteck zu benutzen und können wie zu Kleinkinderzeiten die Nahrung ungeniert mit den Fingern «reinschieben» – sogar das Kauen ist überflüssig. Hamburger sind – wie alle industriell vorbereiteten Fertiggerichte – raffiniert auf ein süßlich-fades Einheitsaroma getrimmt, das aus Verkaufsgründen möglichst allen schmecken soll. Zucker ist daher auch in salzigen Gerichten enthalten, er nimmt ihnen Schärfe und zu stark hervortretende Geschmacksanteile, und er ist ein billiges Konservierungsmittel.

Dem Angebot der Fast-Food-Industrie etwas entgegenzusetzen ist nicht einfach. Viele Kinder und Jugendliche in diesem Alter fühlen sich von den Hamburger-Restaurants magisch angezogen. Würde sich der häusliche Speiseplan häufiger nach den Wünschen der Teenies richten, ließe sich aber sicher mancher auch wieder an den Familientisch locken. Auf Dauer belohnen Gesundheit und Zähne den Mehraufwand an Zeit und Mühe.

Eine manchmal einfacher realisierbare Alternative sind auch Pizza und Kebab an italienischen beziehungsweise türkischen Imbißständen, die von Kindern manchmal sogar bevorzugt werden. Auch dies ist zwar kein Vollkornmüsli, aber immerhin gesünder und vertretbarer als das amerikanische Plastikessen.

Das erste Mal

«*Ihre Entsetzlichkeit – Satania infernalis – Tante Zahnweh*», wie sie der Dichter Christian Andersen nannte, ist ein schlechter Anlaß, mit dem Kind zum erstenmal den Zahnarzt zu besuchen. Eltern können vermeiden, daß tiefgreifende Zerstörungen und Zahnschmerzen sich zum Zahnarzthorror weiterentwickeln. Auch bei kleinen Kindern ist es hilfreich, immer mal wieder einen Blick auf die Zähne zu werfen. Sind die kleinen Grübchen, die Fissuren, auf den Kauflächen verfärbt? Ist der Schmelz in Ordnung, oder sind helle Flecken zu sehen? Sind Teilchen abgesplittert, ist ein Loch erkennbar? Schmerzen die Zähne, wenn sie mit Süßem, Kaltem oder Heißem in Berührung kommen? Sind die besonders kariesgefährdeten Sechsjahrmolaren schon hinter den Milchbackenzähnen erschienen?

Am günstigsten ist es, wenn das Kind bei seinem ersten Besuch in der Praxis gar nicht behandelt wird. Es kann sich vertraut machen mit der fremden Umgebung, den Geräuschen und Gerüchen, kann auf dem Stuhl Platz nehmen. Vielleicht zählt der Arzt einfach die Zähne und spricht mit dem Kind, beantwortet dessen meist neugierige Fragen. Bei ganz kleinen Patienten bekommen die verschiedenen Geräte vertraute Namen. Der Bohrer heißt vielleicht Rumpelstilzchen, das Sauggerät wird zum «Staubsauger». Bei «Bohrer» denken Kinder sonst vielleicht an die Schlagbohrmaschine zu Hause – keine angenehme Gedankenverbindung.

Meist sind Kinder einfach neugierig, wenn sie erstmals in der Praxis erscheinen und sicher sein können, daß überhaupt nichts passiert. Je nach Kind und Alter kann der Zahnarzt genau erklären, was er tun möchte. Am besten nimmt er anfangs nur die Hand zu Hilfe, schaut in die Mundhöhle, tastet die Wange innen ab und prüft, ob Zähne locker sind. Meist hat ein Kind dann keine Einwände mehr, wenn er mit dem Spiegel genauer nachsieht, und toleriert sogar die Sonde für die Suche nach Kariesschäden. Zeigt es Angst, sollte der Zahnarzt sofort aufhören. Damit signalisiert er dem Kind, daß es sich auf ihn verlassen kann. Wenn eine Behandlung nötig ist, kann er mit ihm sprechen: Möchte es heute noch einen kleinen Schritt weitermachen oder lieber erst das nächste Mal? Wenn Kinder so mit ihren Gefühlen ernst genommen werden, sinken Angst und Widerstand meist von selbst. Die Reaktionen sind allerdings je nach Persönlichkeit des Kindes auch unterschiedlich. Nicht alle wollen ganz genau wissen, was der Zahnarzt macht. Manche reagieren eher verwirrt und ängstlich auf zu viele Informationen.

Wie Eltern Einfluß nehmen

«Diese Wurzelbehandlung heute – grauenhaft! Ich vertrage Spritzen so schlecht, mir wird schon übel, wenn ich das Ding nur sehe!» – «Und erst bei mir: Mein Zahnarzt hat Stunden gebraucht, bis der Zahn draußen war!»

Von den Erwachsenen oft unbemerkt, aber um so aufmerksamer lauschen Kinder den Gesprächen über die Schrecken eines Zahnarztbesuchs. Da ist es kein Wunder, wenn nach solchen oder ähnlichen Diskussionen die Erwartungen der Kinder von Furcht und Angst geprägt sind. Ist die Gedankenkette kaputte Zähne – Schmerz – Angst – Zahnarzt erst einmal geknüpft, läßt sie sich nur schwer wieder lösen. Anderslautende Erklärungen der Eltern, wie altersgemäß und verständlich auch immer, quittieren die Kleinen entsprechend mit Mißtrauen.

Wichtig ist, daß die Eltern ihren Kindern von Anfang an eine positive Einstellung zu gesunden Zähnen und ihrer Pflege vermitteln. Der Zahnarzt darf nicht als Bösewicht erscheinen, der Großen und Kleinen Schmerzen zufügt. Im Gegenteil, er hilft, die Zähne sauberzuhalten, und er kann sie wieder heil und schön machen, wenn sie ein Loch haben. Das heißt aber auch, daß die Eltern keine falschen Erwartungen wecken und vor allem nicht lügen dürfen. Wer einem Kind erzählt, «es tut überhaupt nicht weh», wenn im Kinderzahn schon ein tiefes Loch zu sehen ist, wird bei der nächsten Gelegenheit erleben, daß ihm nicht mehr geglaubt wird.

Wie sich Eltern in ihrem alltäglichen Erziehungsstil verhalten, wirkt sich auch ganz entscheidend auf den Zahnarztbesuch aus, wenn es wirklich soweit ist, daß ein Zahn ein Loch hat.

Tobias zum Beispiel ist vier Jahre alt. Seine Eltern sind nicht mehr ganz jung. Er ist ihr einziges Kind, auf das sie lange gewartet haben. In jeder Situation versuchen sie, den kleinen Sohn vor Gefahren zu behüten. Sobald Tobias irgendwo klettert, sich weiter von Mutter oder Vater entfernt oder etwas Neues wagt, stürzen sie sich in Panik auf das Kind und «schützen» es vor der vermeintlichen Gefahr. Schrecklich ist für solche Eltern der Besuch beim Zahnarzt: Das arme Kind kann das noch gar nicht verkraften, ihm wird vielleicht Schmerz zugefügt. Daher packen sie Tobias im Alltag in Watte und in der Zahnarztpraxis auf den Schoß. Dort verkünden sie ihm: «Ich passe auf dich auf, damit dir nichts geschieht.»

Dem Behandler ist damit die Möglichkeit genommen, ein Vertrauensverhältnis zu dem Kind aufzubauen, denn die Eltern beanspruchen es ausschließlich für sich – niemand soll ihnen die Führungsrolle streitig machen. Der Junge seinerseits profitiert auf seine Weise von dem Machtkonflikt und läßt konsequent den Mund zu. Bei sehr kleinen Kindern ist gar nichts dagegen einzuwenden, wenn sie lieber auf dem Schoß von Mutter oder Vater im Stuhl sitzen. Der Kontakt soll allerdings zwischen dem kleinen Patienten und dem Zahnarzt geschlossen werden, ohne daß sich die Eltern einmischen.

Annas Mutter fällt der Assistentin schon im Wartezimmer auf. Sie nestelt an der Bluse ihrer sechsjährigen Tochter, zupft Falten zurecht, bindet ihr den Pferdeschwanz neu und ist unentwegt mit dem Kind beschäftigt. Der Zahnarzt holt das Mädchen aus dem Wartezimmer ab und fragt sie nach ihrem Alter, nach der Schule. Aber Anna hat keine Chance zu antworten, die Mutter ist schneller. Sie erklärt auch gleich, daß ihre Tochter ungewöhnlich sensibel und empfindlich sei und er, der Behandler, sicher Probleme mit ihr haben werde. Anna hat alles aufmerksam zur Kenntnis genommen und weiß nun genau, was sie zu tun hat: ein schwieriges Kind sein.

Der Zahnarzt tut das einzig Richtige: Er bittet Annas Mutter, wieder im Wartezimmer Platz zu nehmen. Sehr widerstrebend erklärt sie sich einverstanden. Der Arzt kann nun mit Anna allein sprechen und sie mit diesem Schritt zur Selbständigkeit zur Mitarbeit gewinnen.

Ganz anders der Vater von Johannes: Energisch fordert der Ingenieur seinen zehnjährigen Sohn auf, sich ins Sprechzimmer zu begeben. Johannes ißt leidenschaftlich gern Süßigkeiten und vergißt dabei häufiger das Zähneputzen. «Das hast du jetzt davon. Deine

Löcher müßten alle nicht sein! Sogar den Küchenwecker habe ich dir im Bad gestellt. Drei Minuten habe ich immer gesagt! Aber mein Sohn hat ja immer was Besseres zu tun!»

Johannes erstarrt. Den Ton kennt er in allen Varianten. Sein erfolgreicher Vater ist unzufrieden mit ihm, weil seine Schulnoten eher mäßig sind, weil er nicht mit ihm Tennis spielt, sondern lieber «Frösche zählen» geht, wie der Vater Johannes' Tätigkeit in der Naturschutzgruppe abschätzig beschreibt. Die ständige Nörgelei und Kritik, die überzogenen Anforderungen des Vaters haben den Sohn unsicher gemacht: Er hat Angst vor der Behandlung, aber er soll Mut und Beherrschung zeigen und dazu auch noch den Spott ertragen.

Dieser Vater bleibt gern im Wartezimmer: Er ist zufrieden, daß im Augenblick eine andere Person für die Anforderungen an seinen Sohn zuständig ist. Johannes kann sich ohne den ständigen Druck von seiten des leistungsorientierten Vaters ganz langsam aus seiner Verkrampfung lösen – vorausgesetzt, der Zahnarzt begegnet ihm mit viel Einfühlungsvermögen. In gegenseitiger Absprache stellen beide im Sprechzimmer fest, was der Junge aushalten kann und daß er mitbestimmen kann, wenn ihm die Behandlung zuviel abverlangt.

Julian ist sieben Jahre alt, seit einer Viertelstunde in der Praxis, aber die sieht aus, als hätten sich fünf Kinder auf dem Abenteuerspielplatz amüsiert. Lampen, Geräte, Behandlungsstuhl – nichts bleibt seinem Forscherdrang verborgen. Leider auch die unmittelbar zuvor sterilisierten Instrumente nicht. Die entnervte Assistentin und der irritierte Zahnarzt versuchen vergeblich, Julians Aktivitäten in halbwegs geordnete Bahnen zu lenken. Julians Mutter betrachtet das Treiben mit einem gewissen Stolz: Ihr Kind ist schließlich frei erzogen und erkundet seine Umwelt. Zur Behandlung hat Julian keine Lust und keine Zeit, Mutter und Sohn verlassen die Praxis des «autoritären» Zahnarztes und suchen eine andere auf – die fünfte, seit das Loch im Zahn sichtbar ist. Erst als die Zahnfäule sich so weit durchgefressen hat, daß Julian von heftigen Schmerzen gepeinigt wird, sind Mutter und Sohn bereit, wenn auch unter Schwierigkeiten, gewisse Regeln der Behandlung zu akzeptieren.

Die Schwierigkeit, den richtigen Zahnarzt für sein Kind zu finden

Da schüttelt manches Elternpaar verständnislos die Köpfe: Seit Jahren gehen sie zum gleichen Zahnarzt, der ihnen zu ihrer größten Zufriedenheit die Zähne gefüllt, behandelt und gereinigt hat. Ihr widerspenstiger Sprößling hingegen sträubt sich mit Händen und Füßen: «Ich mag ihn nicht, ich geh da nicht mehr hin!»

Was für die Großen gilt, trifft erst recht für Kleine zu: Zahnarzt und Patient müssen «miteinander können». Der Arzt des Vertrauens der Eltern ist nicht unbedingt auch der richtige fürs Kind. Möglicherweise hat er beim ersten Besuch nach Alkohol oder Knoblauch gerochen. Vielleicht ist er im Umgang mit Kindern nervös und reagiert harsch auf deren zögerndes Verhalten. Vielleicht hatte er einen schlechten Tag und die Assistentin in barschem Ton angefahren. Kinder reagieren sensibler auf scheinbare Nebensächlichkeiten. Eltern sollten die Ablehnung des Kindes in einem solchen Fall respektieren.

Individuell unterschiedlich sind auch die Vorlieben, ob ein Kind lieber von einer Frau oder einem Mann behandelt werden möchte. Größere Kinder können ganz gut erklären, wie ihr Wunsch-Zahnarzt sein soll.

Ein Erwachsener findet sich leichter mit den Realitäten ab, wenn er genau weiß, warum er zu einem speziellen Arzt geht. Für ein Kind ist dagegen oft der erste Eindruck entscheidend. Es möchte von der Assistentin freundlich empfangen werden und selber im Mittelpunkt der Aufmerksamkeit stehen. Was es aber sicher nicht will: von ihr auf seine Angst, die ihm im Gesicht geschrieben steht, angesprochen zu werden. die richtige Mischung aus Distanz und Herzlichkeit zu finden ist nicht einfach, aber notwendig.

Sitzen viele Patienten im Wartezimmer, werden Kinder leicht unruhig. Erwachsene neigen dazu, einander ausführlich ihre Leiden zu schildern. Mit jedem einzelnen, der in das Sprechzimmer geht, wird das Kind nervöser und aufgeregter. Andererseits braucht es ein bißchen Zeit, um sich mit der fremden Umgebung vertraut zu machen. Bücher und Spielzeug für verschiedene Altersgruppen sollten im Wartezimmer auf jeden Fall vorhanden sein.

Auch Kinder sind nicht immer in Form. Mußten sie etwa besonders früh aufstehen, sind sie nicht ausgeschlafen und quengelig. Eltern sollten ihr Kind gut beobachten, ob es vielleicht gerade eine Krankheit ausbrütet, erkältet oder leicht fiebrig ist. Der Behandlungstermin beim Zahnarzt wird dann besser verschoben.

Wenn Kinder Angst vor dem Zahnarzt haben

Nicht alle Zahnärzte sind begeistert, Kinder in der Sprechstunde zu sehen. Viel Geduld und Zeit sind notwendig, damit das Behandlungsergebnis beide Seiten zufriedenstellt und der Termin nicht mit Tränen und Schrecken endet. Kleine Kinder können sprachlich meist schlecht ausdrücken, was sie bewegt und wovor sie ganz besonders Angst haben. Noch dürfen sie ihren Empfindungen nachgeben: Wenn ihnen nach Weinen zumute ist, dann tun sie es. Und wenn sie den Mund nicht öffnen wollen, dann bleibt er eben geschlossen. Da nutzt es auch wenig, wenn der Zahnarzt auf einer Abmachung besteht: «Wir haben doch ausgemacht, daß ich einmal reinschauen darf!»

Andererseits sind Kinder aber oft auch eher bereit, sich auf etwas Neues einzustellen, als Erwachsene. Sie sind leichter zu überzeugen und offener als die Großen. Wenn der Zahnarzt das zu nutzen weiß, hat er auch bei ängstlichen Kindern gewonnen.

Andrea ist zehn Jahre alt und hat kaum noch einen heilen Zahn im Mund: braune, teils abgebrochene Ruinen, Milchzahnreste, in deren Umgebung das Zahnfleisch entzündet ist – es sieht schlimm aus. Sobald sie das Wartezimmer betritt, weint sie vor Angst und Entsetzen.

An den wenigen Universitätskliniken, an denen Spezialisten für Kinderzahnheilkunde arbeiten, ist das Problem der überängstlichen, manchmal regelrecht panischen Kinder wohlbekannt. Weil ihre Angst eine frühere Behandlung immer verhindert hat, sind die Zähne der Kinder zum großen Teil in verheerendem Zustand. Eine aufwendige, zeitraubende Sanierung steht an, die bisherigen Versuche scheiterten alle an der Verweigerung der Kinder.

Willi-Eckhard Wetzel in Gießen ist Fachmann für solche Fälle. Er weist darauf hin, wie wichtig es ist, mit dem Kind zu sprechen und auf seine Verfassung einzugehen.

Andrea schwitzt und zittert vor Angst. Ihr ist übel, und sie rennt auf die Toilette: Vor lauter Erregung hat sie Durchfall bekommen. Der Zahnarzt sieht, wie schlecht es ihr geht, und zeigt Verständnis: «Die meisten Kinder weinen erst mal, das ist aber nicht schlimm. Erwachsene weinen ja manchmal auch.»

Das Kind beruhigt sich etwas, als er erklärt: «Wir müssen versuchen, es gemeinsam zu schaffen. Ich sage dir ehrlich, was passiert.» Beide schließen einen Vertrag. Der Zahnarzt und Andrea vereinbaren, daß er auf der Stelle aufhört, wenn sie die Hand hebt. Er führt vor, wie das funktioniert: «Ich lasse jetzt den Bohrer laufen, und du sagst ‹halt›.» Noch etwas ungläubig probiert das Kind aus, ob sich der Zahnarzt daran hält. Er bekräftigt: «Ich darf Kinder hier niemals anlügen, sonst würde sich kein Kind mehr von mir behandeln lassen.»

Andrea erklärt sich zögernd bereit, auf den Stuhl zu klettern, und beide beginnen ein *Entspannungsprogramm*. Der Arzt bittet Andrea in ruhigem Ton: «Setz dich ganz bequem hin.

- Spanne jetzt alle Muskeln deines Körpers stark an, das Gesicht, die Schultern, die Arme, die Finger, den Bauch, die Beine!
- Und nun entspanne dich wieder, sei ganz locker, versuche aber darauf zu achten, daß sich das Gefühl der Entspannung immer weiter in deinem Körper ausbreitet!
- Am besten ist es, wenn du dich auf die Schultern konzentrierst. Laß also alle Muskeln in den Schultern locker. So ist es gut.
- Achte jetzt auf die Oberarme – die Muskeln in den Oberarmen müssen immer gelöster werden – richtig!
- Konzentriere dich nun auf die Unterarme. Sie müssen ganz locker baumeln – so ist es gut.
- Und nun achte auf die Hände. Jeder einzelne Finger muß locker und entspannt sein: der Daumen, der Zeigefinger, merkst du, wie du ein lockeres Gefühl im Zeigefinger bekommst? Jetzt den Mittelfinger, den Ringfinger, und nun entspannt sich auch der kleine Finger.
- Jetzt achte auf die Entspannung im Gesicht: Die Stirn wird locker und glatt, die Zähne berühren sich nicht, die Augenlider werden angenehm schwer, merkst du das?

- Laß dieses angenehme Gefühl jetzt langsam über den ganzen Körper ausstrahlen, ja so. Versuche dich immer noch tiefer zu entspannen. Wenn du möchtest, kannst du dich richtig zusammensacken lassen. Du brauchst an nichts anderes zu denken.
- Versuche jetzt einmal auf das Ein- und Ausströmen deines Atems zu achten. Merkst du jeden Atemzug, den du machst? Hast du das Gefühl, daß du ganz schwer bist? Ja, bleibe so ruhig entspannt wie jetzt.
- Wenn ich jetzt den kleinen ‹Pieks› mache, damit auch der Zahn schläft, ist es nur noch so, als würde ich mit meinen Fingernägeln ganz kurz in deinen Arm zwicken. Ausgezeichnet, wie ruhig du bist.
- So, das war der kleine Pieks. Jetzt machen wir aber erst eine kleine Pause. Nachher können wir dann in aller Ruhe weitermachen.»

Für den kleinen Pieks hat der Kinderzahnarzt keine furchterregende große Spritze in der Hand, sondern eine kleine, die nur zwei Milliliter faßt. Obwohl er im Unterkiefer mit der Behandlung beginnt, muß er nicht nach dem Nervenstrang (*Nervus mandibularis*) suchen, wie bei Erwachsenen in diesem Gebiet notwendig (siehe Seite 58), sondern kann eine einfache lokale Betäubung setzen, weil die Kinderknochen noch weicher sind.

Andrea hat die Anzeichen der Panik abgelegt und läßt sich behandeln. Der Zahnarzt vergewissert sich: «Darf ich wirklich noch weitermachen?» und lobt: «Toll, nachdem du das geschafft hast, ist das Schlimmste vorbei.»

Nach zwanzig Minuten ist Andreas Geduld erschöpft – das akzeptiert ihr Behandler. Sie vereinbaren, beim nächsten Mal weiterzumachen.

Natürlich sind nicht alle Kinder so extrem ängstlich wie Andrea, auch nicht jedes Kindergebiß ist in so schlechtem Zustand. Viele Kinder versetzt aber schon der Gedanke an eine Füllung mit dem vorausgehenden Bohren in Furcht und Schrecken. Einfühlung, schrittweises Vorgehen und Entspannung hilft ihnen ganz genauso wie Andrea.

Welche Füllung für Kinderzähne?

«Mein Kind bekommt kein Amalgam in den Mund!» beschließen inzwischen viele Eltern. Für Milchzähne gibt es eine Alternative: gute Kunststoff-Füllungen. Sie müssen allerdings von einem guten Zahnarzt gelegt werden, die Qualitätsunterschiede sind beachtlich. Da sie ohnehin in absehbarer Zeit durch die bleibenden Zähne ersetzt werden, spielt die Frage der Haltbarkeit nicht die einzig ausschlaggebende Rolle. Weil die Randspalten auch bei den modernen Composites immer noch eine Problemzone sind, Schlupfwinkel für Karieserreger, müssen die Füllungen regelmäßig kontrolliert werden.

Die zahnfarbenen Kunststoffe mildern auch den Schrecken vieler Mütter. Sprößlingen, die mit einem abgebrochenen Stück Frontzahn von Spiel und Sport nach Hause kommen, kann rasch geholfen werden. Früher war das nur mit Überkronungen möglich, bei der viel Zahnsubstanz geopfert werden mußte. Mit den neuen Kunststoffen können die abgesplitterten Stücke restauriert werden, ohne daß der Restzahn leidet.

Schwieriger ist die Entscheidung, wenn die neuen Backenzähne Löcher haben. Bisher stopften die Zahnärzte sie mit Amalgam, und zwar weniger aus Kostengründen, sondern weil die Füllung im Regelfall nur einige Jahre halten sollte. In der Pubertät durchläuft der Zahnschmelz des Jugendlichen nochmals eine Phase großer Kariesanfälligkeit, so daß vor oder in dieser Zeit gelegte Amalgamfüllungen nicht als Dauerlösung galten. Außerdem sinkt auch die Zahnputzmoral der Jugendlichen häufig in diesem Alter, und ihre Ernährung läßt zu wünschen übrig. Die Zahnmediziner rechneten damit, daß die Karies so um sich greift, daß die alten Füllungen ohnehin ersetzt werden müssen. Die Lehrmeinung sah vor, daß es sich erst im Alter von etwa zwanzig Jahren lohne, teure und haltbare Gold-Inlays zu verwenden. Viele Zahnärzte denken inzwischen anders darüber und verpassen auch Jugendlichen kleine und kleinste Inlays. Auch Goldhämmerfüllungen (siehe Seite 63) kommen in Frage – sie werden allerdings nur von wenigen Zahnärzten (wieder) angewendet. Voraussetzung für die Haltbarkeit ist aber auch hier richtige Zahnpflege und vernünftige Ernährung.

Hilfe – ein Zahn ist ausgeschlagen!

Entsetzt faßt der neunjährige Florian mit der Hand an den Mund, wohin der Ball getroffen hat. Kein Zweifel, er hält seinen Frontzahn in der Hand. Weinend läuft er nach Hause. Seine schockierte Mutter schlägt den Zahn in ein sauberes Taschentuch und eilt mit dem Kind in die Zahnarztpraxis.

Dem Jungen kann geholfen werden. Schmerzlos bringt der Arzt Florians inzwischen gereinigten Frontzahn an seine angestammte Stelle im Oberkiefer zurück. Durch die Wucht des Balles ist auch das knöcherne Zahnfach leicht beschädigt. Florian trägt deswegen vier Wochen lang eine Plastikschiene, um den wieder eingesetzten Zahn an seinem Platz festzuhalten. Der Junge hat Glück im Unglück: Seine Schneidezähne sind erst vor eineinhalb Jahren durchgebrochen und deren Wurzeln noch nicht vollständig ausgewachsen. Die Chancen für Florian stehen gut, daß sogar das Zahnmark an der Wurzelspitze wieder anwächst und daß der Zahn weiterlebt.

Zwar ist es auch möglich, Zähne mit vollständig ausgebildeten Wurzeln wieder einzusetzen, doch müssen diese vorher wurzelbehandelt werden, damit das Zahnmark sich nicht zersetzt und eitrig zerfällt.

Auch wenn «nur» ein Milchzahn durch einen kleinen oder größeren Unfall ausgeschlagen wird, sollten Kind und Zahn schleunigst dem Zahnarzt vorgestellt werden. Zum einen lassen sich die kleinen Milchzähne besonders gut wieder einsetzen, zum anderen muß kontrolliert werden, ob durch den Schlag vielleicht der Keim eines bleibenden Zahnes verletzt wurde.

Das beste Transportmittel für einen ausgeschlagenen Zahn ist der eigene Mund. Der Speichel hält ihn feucht und reinigt ihn gleichzeitig sachte. Bei kleineren Kindern besteht allerdings die Gefahr, daß sie ihn verschlucken, und Größere denken im ersten Schreck oft nicht an diese Möglichkeit.

13   Gebiß am Gängelband

Kieferorthopädie

Notwendigkeit oder Modeerscheinung?

Eltern mit Kindern im Schul- und Zahnspangenalter werden sich
gut erinnern: Noch vor einer Generation gab es in den damals großen Klassen allenfalls ein Kind, das ein Gerät zur Kieferregulierung trug. Spange und Kind wurden bestaunt und auch bedauert.
Heute blitzt es bei jedem zweiten Schüler im entsprechenden Alter metallen im Mund, in manchen Klassen gar bei allen. Jährlich
sind mindestens eine Million bundesdeutscher Kinder in kiefer-
orthopädischer Behandlung.

Zahn- und Kieferregulierung haben zweifellos Boomzeiten. Für
die betroffenen Kinder ist dies insoweit von Vorteil, als sie keine
raren Außenseiter mehr sind, deren undeutliche Sprache und auffälliges Aussehen Anlaß zu Spott und Hänseleien geben. Allerdings drängt sich die Frage auf, warum die kieferorthopädischen
Behandlungen so überhand genommen haben und ob sie wirklich
in diesem Ausmaß notwendig sind. Das ist für die Eltern, denen
der Schul- oder der Hauszahnarzt dringend empfohlen hat, mit
dem Kind zum Kieferorthopäden zu gehen, äußerst schwer zu beurteilen.

Handelt es sich möglicherweise um eine Modeerscheinung,
nach der alle Kinder ein idealtypisches Gebiß aufweisen sollen?
Neueste Reihenuntersuchungen ergaben, daß immerhin 95 Prozent aller Kinder und Jugendlichen in ihrem Gebiß mehr oder weniger von der Norm abweichen. Müssen sie sich den restlichen
fünf Prozent mit einem optimalen Gebiß anpassen? Ist die Regulierung notwendig, um die Kaufunktion herzustellen und Karies
und Parodontopathien vorzubeugen? Ist es eine Frage der Ästhe-

tik, die für das Kind eine lebenslange psychische Belastung wäre? Oder ist es der scheinbar leichte Zugriff auf riesige Summen Krankenversicherungsgelder, der mittlerweile die Hälfte aller Kinder zum Kieferorthopäden führt?

Eine kieferorthopädische Behandlung ist jedenfalls immer ein Eingriff in ein kompliziertes System des Körpers mit weitreichenden Folgen in jeder Hinsicht für Kind und Eltern: Wer bereits ein «Spangenkind» zu Hause hat, kann in vielen Fällen ein Lied davon singen, welche «atmosphärischen Spannungen» sich aus der Diskussion um das Tragen und die Pflege des teuren Geräts ergeben können. Manche Zahnärzte befürchten, daß jede Regulierung des Gebisses den Zahnhalteapparat vorzeitig belastet und die Zähne mit dem Risiko von Entkalkung und Karies bedroht. Die Geräte an den Zähnen ziehen eine manchmal dramatische Folge von Veränderungen im ganzen System hinter sich her.

Mißerfolge sind nicht immer nur Resultate kindlicher Schlamperei, sondern auch manchmal vom Arzt zu verantworten, der das richtige Behandlungsziel setzen und wissen muß, wie er es erreichen kann.

Deswegen sollten sich Eltern gut informieren, warum ihr Kind welche Behandlung bei welchem Kieferorthopäden bekommt. Auch das Kind, um dessen Zähne es geht, muß wissen, wofür die Regulierung gut ist, und zur Mitarbeit entschlossen sein. Der anhaltende Widerstand eines elf- bis dreizehnjährigen Kindes und die vielfältigen Sabotagemöglichkeiten, die es trickreich zu nutzen weiß, lassen sonst alle Bemühungen scheitern.

Was ist Kieferorthopädie?

Das Fachgebiet Kieferorthopädie befaßt sich mit der Entstehung, der Vorbeugung und der Behandlung von Form- und Funktionsfehlern des Kauorgans. Solche Fehler können angeboren oder erworben sein und heißen in der Fachsprache *Dysgnathien*. Zum Kauorgan gehören alle Gewebsteile, die beim Kauen benutzt werden: die Kieferknochen und ihre Muskulatur, Zähne und Zunge. Das Kauorgan ist anatomisch nicht einheitlich wie etwa Leber oder Herz, aber es funktioniert als Einheit. Wenn sich an der Beschaffenheit seiner einzelnen Teile etwas ändert, wirkt sich das auf die Funktion aus und umgekehrt. Das System als Ganzes wird aber nicht arbeitsunfähig, wenn ein Teil schwächer wird oder gar ausfällt, weil sich die anderen Organteile sofort darauf einstellen und sich anpassen. Für uns ist das einerseits eine Chance, weil wir weiterhin kauen können, andererseits aber auch eine Gefahr, weil das Teil, das eine andere oder eine zusätzliche Funktion übernommen hat, auf Dauer überbelastet wird und schließlich Probleme verursacht. So begünstigen beispielsweise Fehlstellungen von Zähnen die Entstehung von Karies, weil an unzugänglichen Stellen und Nischen nicht gut geputzt werden kann. Einseitige Belastungen schaden dem Zahnhalteapparat, so daß die Zähne sich lockern und verlorengehen können. Die Kieferregulierung soll vorbeugen, nicht heilen.

Dies sind die Idealvorstellungen:

Beim *Milchgebiß* stehen je zehn Zähne, mit oder ohne Lücken, in einem gleichmäßigen, halbkreisförmigen Bogen. Die oberen Schneidezähne greifen beim Zusammenbeißen leicht über die Schneidezähne des Unterkiefers, die Kaukanten der oberen Schneidezähne leicht über die unteren.

Im gesunden, *bleibenden Gebiß* sollen die Zähne ohne Lücken, aber nicht zu eng nebeneinanderstehen. Der Oberkieferzahnbogen gleicht im Idealfall einer Ellipse, der des Unterkiefers einer Parabel. Bei geschlossenen Zahnreihen, von außen gesehen, steht der untere Zahn hinter dem entsprechenden Zahn des Oberkiefers. Außer den Frontzähnen im Unterkiefer haben alle zwei Gegenspieler, Antagonisten, im gegenüberliegenden Kiefer.

Wenn sich alle Einzelteile und ihr Zusammenspiel richtig entwickelt haben, kann das Kind die Zähne gut zusammenbeißen. Die Seitenzähne schließen so, daß sie ihre Aufgabe, das Mahlen und Zerkleinern der Speisen, gut erfüllen. Verdauung beginnt im Mund, aber nur dann, wenn die Vorarbeit auch wirklich stattfinden kann.

Das Kind kann alle Laute korrekt bilden und hat keine Sprachfehler, vor allem keinen *Sigmatismus* (fehlerhafte S- und Zischlaute). Es atmet durch die Nase und hält den Mund dabei geschlossen. So werden die oberen Luftwege durch Anfeuchten, Wärmen und Filtern der Luft geschützt. Die ein- und ausströmende Atemluft massiert die Schleimhäute und fördert die Durchblutung: Das gesamte Mittelgesicht und damit auch die Gebißentwicklung werden davon beeinflußt. Eine harmonische Atmung unterstützt die gesunde Skelettentwicklung und fördert die Muskeltätigkeit nicht nur des Kauorgans, sondern des ganzen Oberkörpers. Die Arbeit der Lunge wird erleichtert, Herz- und Stoffwechseltätigkeit günstig beeinflußt.

Wie es zu Störungen und Abweichungen kommt

Äußerst selten kommt es vor, daß überhaupt keine Zahnkeime angelegt sind. Der Zahnarzt spricht in diesem Fall von *Anodontie*. Fehlen viele Zähne aus allen Zahngruppen, bezeichnet man die Entwicklungsstörung als *Oligodontie*. Vergleichsweise häufig sind einzelne Zähne überhaupt nicht angelegt. Das kann sowohl im Milchgebiß wie auch bei den bleibenden Zähnen der Fall sein – oft betrifft es die Weisheitszähne. Manche Menschen haben mehr als die von der Natur vorgesehenen 32 Zähne. Eine solche Überzahl nennt man *Hyperdontie*. In anderen Kulturen werden die zusätzlichen Zähne als Glücksbringer bestaunt.

Wenn das Neugeborene seinen ersten Schrei tut, ist es noch lange hin, bis die Zähnchen aus dem Unterkiefer durchbrechen. Aber schon jetzt fallen wichtige Entscheidungen für seine künftige Zahngesundheit. Eine große Rolle spielt nämlich, ob es gestillt wird oder aus dem Fläschchen trinkt: Das Saugen an der Brust beansprucht die Kiefer- und Kaumuskeln sehr viel stärker als das Trinken aus der Flasche. Die Zunge liegt dabei unterhalb der Brustwarze und preßt sie durch kräftiges «Melken» aus. Der Unterkiefer der Babys liegt bei der Geburt etwa fünf bis sechs Millimeter gegenüber dem Oberkiefer zurück. Die Saugarbeit unterstützt das Hineinwachsen in die richtige Position. Wenn das Baby nur mit dem Fläschchen ernährt werden kann, muß das Loch im Sauger deshalb so klein wie möglich sein. Ist es zu groß, strömt viel zuviel Flüssigkeit in den Mund, und das Baby verschluckt sich oder es schützt sich mit der Zunge vor der hereinströmenden Flüssigkeitsmenge. Bei kleiner Saugeröffnung muß es auch mehr «arbeiten», ähnlich wie an der Mutterbrust. So wird es nicht nur satt, sondern es wird außerdem sein natürlicher Lutschtrieb befriedigt.

Wichtig ist auch die richtige Haltung des Babys beim Füttern mit der Flasche. Liegt das Kind zu flach, wird es gezwungen, die Zunge weit nach vorn zu bringen und kann den Sauger nicht richtig «melken».

Alle Babys haben ein angeborenes Bedürfnis danach, kräftig zu saugen. Sie nuckeln und saugen am Schnuller, an Daumen und Fingerchen, an einem Zipfel der Bett- oder Kuscheldecke, an einem Schmusetier. Manche beißen häufig auf Zunge und Lippen. Das fein abgestimmte System des Kauorgans ist gefährdet, wenn das Kleinkind – oft über Jahre – mit dem Daumen die oberen Frontzähne nach außen «hebelt» und die unteren Schneidezähne nach innen drückt. Eltern sehen sich da oft im Zwiespalt, ob sie dem Kind das natürliche Saugbedürfnis gönnen, ihm seinen Trost und seine Einschlafhilfe lassen oder ihm Zahnprobleme ersparen sollen. (Vom Umgang mit Nuckeln und Lutschen mehr auf Seite 169 f)

Die meisten Anomalien an Kiefer- und Zahnstellung entstehen aber während der Gebißentwicklung, in der Zeit vom Durchbrechen des ersten Zahnes im Unterkiefer bis zum vollständigen Durchbruch der bleibenden Zähne, der im Alter von etwa achtzehn Jahren abgeschlossen ist.

Es ist wichtig, daß das Kind von Anfang an durch die Nase atmet. Bei der Mundatmung leidet nicht nur die Gebißentwicklung: Die Luft erreicht die Lunge, ohne daß sie vorher durch die Nase angewärmt, angefeuchtet und durch die feinen Flimmerhärchen der Nasenschleimhaut gereinigt wurde. Wer durch den Mund atmet, leidet deswegen häufiger an Erkältungskrankheiten. Wenn jedoch das Baby in den ersten Monaten beim Schlafen den Mund offen hat, heißt das nicht, daß es falsch atmet. Das kann es nämlich noch gar nicht, da sein Kehlkopf noch zu weit oben liegt. Dieser wandert erst gegen Ende der Säuglingsperiode tiefer, und erst dann kann das Kind durch Nase *und* Mund atmen – das ist zum Beispiel beim Sprechen und bei körperlicher Anstrengung notwendig. Ein offener Mund beim Schlafen zeigt vermutlich an, daß das Kind zu flach in seinem Bettchen liegt und dadurch später in Versuchung kommt, durch den Mund statt durch die Nase zu atmen. Liegt das Baby mit dem Kopf auf einem flachen Kissen oder auf dem Bauch, hält es in den meisten Fällen den Mund geschlossen.

Was viele Eltern immer noch nicht wissen: Milchzähne sollten unbedingt so lange ihren Platz im Gebiß behalten, bis die bleibenden durchbrechen. Sie reservieren nämlich den Raum im Kiefer für die neuen, größeren Zähne, damit diese sich in die Zahnreihe einordnen können, Milchzähne sind kleiner und haben einen dünnen, empfindlichen Schmelz, durch den sich Karies viel schneller in das Zahnbein vorfrißt als bei den bleibenden Zähnen. Die schlimme Folge ist nicht nur der vorzeitige Verlust des Milchzahnes, der dann seine Platzhalterfunktion für den bleibenden Zahn nicht mehr ausfüllen kann. Unter Umständen ist dann auch der neue Zahn durch die in das Zahnsäckchen vordringende Entzündung schon schmelzgeschädigt.

Bei vielen spangentragenden Kindern sind solche «äußeren» Einflüsse der Grund für die Anomalien im Gebiß. Der vorzeitige Verlust von Milchzähnen durch tiefe Karies spielt dabei die größte Rolle.

Häufig wirken sich Erbanlagen – je nachdem, wie die Kiefer der Eltern oder Großeltern aussehen – auf die Stellung der Zähne und Kiefer aus.

Im gesunden Milchgebiß haben Zunge und Lippen unter anderem die Aufgabe, die Zähne in der Zahnreihe in der richtigen Position zu halten. Wenn Kieferfehlstellungen vererbt oder Zähne gar nicht angelegt sind, können Zunge und Lippen diese Aufgabe nicht übernehmen, so daß eine Kieferregulierung notwendig wird.

Selbst Erwachsene sind nicht gefeit gegen später auftretende Zahnfehlstellungen. Sie können sich auch nach Abschluß der Gebißentwicklung noch ergeben, etwa durch den Verlust bleibender Zähne oder durch falsche Kau- und Bißgewohnheiten bei schlechtsitzendem Zahnersatz.

Die häufigsten Fehlentwicklungen

Manchmal weichen einzelne Zähne oder Zahngruppen von der idealen Zahnbogenform ab. Sie sind gedreht, gekippt, verlängert oder verkürzt oder brechen überhaupt außerhalb des Zahnbogens durch. Die gesamte Verzahnung ist betroffen, wenn auch nur eine

Abweichung vorliegt. In solchen Fällen spricht der Kieferorthopäde von *Zahnstellungsanomalien*.

Wenn Ober- und Unterkieferzahnbögen jeweils harmonisch geformt sind, die einzelnen Kiefer aber zu weit nach vorn oder nach hinten stehen, liegt eine *Bißlageanomalie* vor. In diesem Fall hat das Kind ein fliehendes oder vorspringendes Kinn. Doch ein auffälliges Profil allein bedeutet nicht automatisch, daß die Kiefer reguliert werden müssen, denn auch bei einem weit zurückstehenden Kinn kann die Verzahnung perfekt sein und sehr gut funktionieren. Man spricht dann von einer sogenannten *Eugnathie*.

In den weitaus meisten Fällen findet der Kieferorthopäde eine Kombination aus fehlerhafter Zahnstellung und Bißlageanomalien.

Bei einem sogenannten *Zahnengstand* bietet der Kiefer zuwenig Platz für die bleibenden Zähne. In der drangvollen Enge der Zahnreihe kippt oder dreht sich einer der Zähne oder steht überhaupt außerhalb des Zahnbogens. Der Engstand kann verschiedene Ursachen haben, zum Beispiel ein Mißverhältnis zwischen der Größe des Kiefers und der Zähne. Die Milchzähne gehen vorzeitig verloren und können einander im Seitenzahnbereich nicht mehr erfolgreich stützen.

Wenn Zähne zu eng stehen, macht deren sorgfältige Pflege manchmal Schwierigkeiten. Bei mangelnder Sauberkeit wiederum sind Entzündungen des Zahnbetts und Parodontopathien nicht mehr weit. Zahnengstand verbindet sich meist mit anderen Fehlern, zumindest behindert er die Reinigung durch den Speichel und die Pflege, so daß dagegen etwas unternommen werden muß.

Zuviel Platz im Kiefer schafft hingegen Lücken. Typisch für den *Zahnlückenstand* sind Abstände zwischen den mittleren oberen Frontzähnen, «regelmäßige» Lücken im Mund kommen seltener vor. Manchmal ist durch den Zahnlückenstand auch die Verzahnung (*Okklusion*) gestört. Als *Diastema* wird eine erbliche Entwicklungsstörung bezeichnet, bei der meist die mittleren oberen Schneidezähne weit auseinanderstehen. Sie gilt aber nur als «echt», wenn sie nach abgeschlossenem Zahnwechsel noch immer besteht.

Bei einem *Rückbiß des Unterkiefers* stehen die oberen Schneidezähne vor. Im Milchgebiß sind die «Hasenzähnchen» häufig, bei den bleibenden Zähnen sollte sich das Überstehen ausgeglichen haben. Lutschen, Nuckeln, Einsaugen und Beißen der Unterlippe tragen kräftig zur Verschlimmerung bei. Die vorstehenden Schneidezähne stören nicht nur das gängige Schönheitsempfinden, sondern beeinträchtigen außerdem die Aussprache und das Kauen. Kleine und große Patienten mit vorstehenden Zähnen neigen dazu, mit offenem Mund zu atmen.

Vorgeschobene Schneidezähne sind bei Schlägen und Stößen besonders gefährdet. Gerade Kinderzähne werden bei Spiel und Sport häufig in Mitleidenschaft gezogen. Zahnärzte merken deutlich die katastrophale Zunahme der Autounfälle an abgebrochenen Kronen oder gar an verlorengegangenen – meist vorstehenden – Frontzähnen bei ihren Patienten.

Progenie heißt der untere frontale Vorbiß: Das Kinn steht vor und die unteren Schneidezähne weit vor den Oberkieferzähnen. Die Progenie ist bei manchen Patienten vererbt. Weil der Unterkiefer am meisten in der Pubertät wächst, ist erst danach zu sehen, ob eine kieferorthopädische Behandlung erfolgreich war. Wenn eine Progenie zu stark ausgeprägt ist, hilft nur eine Operation.

Bei der *Pseudoprogenie* dagegen liegt die Ursache im Oberkiefer. Die Verzahnung ist beim Zahnwechsel durcheinandergeraten. Wenn etwa die Milchfrontzähne zu früh verlorengingen, wächst der Oberkiefer langsamer als der Unterkiefer, so daß die unteren Schneidezähne über die oberen beißen statt umgekehrt. Damit läßt sich zum einen schlechter kauen, zum anderen leiden der Zahnhalteapparat und das Kiefergelenk unter der falschen Belastung. Mit der Korrektur der falschen Verzahnung sollte schon im Milchgebiß begonnen werden.

Das Gegenbild der Progenie ist die *sagittale Frontzahnstufe*, bei der die oberen Frontzähne die unteren Lippenflächen überdecken. Entweder ist der Oberkiefer stärker entwickelt oder die Unterkieferentwicklung nach rückwärts gehemmt. Eigentlich müßte diese Fehlstellung zu Zahnlockerungen führen, weil die Seitenzähne auseinanderklaffen und die Schneidezähne besonders stark belastet sind. Lange rätselten die Kieferspezialisten, warum das nicht der Fall ist. Inzwischen fanden sie heraus, daß Menschen mit Deckbiß eine andere Kaugewohnheit haben: Sie hacken mehr als sie kauen. Eine vertikal gerichtete Muskelgruppe herrscht vor – sie haben sich der Anomalie angepaßt und entlasten damit die Frontzähne.

Offener Biß nennt der Kieferorthopäde das Auseinanderklaffen der Zahnreihen beim Zubeißen. Das ist eine erhebliche Behinderung für die Kiefer, weil sie nicht mit den Schneidezähnen abbeißen können und außerdem Sprachstörungen haben. Sie atmen durch den Mund. Der Grund für diese Fehlentwicklung liegt meist weit zurück. Falsche Schluckgewohnheiten als Säugling oder eine frühe Erkrankung können eine Rolle bei der Entstehung des offenen Bisses gespielt haben. Die Korrektur mit kieferorthopädischen Geräten allein reicht dann nicht aus, sondern es sind außerdem zusätzliche Therapien wie etwa eine logopädische oder myofunktionelle Behandlung erforderlich (siehe Seite 169).

Beim Zusammenbeißen in einem gesunden Gebiß treffen jeweils zwei Zähne auf einen gegenüberstehenden Zahn auf. Beim *Kreuzbiß* jedoch treffen die oberen Mahlzähne mit ihren äußeren Höckern auf die Kauflächen der unteren Mahlzähne. So läßt sich nicht gut kauen, und die Zähne sind auch hier einseitig belastet.

So geht die Behandlung vor sich:

Ob durch Nuckeln, Lutschen, frühe Karies oder angeboren: die orthodontische Behandlung soll die Funktionsfehler im Gebiß wieder rückgängig machen. Ob dies gelingt, hängt zum großen Teil davon ab, wie alt der Patient ist und wie schwer die Störung ist. Der Kieferknochen baut sich ab, wenn *Druck* auf ihn ausgeübt wird. Wenn *Zug* auf ihn wirkt, baut er sich neu auf. Damit arbeitet die kieferorthopädische Behandlung. Ein zu enger oder zu breiter Kiefer, lückenhaft oder zu eng stehende Zähne werden mit Druck- und Zugkräften so verändert, daß sich die Zahnbögen richtig formen können. Der Kieferorthopäde kann entweder festsitzende Geräte verwenden oder herausnehmbare Apparate, die *Spangen*.

Damit die Geräte wirken können, muß eine – je nach Fehlstellung oder Anomalie unterschiedliche – Mindestanzahl bleibender Zähne schon im Mund durchgebrochen sein. Das ist meist erst nach dem achten Lebensjahr, während der Wechselgebißphase, der Fall.

In der ersten Sitzung untersucht der Kieferorthopäde die Kiefergelenke: Wie öffnen sie, wie schließen sie, wie arbeitet die Kaumuskulatur? Sind die Zahnbögen gut geformt, wie liegen sie zur Ober- und Unterkieferbasis? Hat der kleine Patient ein vorstehendes oder ein fliehendes Kinn? Wie stehen die Lippen und Zähne zueinander?

Der Arzt vermißt die Zahnbögen und die Beziehung der Kiefer zueinander. Danach fertigt er einen Abdruck von Ober- und Unterkiefer und ein Gebißmodell an. Nicht nur Erwachsene fürchten diese Prozedur, weil sie zum Würgen reizt. Wenn Sie wissen, daß Ihr Kind am Gaumen besonders empfindlich ist, sollten Sie das rechtzeitig sagen. Ein erfahrener Kieferorthopäde weiß, wie er das Kind für diese Zeit ablenken kann, damit es die unangenehme Prozedur gut übersteht.

Eine Röntgen-Übersichtsaufnahme läßt erkennen, wieviele Zähne an welcher Stelle im Kiefer stecken. Eine Fernröntgenaufnahme gibt Aufschluß, wie Zähne, Kieferknochen und Gesichtsschädel zueinander liegen. In vielen Praxen stehen auch schon Computer, die solche Fernröntgenaufnahmen auswerten. Damit lassen sich Wachstumsvorgänge dreidimensional erfassen, vorhersagen und vergleichen. Eine Flut von Werten und Zahlen über den Zustand, wie er *ist*, wie er sein *soll*, und über die *Abweichung* von der Norm spuckt der Rechner aus – eine teure Angelegenheit, die aber nur dann etwas nützt, wenn der behandelnde Arzt etwas damit anzufangen weiß und sie auch handwerklich umsetzen kann.

Weil die meisten Kinder noch in der Vorpubertät stecken, wenn sich die Frage nach der Kieferregulierung stellt, ist oft noch unklar, wie weit sie in der körperlichen Reife schon fortgeschritten sind. Das ist jedoch wichtig zu wissen, um den Zeitpunkt des Behandlungsbeginns zu bestimmen, der weder zu früh noch zu spät angesetzt werden sollte. Ein allzu zeitiger Beginn schiebt das Ende der Behandlung hinaus, weil sich während des körperlichen Wachstums auch im Mund noch vieles verändert. Beginnt man dagegen zu spät mit der Regulierung, wird der Erfolg zweifelhaft. Um den richtigen Zeitpunkt abzupassen, fertigen manche Kieferorthopäden Röntgenaufnahmen von der Hand an, von denen sie sich Aufschluß über das Reifestadium des Skeletts erhoffen. Die Zuverlässigkeit solcher Ergebnisse ist jedoch umstritten. Zur Vorbereitung der Behandlung wird der Patient außerdem en face (von vorn) und im Profil fotografiert, so daß nach Abschluß der Regulierung ein

«Vorher-Nachher»-Vergleich über den äußerlich sichtbaren wie über den Funktionserfolg angestellt werden kann.

Der Kieferorthopäde sieht sich auch die Eltern des Patienten an: Weisen auch ihre Gebisse (oder eines davon) eine auffällige Fehlstellung auf, zum Beispiel einen Vorbiß des Unterkiefers, dann kann sie vererbt sein. Die Wahrscheinlichkeit eines Rückfalls ist in diesem Fall größer, als wenn der Fehler durch äußere Einflüsse entstanden ist.

Er fragt das Kind nach Nuckel- und Lutschgewohnheiten. Nicht immer trauen sich die Kinder, eine ehrliche Antwort zu geben, weil ihnen die Warnungen und Drohungen der Eltern noch im Ohr klingen. Deswegen schaut der Arzt nach, ob das Kind eine Hornhaut am Daumen hat. Wenn ja, ist dies ein deutlicher Hinweis darauf, daß er häufig im Mund ist.

Wichtig ist ihm auch die Frage, ob das Kind allergische Reaktionen zeigt. Herausnehmbare Geräte bestehen immer aus Kunststoff, festsitzende aus Nickellegierungen. Beide Materialien können Allergien verursachen. Gerade Nickel ist ein Allergen, auf das immer mehr Menschen reagieren. Viele Mädchen sind aufgrund durchstochener Ohrläppchen schon gegen Nickel sensibilisiert.

Wenn das Kind durch den Mund statt durch die Nase atmet, muß eventuell ein Hals-Nasen-Ohren-Arzt die Ursache feststellen. Falsche Atmung beeinträchtigt nicht nur die Gesundheit, sondern auch das Ergebnis der Kieferregulierung.

Sind die Zähne nicht gut gepflegt, wird der Arzt dem zukünftigen Spangen- oder Klammerträger ganz genau erklären, wie er sein Gebiß am besten pflegt.

Fast ebenso wichtig wie die technisch-handwerkliche Vorbereitung der Behandlung ist die psychologische Seite. Kind und Eltern sollten gut verstehen und wissen, welcher Art die Abweichungen und Fehlstellungen sind. Sie sollten sich nicht scheuen, nachzufragen, wenn Sie etwas nicht verstanden haben. Nur wenn Sie und Ihr Kind von der Notwendigkeit einer Behandlung überzeugt sind, werden Sie die damit verbundenen Unbequemlichkeiten und Einschränkungen auf sich nehmen.

Eine große Rolle spielt, wie es dem Kind zum Zeitpunkt der Behandlung persönlich geht. Wenn sich zum Beispiel seine Eltern gerade scheiden lassen, leidet das Kind unter einer enormen Belastung. In den meisten Fällen kann es sich dann in seinem Kummer nicht einmal Hilfe holen, weil die Eltern mit ihrem eigenen Schmerz beschäftigt sind. Ärger in der Schule mit schlechten Noten oder einem Lehrer, eine chronische oder gerade überstandene Krankheit – all das sind Faktoren, die einem Kind sehr zusetzen. Wenn es zu einem solchen kritischen Zeitpunkt zusätzliche Aufgaben übernehmen soll, die Disziplin und das Ertragen von Unannehmlichkeiten verlangen, ist es überfordert.

Wenn der Kieferorthopäde all das erfragt und die Abdrücke, Röntgenaufnahmen und Profilbilder vor sich liegen hat, kann er die Behandlung planen und entscheiden, welche Geräte welche Veränderungen bewirken sollen. Beim nächsten Termin erfahren Eltern und Kind die Diagnose. Der Arzt klärt sie über mögliche Alternativen auf, über die Art des Gerätes, über die Dauer der Behandlung und wie oft das Kind bei ihm erscheinen muß.

Den kleinen Patienten bewegt dabei wohl hauptsächlich die Frage, ob er seinen Apparat herausnehmen kann oder ein festsitzendes Gerät bekommt.

Zahnspangen lassen sich aus dem Mund entfernen. Sie bestehen aus einer Kunststoffplatte, die mit Drahtklammern und Federn die Zähne umfaßt. Oft sind Schrauben eingearbeitet, die es ermöglichen, Kiefer und Zahnbogen zu dehnen und zu strecken. Damit können auch einzelne Zähne bewegt werden.

Recht schnell rufen die sogenannten *Aktivatoren* Veränderungen im Gebiß hervor. Ihr Sitz und ihre Wirkung müssen regelmäßig kontrolliert und eventuell verändert werden.

Kinder mit Zahnspange wissen die Vorteile des Herausnehmens zu schätzen: Zähne und Spange lassen sich leicht reinigen und beim Arzt gut kontrollieren. Aktivatoren sind gewebefreundlicher für Zähne und Schleimhaut als festsitzende Geräte. In der Schule, wenn die Behinderung beim Sprechen unangenehm ist, oder bei anderen Gelegenheiten, wo ihnen vorteilhaftes Aussehen wichtig ist, kann die Spange in ihrem Behälter – besser nicht in der Hosentasche – verschwinden. Manchmal geschieht das allerdings allzu leicht und allzu häufig: «Sie rutscht mir nachts einfach aus dem Mund», «ich habe vergessen, sie reinzutun», «ich kann sie jetzt nicht finden» oder im schlimmsten, aber nicht seltensten Fall: «Ich denke, ich habe sie verloren!» lauten dann die entsprechenden Erklärungen. Wenn jedoch die Tragezeit nicht eingehalten wird, kann die Spange nichts bewirken. Ihr «Anstoß» auf die Zahnkrone und den Knochen ist nämlich eher leicht. Inkonsequenz beim Tragen – auch nur für kurze Zeit – kann eine monatelange Behandlung zunichte machen.

Der *Gesichtsbogen* (*Headgear*) hängt an zwei festsitzenden Bändern auf den ersten Backenzähnen. Zwei Drahtteile führen aus dem Mundwinkel zu einem elastischen Band im Nacken oder am Hinterkopf. Der Gesichtsbogen bremst das Wachstum des Oberkiefers. Wenn etwa alle Frontzähne des Oberkiefers, Eckzähne und die ersten Backenzähne gemeinsam nach hinten wandern sollen, reicht die Spange nicht aus, die an den Mahlzähnen zieht. Statt die Frontzähne nach hinten zu ziehen, würde die Spange die Mahlzähne nach vorn bewegen. Der Gesichtsbogen hält die Mahlzähne fest, damit der Oberkieferzahnbogen gebremst oder zurückbewegt wird. Wie die herausnehmbare Spange muß auch er täglich mindestens zwölf Stunden getragen werden.

Festsitzende Apparate hingegen bleiben im Mund. Sie bewegen die Zähne nicht nur an der Krone, sondern in ihrer ganzen Länge. Die Technik der Multiband-Apparatur kann Zähne sogar verlängern oder verkürzen und in ihrer Achsenstellung verändern. Diese Bänder, Metallringe, die der Kieferorthopäde auf jeden einzelnen Zahn setzt, werden festzementiert.

Für die festsitzenden *Brackets*, Aufsätze auf den Zähnen, muß der Zahnschmelz aufgerauht werden, damit der Kleber hält. Dafür verwendet der Kieferorthopäde verdünnte Phosphorsäure. Bei dieser Prozedur muß er darauf achten, daß die Säure nicht das Zahnfleisch und die Mundschleimhaut verätzt. Versuche, die Schmelzflächen ohne Anätzen mit den Brackets zu bekleben, sind leider fehlgeschlagen. Je weniger Schmelzoberfläche angerauht wird, desto besser, denn unter dem Kleber entstehen winzige Risse und Spalten. Die angeätzten Stellen entkalken und demineralisieren, sie sind daher kariesgefährdet. Wenn die Brackets angeklebt sind, quillt der überflüssige Klebstoff an den Seiten heraus. Er muß gründlich entfernt werden, weil sich sonst an diesen Stellen Zahnbelag bildet und ebenfalls Karies droht.

Am Ende der Behandlung mit festsitzenden Geräten reinigt und poliert der Arzt die Zähne gründlich. Wichtig ist, daß er genau untersucht, ob der Zahnschmelz unter den Brackets gelitten hat und demineralisiert ist oder ob die Zahnwurzeln verkürzt sind. Wenn die Zähne durch die Metallbänder nämlich allzu kraftvoll bewegt werden, leiden Zahnhalteapparat und Wurzeln darunter. Neue Legierungen ermöglichen inzwischen die Verwendung flexiblerer Drähte.

Welches Gerät wie lange getragen wird, hängt davon ab, wie stark die Anomalien der Zahnstellung und der Kiefer ausgeprägt sind. Schließlich lassen sich Zähne nur bis zu einem gewissen Grad ausrichten und der Kiefer auch nur begrenzt dehnen. Unter Umständen müssen sogar bleibende Zähne gezogen werden, damit die anderen Platz in der Reihe finden und sich die Kieferbögen gut «verzahnen».

Zahnbewegung gelungen – was jetzt?

Große Veränderungen haben stattgefunden: Alle Zähne stehen in Reih und Glied, die Kiefer funktionieren, wie sie sollen. Das geht manchmal schneller als Knochen, Zahnhalteapparat, Schleimhaut, Lippen, Kau- und übrige Mundmuskulatur sich an die neuen Verhältnisse gewöhnen können. Im Kieferknochen hat ein Ab- und Umbau stattgefunden, Knochengewebe hat sich neu gebildet. Die Kiefer haben sich in ihrer Lage verändert, die Muskulatur wird jetzt anders beansprucht. Es leuchtet ein – wenngleich nicht immer den Kindern –, daß die Rückfallgefahr hoch ist, solange die anderen Kräfte des Kauorgans noch nicht mit- oder sogar dagegenarbeiten.

Um das Zurückwandern von Zähnen und Kiefern in die alte, falsche Position zu verhindern, müssen sie daher noch eine Zeitlang mit sogenannten *Retentionsgeräten* «festgehalten» werden. Die herausnehmbare Spange wird einfach noch eine Weile – meist einige Monate, manchmal auch Jahre – nachts weiterhin getragen.

Wer ein festsitzendes Gerät hatte, trägt jetzt entweder einen *Positioner*, der die noch relativ beweglichen Zähne in der besten Position zusammenhält, oder eine *Retentionsplatte*. Manchmal wird auch ein *Haltedraht* innen an den unteren Frontzähnen angeklebt.

Das sollten Kind und Eltern wissen:

Die neue Spange sitzt im Mund – in den meisten Fällen trägt das Kind sie mit Gelassenheit, schließlich sehen fast alle in der Klasse so aus. Bei den meisten treten jedoch in den ersten Tagen kleine, aber schmerzhafte Verletzungen der Wangenschleimhaut auf. Die Zähne spannen, oder die Zunge reibt und scheuert an den Klammerenden und Brackets. Das ist normal, schließlich hat das Kind ja einen Fremdkörper im Mund. Wenn die Beschwerden aber nach ein paar Tagen nicht verschwunden sind, sollte der Kieferorthopäde noch einmal kontrollieren, ob alles seine Ordnung hat.

Der Erfolg der Behandlung steht und fällt mit dem Einhalten der Tragezeit. Manche Kinder sind wahre Wunder an Disziplin: Ohne Aufforderung und Gejammer tragen sie mit stoischer Gelassenheit ihr Gerät. Das ist aber nicht die Regel und wäre wohl auch zuviel erwartet, schließlich verhalten sich auch die wenigsten Erwachsenen unentwegt vernünftig.

Der Kieferorthopäde überreicht dem Kind ein Kärtchen, auf dem es die Tragezeiten einträgt. Das sollte es unbedingt selber tun, weil es auf diese Weise ein Stück Verantwortung übernehmen kann. Eltern sind gefordert, das Kind liebevoll, aber konsequent daran zu erinnern, die Spange einzusetzen. Zu Beginn der Behandlung rutscht sie nachts öfter heraus, deswegen sollten Sie gelegentlich nachsehen, ob die Spange noch fest sitzt! Bleibt es beim beständigen Herausrutschen oder -fallen, muß der Arzt dem Problem auf den Grund gehen.

Ganz besonders wichtig ist das sorgfältige Reinigen der Zähne *und* des Geräts. Eine herausnehmbare Spange muß mit der Zahnbürste einmal am Tag vorsichtig gereinigt werden, der Kieferorthopäde zeigt, wie es gemacht wird. Die Spange wird sonst nicht nur unansehnlich, sondern es sammeln sich auch Bakterien auf ihrer Oberfläche. Vor dem Einsetzen müssen die Zähne peinlich sauber geputzt sein. Wenn die Spange mit der Bürste gut gepflegt wird, kann das Einlegen in die Pflegemittellösung auf ein Minimum reduziert werden. Die von den Herstellern angegebene Menge und Häufigkeit schadet den Geräten eher, als sie nutzt.

Die Nischen, Drahtschlingen, Gummiringe und Brackets der festsitzenden Geräte bieten hervorragende Schlupfwinkel für Essensreste, Zahnbelag und damit für Bakterien. Deswegen müssen sie äußerst sorgfältig gereinigt werden, damit sich keine Zahnfäule darunter einnisten kann. Auch Zahnfleischentzündungen können durch den Schmutz am Gerät entstehen. Die normale Zahnbürste reicht da meist nicht aus, erst die Zwischenraumbürste und die Munddusche erreichen die «Nester». Um der Gefahr des Entkalkens und der Demineralisierung zu begegnen, empfehlen Kieferorthopäden, die Zähne mit Fluoridlösungen zu spülen oder mit Fluorgel zu putzen.

Der Apparat darf nicht schmerzen, stechen oder zu sehr drükken, denn das schädigt die empfindliche Schleimhaut. In solchen Fällen sollte der Kieferorthopäde immer nachsehen, ob das Spannungs- und Druckgefühl normal ist. Durch Verstellen einer kleinen Schraube am Gerät läßt sich die unangenehme Spannung vermindern beziehungsweise ganz beseitigen.

Sollten sich Bänder oder Brackets lösen, müssen sie so schnell wie möglich wieder befestigt werden. Der «befreite» Zahn rutscht schnell aus seiner Stellung, und es dauert sehr lange, bis er wieder da steht, wo er sein soll.

Gute Arbeit und doch Schwierigkeiten – was tun?

Die Spange sitzt, bereitet keinerlei Probleme, zur Kontrolle beim Kieferorthopäden zeigt das Kind Einsicht und guten Willen. Nur: Es schlampt mit den Tragezeiten zu Hause, der Erfolg will sich nicht einstellen. Es ist gut möglich, daß es sich dabei um innerfamiliäre Machtkämpfe handelt. Ein Kind, das eine Zahnspange trägt, ist ja im Normalfall in dem Alter, in dem sich erste Tendenzen zur Loslösung regen. Es gibt Auseinandersetzungen um Hausaufgaben, um Kleidung, um die Uhrzeit des Zubettgehens – meist setzen sich die Eltern durch, denn noch haben sie mehr Macht. Die kieferorthopädische Behandlung bietet sich dann geradezu als Thema der Verweigerung und der Renitenz an. Ein Kind wird immer eine Möglichkeit finden, sich dem Tragen der Spange zu entziehen, wenn es dazu entschlossen ist. Dann sind Arzt, Eltern und Kind gefordert, eine Zusammenarbeit zu entwickeln, bei der die Zahnspange aus dem Familienspiel: «Wer setzt sich am besten durch?» herausgenommen wird.

Auch das kommt vor: Beide Seiten haben getan, was sie konnten. Der Kieferorthopäde hat ein sinnvolles Behandlungsziel gesetzt, eine handwerklich optimale Arbeit geleistet. Das Kind trägt die Spange, wann und wie es soll, es putzt und pflegt – aber es geht kaum voran.

Hilfe kann in diesem Fall vom Logopäden kommen, weil möglicherweise falsche Sprechgewohnheiten die Regulierung behindern. Solche Angewohnheiten stammen meist aus der Kleinkinderzeit und sind zum Teil auf die Mundbedingungen *vor* der Regulierung zurückzuführen.

Komplizierter wird es, wenn die feine Muskulatur in der Mundregion und die Zunge gegen die kieferorthopädische Absicht arbeiten. In manchen Fällen ist diese Fehlfunktion von Mutter oder Vater geerbt. Eine schon lange bekannte, aber nicht sehr verbreitete Behandlung beschäftigt sich mit solchen Störungen: Durch eine *myofunktionelle Therapie* lernt das Kind Schritt für Schritt durch spezielle Übungen, die Muskulatur umzutrainieren.

Der Blick auf die Finger bestätigt auch öfter den aufkeimenden Verdacht: Es wird weiter gelutscht und genuckelt.

Lutschen und Saugen

Die Bilder des schwedischen Fotografen Lennart Nilsson gingen um die Welt: Ein Embryo in der Gebärmutter lutscht am Daumen, offenbar zu seinem Wohlbefinden. Ist das Baby geboren, nimmt es zuallererst mit dem Mund Kontakt auf: Mutters Brust ist die Welt. Sobald das Baby greifen kann, wandern alle erreichbaren Gegenstände in den Mund und werden dort auf ihre Eßbarkeit, aber auch auf Form und Größe «untersucht». Lutschen und Nuckeln gehören also zur ganz normalen kindlichen Entwicklung. Alle Kinder tun es, allerdings unterschiedlich lange. Mit dem Älterwerden wenden sie sich mehr der Umwelt zu, während das Saugbedürfnis abnimmt. Etwa im vierten Lebensjahr sollte es sich zurückentwickelt haben. Bleiben Daumen oder Bettzipfel, Kuscheldecke oder Nuckel weiterhin und für längere Zeit im Mund, verschieben sich Zähnchen und Kiefer.

Viele Eltern sind in diesem Punkt verunsichert: Haben sie nicht lange genug gehört, daß das Lutschen ein natürliches Bedürfnis ist? Mit Schaudern denken sie an die eigene frühe Kindheit, als ihnen ein gallebitterer Stoff auf den geliebten Daumen geschmiert, ein Handschuh vor dem Schlafengehen verpaßt oder gar die kleine Hand festgebunden wurde. Schwarze Pädagogik nennen die Psychologen solche rabiaten Maßnahmen. Hin- und hergerissen fühlen sich die Eltern, wenn sie an die Folgen solcher gewalttätigen Erziehung denken und gleichzeitig vom Zahnarzt düstere Prognosen über künftige oder gar schon bestehende Schäden am Gebiß zu hören bekommen.

Für die Entscheidung, was zu tun ist, ist es für die Eltern sehr wichtig zu wissen, *warum* ihr Kind weiterhin lutscht. Oft ist es ganz einfach eine liebgewordene Angewohnheit. Das Kind hat so lange genuckelt und dies als angenehm empfunden, daß es von allein nicht aufhört. In solchen Fällen sollte es dem Kind zugunsten seiner Zähne rasch abgewöhnt werden. So könnte etwa ein selbstgezeichneter Wochenplan entworfen werden: An Tagen ohne Nuckeln zeichnen die Kinder eine Sonne ein, wenn es nicht geklappt, hat eine Regenwolke. Kleine Erfolge bringen Belohnungen ein, ein Lob oder ein kleines Geschenk. Eine bessere Wirkung erzielen häufig Belohnungen, die vom Zahnarzt kommen: Er ist eine Instanz, die unabhängig von den eingeschliffenen Gewohnheiten zu Hause ist und dessen Lob daher meist besonders schwer wiegt.

Manchmal ist verstärktes Nuckeln beziehungsweise die Wiederaufnahme der schon abgelegten Gewohnheit ein Hilferuf: «Schaut nach mir, ich komme zu kurz!» Wenn etwa ein zweites Baby das Kind aus der Kronprinzenrolle verdrängt und alle Aufmerksamkeit auf sich zieht, versucht es eben, auch wieder so klein zu werden wie das Baby. Auch das größere Kind braucht wieder Windeln und steckt den Finger in den Mund und hofft, dadurch ganz genauso wie der Neuankömmling beachtet zu werden.

Schwieriger ist es, wenn das Kind in seiner Entwicklung gestört ist und dadurch den «Absprung» aus der oralen Phase, in der sich alles um den Mund dreht, nicht schafft. Die Gründe sind bei jedem Kind unterschiedlich: Möglicherweise hat es durch mangelnde Zuwendung und Zärtlichkeit der Eltern nicht genügend Sicherheit bekommen, um sich auf den nächsten Schritt des Größerwerdens einzulassen. Die Auseinandersetzung mit der Umwelt erscheint ihm bedrohlich, es bleibt lieber auf der vertrauten Stufe. Aber auch zuviel Fürsoge, Ängstlichkeit und Betulichkeit der Familie kann dazu beitragen, daß es in seiner psychischen Entwicklung steckenbleibt. Es traut sich noch nicht weiter – und die Umwelt will das eigentlich auch nicht so recht.

Das Lutschen abzugewöhnen erfordert dann immer viel Zeit, Geduld und Einfühlungsvermögen. Und: Das Kind muß einverstanden sein, sonst münden alle Versuche in Tränen und werden scheitern. Setzen sich die Eltern mit ihren Machtmitteln gegen das Kind durch, müssen sie damit rechnen, daß sich die Störung woandershin verschiebt: Vielleicht näßt es wieder ein oder traktiert das Neugeborene. Neue Schwierigkeiten sind dann vorprogrammiert.

Ganzheitsmedizin

Das Ganze ist mehr als die Summe der Einzelteile

«*Die wahre Grausamkeit in der Medizin ist die Behutsamkeit.*»
So lautet das Bekenntnis eines amerikanischen Arztes aus Cincinnati. Getreu den Maximen der amerikanischen Schulmedizin, die den bundesrepublikanischen Ärzten noch immer als Vorbild gilt, dosieren die Heilkundigen so hoch und operieren so schnell wie nirgends sonst auf der Welt. Sie halten es ganz mit Galilei: «*Alles, was meßbar ist, messen, alles, was nicht meßbar ist, meßbar machen.*» Der Körper ist in ihren Augen eine hochkomplizierte Maschinerie, die möglichst in allen Einzelheiten zu zergliedern, zu benennen und von vielen, vielen Einzeldisziplinen zu erforschen und zu behandeln ist.

Die moderne Medizin mit ihren technischen Möglichkeiten hat mit dieser Sichtweise zweifellos faszinierende Erfolge erzielt. Je teurer und aufwendiger sie wurde, desto klarer sind aber auch ihre Grenzen zu erkennen. Eher hilflos steht sie vielen chronischen Krankheiten gegenüber wie etwa Rheuma oder den meisten bösartigen Tumoren. Je mehr High Technology in die Krankenhäuser und Praxen einzog, desto stärker wuchs das Unbehagen von Patienten wie Ärzten. Der Faktor Mensch geriet immer mehr aus dem Gesichtsfeld. Was zählt, sind Daten und Informationen aus der umfangreichen Diagnostikapparatur.

Dieser Umstand veranlaßte Ellis Huber, den Präsidenten der Berliner Ärztekammer, zu dem Kommentar: «*Wir haben ein Gesundheitswesen mit chemischer statt mit persönlicher Zuwendung.*»

An ihre Grenzen ist die rein naturwissenschaftlich orientierte

Schulmedizin auch oft mit ihren Therapieverfahren gestoßen. Dabei setzt sie hauptsächlich auf *kausale Behandlung*, durch die die Ursache der Krankheit und damit die Krankheit selbst beseitigt werden soll. Dazu allerdings reichen ihre Mittel häufig nicht aus. Selbst an Infektionskrankheiten sind nämlich nicht nur Erreger schuld – damit diese sich ausbreiten können, muß gleichzeitig auch die Abwehrkraft des Körpers geschwächt sein. Ein Antibiotikum, das lediglich die Bakterien vernichtet, setzt also nicht wirklich an den Ursachen der Infektion an.

Bei anderen chronischen Krankheiten kann dem Körper eine fehlende Substanz – beispielsweise Insulin bei der Zuckerkrankheit – zugeführt werden. Das ist zwar lebensrettend, aber keine Heilung. Durch die *Substitionstherapie* wird dem Körper lediglich ständig nachgeliefert, was er eigentlich selbst produzieren sollte.

Durch die *antagonistische Therapie* wird Gegensätzliches mit Gegensätzlichem bekämpft. Symptome und Krankheitszeichen werden unterdrückt, oft ohne Kenntnis der Ursachen, zum Beispiel mit fiebersenkenden Mitteln. Die biologische Medizin betrachtet dieses Verfahren sogar als ausgesprochenen Fehler: Nach ihrem Verständnis gilt Fieber, sofern es nicht zu hoch ist oder zu lange andauert, als sinnvolle Reaktion des Organismus, der sich mit einer Krankheit auseinandersetzt. Aber nicht nur die Grenzen und Mängel der Schulmedizin treiben die Patienten scharenweise in die Praxen von Naturheilärzten. Immerhin denken achtzig Prozent der Bundesbürger positiv über Natur- und Erfahrungsheilkunde. Vielen ist inzwischen bewußt, daß wir nicht nur im Umgang mit der Natur Raubbau getrieben haben, sondern auch an uns selbst, und daß wir umdenken müssen. Das gilt auch für die Ärzte, die sich mehr und mehr nach den Wünschen ihrer Patienten richten. Jeder fünfte – das ergab eine neuere Studie in Dortmund – verläßt die Praxis eines Internisten oder Allgemeinmediziners mit einem Rezept für homöopathische Arzneimittel. Der Zentralverband der Ärzte für Naturheilverfahren in Freudenstadt hat mehr als siebentausend Mitglieder, und es werden immer mehr. Bei der Bundesärztekammer sind mittlerweile 1700 Kollegen mit der Anerkennung für Naturheilkunde registriert. Um diesen Titel zu tragen, muß ein Arzt mindestens sechs Monate unter der Aufsicht eines naturheilkundigen Mediziners arbeiten, der eine Ausbildungsermächtigung hat. Erst dann wird er zur Prüfung vor der Ärztekammer zugelassen.

In anderen Ländern gilt Behutsamkeit schon länger als wichtiger Grundsatz der Medizin, wie zum Beispiel in Frankreich. Dieses Land hat zwar auch die Vorbilder der radikalen amerikanischen Medizin hervorgebracht, wie etwa den Mikrobenjäger Louis Pasteur und den Naturwissenschaftler und strengen Rationalisten Descartes, doch hatten französische Ärzte immer schon mehr Vertrauen in die Heilkräfte der Natur. Sie achten ganz besonders auf das «*terrain*», die Umgebung einer Krankheit, und es ist ihnen oft wichtiger, den Körper im Kampf gegen Bakterien oder Tumorzellen zu unterstützen, als den Krankheitsherd direkt anzugreifen. In Frankreich nennt man diese sanfte Behandlung «la médecine douce».

Was lange Zeit vergessen war, erhält auch bei uns neuen Auftrieb. Immer mehr Unzufriedene setzen ihre Hoffnung in die *Ganzheitsmedizin* auch in der Zahnheilkunde. Die *Internationale Gesellschaft für ganzheitliche Zahnmedizin* in Mannheim zählt allein in der Bundesrepublik sechshundert Zahnärzte als Mitglieder. Das Problem dabei ist, daß es in der biologischen Medizin sehr viele verschiedene Richtungen gibt, die für den Laien nur schwer zu beurteilen sind.

Manche Schulen der biologischen Medizin und Therapieverfahren wie die *Homöopathie* und die *Anthroposophie* sind geschlossene Gedankengebäude, die systematisch nachvollzogen und überprüft werden können, wenn man bestimmte Grundannahmen akzeptiert. Andere Zweige beschäftigen sich nur mit Ernährung oder physikalischer Therapie, zum Beispiel mit Wasser, Massagen oder Elektroheilverfahren. Die meisten Ärzte und Zahnärzte, die sich der biologischen Medizin verschrieben haben, praktizieren jedoch nicht nur *ein* Verfahren aus dem reichhaltigen Repertoire der Naturheilkunde, sondern verwenden ganz unterschiedliche Diagnose- und Behandlungsmethoden – manchmal wild gemischt.

So vielfältig und bunt die Richtungen auch sein mögen, allen sind diese Forderungen gemeinsam: Die Therapien sollen naturgemäß sein, nicht schaden, die Reaktionen des Organismus fördern und die natürliche Selbstheilung anregen und unterstützen – und sie sollen ganzheitlich ausgerichtet sein.

Ganzheitsmedizin beim Zahnarzt

«*Denken Sie daran, daß am Zahn immer ein ganzer Mensch hängt!*» zitiert der ganzheitlich orientierte Zahnarzt Dietrich Volkmer den alten Professor Adloff aus Königsberg.

Eine Krankheit betrifft nie nur ein einzelnes Organ. Der ganze Körper bemüht sich, auf eine übermäßige Beanspruchung zu reagieren, sie zu regulieren. Zahn, Mund, Kiefer, das Zusammenspiel zwischen Muskeln, Sehnen, Bändern und Gelenken erkranken nicht isoliert. Und nicht einzelne Bakterien sind ausschließliche Verursacher eines Leidens, sondern eine Vielzahl von Ursachen und Wirkungen, die selbst wieder zur Ursachen anderer Wirkungen werden, beziehen den gesamten Menschen, Körper, Geist und Seele ein.

Daher diagnostiziert der Zahnarzt nicht nur einfach eine Pulpitis, sondern untersucht den Gesamtzustand des Patienten mit der akuten Zahnmarkentzündung.

Je nach wissenschaftlicher oder philosophischer Richtung des Naturheilzahnarztes verwendet er für die Diagnose die unterschiedlichsten Hilfsmittel. Bei chirurgischen Eingriffen verfährt er ebenso wie seine Kollegen von der Schulmedzin – deren Notwendigkeit jedoch beurteilt er manchmal anders. Die Grundlage seiner Arbeit, auch bei konservierenden und Zahnbettbehandlungen, ist die Ausbildung an der Universität. Ganz sicher aber entscheidet er sich für andere Medikamente als die, die ihm die Universitätsprofessoren als Mittel der Wahl ans Herz legten. Darüber hinaus wird er immer die seelische und geistige Verfassung seines Patienten im Auge haben und sie in Diagnose und Therapie mit einbeziehen.

«*Die Homöopathie ist vor allem die Medizin des Terrains. Man kann kaum richtig homöopathisch diagnostizieren, wenn man nicht von vornherein das Seelische des Kranken in Betracht zieht*», erklärt der französische Zahnarzt Jean Meuris, der seine Patienten ausschließlich nach den Grundsätzen der homöopathischen Lehre behandelt.

Mit Potenzen gegen Zahnprobleme: Homöopathie

Samuel Hahnemann, Arzt und Chemiker, veröffentlichte 1796 die Grundregel seiner neuen Heilkunde, die er *Homöopathie* (griechisch homoios = ähnlich, gleich; pathos = Leiden) nannte: *Eine Arznei, die beim Gesunden bestimmte Symptome hervorruft, vermag genau diese Leiden beim Kranken zu heilen.*

Unzufrieden mit den ärztlichen Möglichkeiten seiner Zeit – er wollte nicht «*auf diese Art ein Mörder oder Verschlimmerer des Lebens*» werden – suchte er nach neuen Wegen. Zuerst an sich selbst, dann auch im Kreis der Familie, bei Verwandten und Freunden, testete Hahnemann die Wirkung verschiedenster Arzneistoffe. Jedes Symptom, auch das absonderlichste, wurde genau registriert und aufgezeichnet. Schließlich ergaben sich daraus immer mehr *Arzneimittelbilder*, die mit den *Krankheitssymptomen* verglichen werden konnten.

Hahnemann verlangte genaue Beobachtung des Patienten und eine schriftliche Erhebung seiner Symptome in einer Zeit, als seine Kollegen noch mit Aderlaß oder martialischen Wunden die kranken Flüssigkeiten aus dem Körper treiben wollten.

Die Krankheit erhielt bei ihm nur selten einen Namen. Er sah darin eine ganzheitliche Störung der Lebenskraft, die sich in körperlichen Beschwerden, aber auch in Gemütszuständen, auffälligen Ereignissen und anderen Symptomen äußerte. Dieses nach außen gespiegelte Bild des Leidens sei die Krankheit, die der Homöopath durch seine Kunst und die Wahl der entsprechenden Arznei wegzunehmen habe.

Wenn in dem Steuerzentrum Lebenskraft alle Funktionen im natürlichen Gleichgewicht sind, ist der Organismus gesund. Nicht einmal Bakterien, Viren oder andere Erreger können schädlich werden, weil sie keinen Nährboden finden, auf dem sie gedeihen und sich vermehren können. Erst wenn in diesem Steuerungszentrum etwas falsch läuft, Funktionen gestört sind und das Gleichgewicht beschädigt ist, wird der Mensch krank. Zuerst ist also das Zentrum gestört, die «Lebenskraft verstimmt», danach erst folgen lokale oder organische Störungen. Will man nun den Menschen heilen, dann muß man im Zentrum das Gleichgewicht wiederherstellen. Daraufhin, so nehmen die Homöopathen an, verschwinden die örtlichen Krankheitszeichen.

Die persönliche Befragung des Patienten ist deshalb in der Homöopathie viel umfassender als die Erhebung der Krankengeschichte beim Schulmediziner. Sie erfaßt den körperlichen, seelischen und geistigen Bereich und legt dabei immer wieder Wert auf das besondere Symptom, den ganz persönlichen Gefühlsausdruck.

Diesem Gesamtbild entsprechen die Symptome, die eine ganz bestimmte Arznei beim Gesunden hervorruft.

Homöopathische Ärzte bezeichnen ihre Kranken oft mit dem Namen dieses Medikaments. Das klingt dann etwa so:

«*Thuja ist gut gelaunt, aber gereizt, sobald Verdruß auftritt. Er quält sich durch unwesentliche Dinge, mit außerordentlicher Erregbarkeit verbunden. Thuja hat vor Krankheit Angst, er neigt zu hastigem, eiligem Benehmen. Verschlimmerung tritt durch Wärme, feuchte Kälte und Feuchtigkeit ein. Schwitzen bringt Verbesserung, Thuja schwitzt besonders an den unbedeckten Teilen des Kopfes, an den Händen, im Gesicht. Er hat die Tendenz, an den Hüften dicker zu werden. Verträgt keine Zwiebel.*»

Die Gabe dieses *Similes*, des Mittels, das ein ähnliches Symptombild hervorruft, kann dann die Krankheit heilen.

Hahnemann erkannte auch als einer der ersten die schädlichen Nebenwirkungen der meisten Arzneimittel. Sie seien vor allem deshalb so gefährlich, schrieb er in seinem *Organon*, weil sie nicht nach dem Ähnlichkeitsprinzip der Homöopathie angewendet würden, sondern dem Gegensatzprinzip der Allopathie (griechisch allon = anders).

Die gegensätzliche Wirkung der Medikamente (zum Beispiel Beruhigungsmittel gegen Aufregung) unterdrücke jedoch nur die lokalen Symptome und beseitige nicht die Krankheit selbst. Außerdem, so Hahnemann, verlören diese Arzneien rasch ihre gewünschte Wirkung. Er spielt damit auf Resistenz und Suchtgefahr an. Sein Resümee: «*Ein Holzweg im dunklen Haine.*»

Die Kritik gilt noch heute: Aus einer mit Medikamenten unterdrückten Grippe wird nicht selten eine Mittelohrentzündung, der mit Cortison behandelte Hautausschlag kehrt meist um so stärker zurück, Schmerzmittel schädigen die Nieren und verursachen auf Dauer immer mehr Schmerzen, Antibiotika töten nicht nur schädliche Keime, sondern schwächen das gesamte Immunsystem.

Der paradoxe Weg der Homöopathie, Ähnliches mit Ähnlichem zu heilen, kann dagegen zwar für kurze Zeit die Symptome verschlimmern («Erstverschlimmerung»), bringt dann aber in der Nachwirkung die Heilung.

Da sich unter seinen Arzneien auch viele giftige Substanzen befanden, verdünnte Hahnemann sie immer mehr – bis sie schließlich kaum mehr wirkten. Er fand jedoch eine Lösung: die *Potenzierung*. Die flüssigen Arzneien sollten mit Alkohol vermischt und die Pulver mit Milchzucker verrieben werden, im Verhältnis 1 : 10 (D-Potenz) oder 1 : 100 (C-Potenz). Besonders wichtig dabei sei das Schütteln nach jeder Verdünnung.

Eigentlich hat Hahnemann damit die Kolloidalchemie (Chemie feinster Teilchengrößen) entdeckt. Aber er begnügte sich nicht mit der vollständigen Vermischung des Arzneistoffes mit dem Trägermedium. In weiteren Potenzierungsschritten steigerte er die Dynamisierung immer mehr, indem er einen Tropfen von der 1 : 100-Erstvermischung mit 99 Teilen Alkohol vermischte und weiter schüttelte. Das ergab die «C 2», die Arznei des zweiten Dynamisierungsgrades.

So gelangte Hahnemann bis zu der von ihm bevorzugten «C 30», in der chemisch-analytisch kein einziges Molekül der Ausgangssubstanz mehr nachzuweisen ist. Er arbeitete und heilte also – aus nuturwissenschaftlicher Sicht – mit dem Nichts.

Warum die Homöopathie wirkte, das konnte Hahnemann selbst nicht erklären, sondern nur präzise beobachten. Seine wissensdurstigen Schüler mußten sich mit den positiven Heilerfolgen begnügen. Sie sollten sich, so der Meister, nicht länger unnötig die Köpfe darüber zerbrechen.

Sein Buch *Die chronischen Krankheiten, ihre eigenthümliche Natur und homöopathische Heilung* halten viele der modernen Homöopathen für sein eigentliches Hauptwerk. Darin schildert er die drei *Miasmen* (Verunreinigungen), nämlich *Psora*, *Sykosis* und *Syphilis*, die drei Urkrankheiten. Sie begleiten, so Hahnemann, die Menschheit seit Beginn ihrer Geschichte und führten zu den chronischen Krankheiten, die von Generation zu Generation weitervererbt würden. Heute spielt die Miasmenlehre eine wichtige Rolle als Lehre von der erworbenen und vererbten Verfassung und den Schwächen.

Für den homöopathischen Arzt wie auch für den Zahnarzt ist der Mensch eine Einheit aus Geist, Seele und Körper. Das Symptomenbild Hahnemanns erfaßt deshalb Merkmale aus allen diesen Bereichen. Das eigenartige Persönlichkeitsbild, das sich dabei ergibt, ist für den Patienten eine der größten Prüfungen seines Glaubens an die Homöopathie. Wie soll sich der rational erzogene Fortschrittsmensch auch vorstellen können, daß so unterschiedliche Merkmale wie «fühlt sich schlechter bei Vollmond», «hat ein ausgeprägtes Unfähigkeitsgefühl» oder «stinkende Schweißfüße» dem Zahnarzt verraten, daß der Kranke zu Zahnhalskaries neigt? Leidet dieser Patient an einem chronischen Zahnabszeß, greift der Homöopath daher nicht in den Antibiotikaschrank, sondern verschreibt ihm *Silicea*, das Mittel, das dem Gesamtbild entspricht.

Wie sieht und behandelt der Homöopath Karies?

Wer den schadhaften Zahn chemisch analysiert, erhält ein falsches Bild von dem, was mit ihm passiert ist. Die Laborwerte, so sagen die Homöopathen, zeigen zwar einen Mangel an verschiedenen, manchmal vielen Grundstoffen, aber dieser Mangel ist bereits der Abschluß einer fehlerhaften Entwicklung, bei deren Beginn ein ganz anderer Stoff fehlte. Daher sucht der Arzt nach dem *Simillimum*, dem Heilmittel, das dem ursprünglichen Mangel entspricht.

Eine Karies entsteht aus dieser Sicht nur sehr selten durch eine Störung im Fluorstoffwechsel – aber es gibt sie. Solche Patienten bezeichnet man in der Homöopathie als *Calcium fluoricum*- oder *Acidum fluoricum*-Kranke. Typisch für diese Patienten sind schlechtes Knochenmaterial und schlaffe Bänder. Die meß- und wägbare Dosis Fluoride, die ein Schulmediziner verschreiben würde, kann dem Patienten aus homöopathischer Sicht jedoch nicht helfen, weil nur der Stoffwechsel des Fluorions gestört ist, so daß es nicht verarbeitet werden kann. Der Homöopath gäbe ihm in der zutreffenden Verdünnung (Potenz) des fehlenden Stoffes *Acidum fluoricum* oder *Calcium fluoricum*, womit er gegen die Störung «desensibilisiert» werden soll.

Fluoridgaben können hingegen das biologische Gleichgewicht

im Zahn verbessern – zumindest aber nicht verschlechtern –, wenn der Fluormangel nicht ganz am Anfang der Störung stand, sondern schon eine Folge des Mangels einer anderen Substanz ist. Die Fluoridierung fängt die fehlerhafte Entwicklung dann auf.

Mißerfolge, also Karies trotz schulmedizinischer Fluoridierung, erklären Homöopathen damit, daß die Einnahme von Fluortabletten oder fluoridiertem Trinkwasser bei demineralisierten Zähnen dann zu starker Karies führt (statt sie zu verhindern), wenn ein gestörter Fluorstoffwechsel der ursprüngliche Grund der Krankheit ist. Der Patient werde «sensibilisiert» wie bei einer Allergie, denn die massive Dosis Fluoride wirke wie ein brutaler Schlag auf das schon leicht geschädigte und daher besonders empfindliche System. So werde die Fluoridgabe in großen Mengen den Zustand der Zähne noch weiter verschlimmern, statt ihn zu verbessern: Der Teufel wäre mit dem Beelzebub ausgetrieben. Daher sei das einzig richtige Heilmittel hoch verdünntes *Acidum fluoricum* oder *Calcium fluoricum*, das die Grundstörung vorsichtig reguliert, statt das ohnehin geschädigte System gänzlich umzukippen.

Das bedeutet, daß fluoridiertes Wasser nach homöopathischer Lehre nur dann gegen Karies hilft, zumindest aber keine Schäden anrichtet, wenn der Fluorstoffwechsel in Zähnen und Organismus intakt ist. Das trifft für die meisten Zahnpatienten zu.

Ist aber ein gestörter Fluorstoffwechsel der Auslöser der Karies, befürchten die Homöopathen bei manchen Patienten den Zusammenbruch der Gesundheit, wenn der gesamte Stoffwechsel durch die starken Dosen angegriffen wird.

Als wichtigstes Mittel, um Karies zu verhindern, gilt *Natrium muriaticum* – hoch verdünntes Kochsalz. Eine Aufnahmestörung des Kochsalzes führt bei den meisten Menschen zur Zahnfäule. Sie entwickelt sich rasch weiter und erreicht das Zahnmark, das dann entfernt werden muß. Bei diesen Patienten gerinnt auch das Blut schlechter, weil dessen Gehalt an Kalziumchlorid durch die Grundstörung gering ist.

Ob *Sepia* oder *Natrium muriaticum*, *Silicea* oder *Thuja*: Aus einer Vielzahl von Detailinformationen und Beobachtungen wächst das Gesamtbild der Krankheit und des Patienten. Danach wählt der homöopathische Zahnarzt das richtige Mittel und die erforderliche Verdünnung.

Ein Homöopath schildert diese Phase: «*Schon in der ersten Sit-*

zung habe ich die Diagnose: *Der Patient kommt wegen einer Zahnmarkentzündung. Er ist argwöhnisch, verschlossen, reserviert, doch liebenswert, er wirft mir einen feindlichen Blick zu, da er mich die Spritze fertig machen sieht. Er hat Angst. Mit einer Ignatia C7 habe ich in weniger als fünf Minuten einen besseren Kontakt mit ihm – es nimmt die Angst. Er hat aufgesprungene Lippen, sie sind trocken, und durch die Kälte sind die Sprünge tief und blutig. Ich habe Schwierigkeiten, das Blut zu stillen, als ich das Zahnmark behandle. China, sonst so gut zur Blutstillung geeignet, hilft diesem Patienten nicht, ich brauche Phosphor C7, der aber langsam wirkt. Er hilft auch gegen eine Blutansammlung am Knochen, die die Wurzelhaut reizen würde. Ich habe aber vorher festgestellt, ob die Lungen des Patienten angegriffen sind – er könnte dazu neigen. Im Gespräch habe ich herausgefunden, ob seine Gesinnung dem Heilmittel entspricht. Er erhält Ignatia C30, eine Tablette am ersten Tag, dann Natrium muriaticum C30, zwei Tabletten beim Erwachen, fünf Tage lang. Wenn ich den Kranken in vierzehn Tagen wiedersehe, wird er verändert sein. Er ist gestärkt und läßt mich ihn ohne Schwierigkeiten und Komplikationen behandeln.*»

Hat der homöopathische Zahnarzt einen Zahn gezogen, gibt er seinem Patienten ein Rezept für ein Mundbad mit *Calendula* Urtinktur 60 Kubikzentimeter, 25 Tropfen auf ein Glas abgekochtes Wasser. Damit «badet» (nicht: spült) der Patient äußerst vorsichtig alle zwei Stunden seine Mundhöhle. Die Ringelblumentinktur ist ein hervorragendes Wundheilmittel und fördert rasche Narbenbildung. Gegen die Operationsschmerzen nimmt er zwei Tabletten *Hypericum C30*.

Antibiotika verschreibt ein homöopathisch arbeitender Arzt nur bei lebensbedrohlichen Krankheiten, die in der Zahnmedizin zum Glück äußerst rar sind. Der «Rettungsboje» der herkömmlichen Medizin bei Entzündungen und gegen das Infektionsrisiko nach dem Ziehen eines Zahns hat er anderes entgegenzusetzen: *Pyrogenium*, ein Mittel, das aus eingeweichtem, magerem Rindfleisch gewonnen wird, das drei Wochen an der Luft getrocknet wurde. Es enthält Verwesungstoxine und wirkt so stark, daß das Arzneimittelbild nicht am gesunden Menschen ausprobiert wurde, aber in Tierexperimenten rasch zu organischen Schäden, Erschöpfung und Fieber führte.

Das *Pyrogenium* wird stark verdünnt und sorgt dafür, daß der menschliche Organismus Antikörper bildet und alle Abwehrkräfte mobilisiert. Ein schon durch die Krankheit geschwächter Körper wird also nicht durch starke Antibiotika noch mehr geschwächt, sondern steigert seine eigenen Kräfte für die Heilung. Außer diesem «allgemeinen» Schutz vor der Entzündung verordnet der Zahnarzt zusätzlich das Heilmittel, das dem Patienten mit Abszeß, Wurzelhautentzündung oder einem eiternden Weisheitszahn entspricht.

Zahn- und Kieferfehlstellungen heilt auch der Homöopath nicht mit Medikamenten. Verhindert ein angeborener Mangelzustand ausgeglichenes Wachstum der verschiedenen Gewebe, so sind Fehlbildungen im Zusammenspiel von Knochen und Muskulatur die Folgen. Die richtigen Heilmittel unterstützen aber die orthodontische (kieferorthopädische) Behandlung, die dadurch rascher vorangehen, besseren und vor allem dauerhaften Erfolg bringen soll.

Wenn die Wissenschaft auch bis heute noch nicht weiß, *wie* die homöopathischen Mittel wirken, so läßt sich doch nicht abstreiten, *daß* sie wirken. Aus Glasgow kommt eine Studie, an der auch kritische Schulmediziner nicht mäkeln können: 144 Patienten mit Heuschnupfen erhielten entweder ein homöopathisches Präparat oder ein Placebo (Scheinmedikament). Das Experiment lief als Doppelblindversuch, das heißt, daß weder Ärzte noch Patienten wußten, wem was verabreicht wurde. Das Ergebnis war so klar und eindeutig, daß es sogar in der angesehenen und gestrengen britischen Medizinzeitschrift *Lancet* veröffentlicht wurde: Nur die homöopathisch behandelte Gruppe zeigte eine klare Verringerung der Symptome.

Harmonie zwischen Mensch und Natur: anthroposophische Medizin

«*Eine wirkliche Medizin kann nur bestehen, wenn sie auch eindringt in eine Erkenntnis des Menschen nach Leib, Seele und Geist.*» Die neue Wissenschaft vom Menschen, die «Anthroposophie» des Österreichers Rudolf Steiner (1861–1925), war der Ausgangspunkt einer ganzheitlich orientierten medizinkritischen Bewegung unter den Ärzten zu Beginn dieses Jahrhunderts, die ungeahnte Erfolge verzeichnen sollte.

An die tausend Mediziner arbeiten heute in der Bundesrepublik nach anthroposophischen Prinzipien. Eine Reihe von Kliniken, ein ganzes System spezieller Heileinrichtungen und eigene Arzneimittelkonzerne haben die Schüler Rudolf Steiners zu einem nicht mehr wegzudenkenden Einflußfaktor im Gesundheitswesen gemacht, auch wenn sich an den Dogmen ihres geschlossenen Weltbildes immer wieder die Geister scheiden.

Ähnlich wie bei der Homöopathie Samuel Hahnemanns steht auch bei der anthroposophischen Medizin der Patient mit seiner gesamten Individualität im Mittelpunkt der ärztlichen Therapie. Steiner versuchte jedoch, die Erfahrungswerte der Homöopathie auch rational zu begründen. Dabei ging er von einer Dreigliederung des Organismus aus:

– Das *Nerven- und Sinnessystem* hat sein Zentrum im Kopfbereich, ist aber über die Nervenstränge im gesamten Organismus vertreten. Es umfaßt das logische Denken und die gesamte Vorstellungswelt bei vollem Bewußtsein.

– Das *Stoffwechsel- und Gliedmaßen-System*, das im Bauch sitzt, regelt die unbewußten Organbewegungen und unterstützt die Neubildung von Zellen. Im Gegensatz zum «kühlen» Kopf sind alle diese Vorgänge von Wärme durchdrungen.

– Das *rhythmische System* von Blutkreislauf und Atmung vermittelt zwischen Kopf und Bauch, zwischen Sinneswahrnehmungen und Stoffwechsel. Ein Atemzug entspricht vier Pulsschlägen. Kommt der Körper aus dem Takt, wird er krank.

Wie Hahnemann sieht auch Steiner eine Ähnlichkeit zwischen Mensch und Pflanze, allerdings in der *Umkehrung*: Das Wurzelwerk entspricht dem menschlichen Sinnessystem, die Blütenprozesse vergleicht Steiner mit den Stoffwechselvorgängen und das Wachsen der Blätter mit den rhythmischen Abläufen im Menschen.

Die Heilkräfte liegen nicht in einer harmonisch dreigegliederten Pflanze, sondern dort, wo sich die Kräfte im Übermaß konzentrieren, zum Beispiel in den Riesenwurzeln der *Zaunrübe* (*Bryonia alba* oder *Bryonia dioica*). Dieses Kürbisgewächs hat im Gegensatz zu den mit ihr verwandten Gurken oder Melonen nur noch winzige Blüten und Früchte. Ihre Wurzeln aber können Kopfkatarrh oder Fließschnupfen heilen.

Wer die Postulate der anthroposophischen Medizin nicht einfach nur glauben, sondern auch verstehen will, kommt an den Grundprinzipien der Steinerschen Lehre nicht vorbei. «*Der Mensch ist die Welt im kleinen – die Welt ist ein Mensch im großen*», lautet ein Grundsatz. In der Urvergangenheit, so Steiner, bildeten Mensch, Erde und Natur eine Einheit. Erst im Laufe der Evolution trennten sich die einzelnen Bereiche der Schöpfung, die jedoch in der *Viergliederung des menschlichen Wesens* miteinander verbunden bleiben:

Der *physische Leib* des Menschen mit seinen stofflichen und festen Bestandteilen (zum Beispiel Skelett) entspricht dem Mineralreich. Der *Äther- oder Lebensleib* durchdringt alle flüssigen Prozesse und hat sein Gegenstück im Pflanzenreich. Der *Astral- oder Empfindungsleib* als Träger des seelischen Erlebens äußert sich vor allem in der Luft (zum Beispiel im Atem) und ist in seiner triebhaften Struktur auch im Tierreich zu finden. In diese drei Hüllen ist das *höhere Ich* eingeschlossen, das nur der Mensch entwickeln kann.

Alle pharmazeutischen Prozesse sollen diese Verbindung zwischen Mensch und Natur erneuern. Um die Heilkraft der Substanzen zu steigern, werden Metalle *vegetabilisiert*: Man setzt sie dem Boden zu, auf dem eine ihm wesensverwandte Pflanze wächst. Diese wird kompostiert, der Erde erneut zugeführt, bis das Heilkraut über drei Vegetationsperioden lang gereift und, so nimmt man an, ganz von dem Metallprozeß durchdrungen ist. *Chelidonium Ferro cultum* (Schöllkraut mit Eisen) zum Beispiel hilft bei Leber-Galle-Beschwerden, *Taraxacum Stanno cultum* (Löwenzahn mit Zinn) gegen manche Depressionen. *Dorone* sind Kombinationen aus Pflanzen oder Mineralien, die für ein Organ typische Krankheitsgruppen und Funktionen ansprechen.

Neben der klassischen homöopathischen Potenzierung durch Verdünnen und Schütteln beziehen anthroposophische Arzneimittelfirmen wie *Weleda*, *Wala*, *Heel* oder die *Staufen-Pharma* auch Tageszeiten und Planetenkonstellationen in den Produktionsprozeß ein und legen großen Wert auf Extraktion und Wärmebehandlung.

Anthroposophie und Zähne

Kathrin, sechs Jahre alt, ist mit ihrer Mutter in der Praxis beim anthroposophischen Zahnarzt. Er spricht mit dem Kind und der Mutter, beobachtet beide aufmerksam. Das kleine Mädchen ist hellwach, die Mutter sichtbar stolz auf die Intelligenz ihrer Tochter: «Sie ist den anderen weit voraus, wir lassen sie auch früher einschulen!» erklärt sie.

Kathrin nähert sich einem Bild an der Wand; sie möchte es aus der Nähe betrachten. Dabei bleibt sie an einem Stuhlbein hängen, stolpert und fängt sich gerade noch auf. «Passiert ihr das öfter?» erkundigt sich der Zahnarzt. Etwas zögernd erklärt die Mutter, daß ihre Tochter ein kleiner Tollpatsch sei: «Bis vor kurzem kippte eigentlich bei jeder Mahlzeit ein Glas um, aber das ist jetzt schon besser geworden!»

Für den anthroposophischen Zahnarzt ist das eine wichtige Information, die zu seiner Anamnese gehört. Er schaut dem Kind in den Mund und ist nicht erstaunt, daß er im Unterkiefer zwei braun verfärbte Zähne entdeckt: Karies.

«Ungeschickte Kinder haben schlechte Zähne!» sagt der Münchner Zahnarzt Claus Haupt: Wenn Hände und Füße schlecht koordiniert werden können, wenn die Bewegungsabläufe der Gliedmaßen nicht harmonisch sind, ist auch die Darmbewegung, die Peristaltik, gestört. Die in der Nahrung enthaltenen Fluoride (siehe Seite 227) werden vom Darm nicht aufgenommen, ihre Bioverfügbarkeit ist nicht groß genug für den Bedarf der Knochen und der Zähne.

Kathrins Mutter ist dennoch ratlos, woher die Löcher in den Zähnen kommen: «Wir essen doch nur Vollwertkost. Und im Kindergarten habe ich immer gekämpft, daß diese leidigen Geburtstagskuchen verschwinden, weil Süßes schädlich ist! Meiner Tochter habe ich das genau erklärt, und sie hat das schon sehr früh verstanden!»

«Seien Sie nicht so fanatisch!» beschwichtigt der Zahnarzt. «Ein Melancholiker zum Beispiel braucht ab und zu was Süßes.»

Was die Anthroposophen schon lange erkannt hatten und was sich häufig im bekannten «Kummerspeck» äußert, hat inzwischen auch die rein naturwissenschaftlich ausgerichtete Medizin bestätigt: Biochemiker fanden heraus, daß nach dem Genuß von

Schokolade der Serotoninspiegel im Körper ansteigt – und das macht gute Laune. Dieser Gehirnbotenstoff, so vermuten die Wissenschaftler, spielt eine Rolle bei der Entstehung von Depressionen.

Auch Kathrins wache Intelligenz ist aus anthroposophischer Sicht an den Zahnschäden beteiligt: «Bei Kindern, die zuviel denken und zu früh geistig gefordert werden, ist die Zahnbildung negativ beeinflußt», erklärt der Steiner-Schüler der Mutter.

Der Zahnarzt bohrt den lädierten Zahn aus und reinigt die Kavität – nicht anders als seine Kollegen aus der herkömmlichen Medizin. Nach dem Trocknen des sauberen Loches befeuchtet er einen kleinen Wattebausch mit *Solutio Myrrhae balsamica*. Die gewebsfreundliche Mischung aus Myrrhe und ätherischen Ölen wirkt antiseptisch und bekämpft Bakterien. Außerdem unterstützt sie die Regeneration, die Neubildung von Zellen.

Amalgam wählt kaum ein ganzheitlich orientierter Zahnarzt als Füllmaterial. Statt dessen legt er sorgfältig eine Kunststoff-Füllung. Erst nach Abschluß der Pubertät des Kindes wird er sie durch ein Gold-Inlay ersetzen, da sich bis dahin noch sehr vieles verändern wird. Für die Anthroposophen ist die Pubertät die Phase, in der der *Astralleib* frei wird, sich das Seelenleben verändert und der Stoffwechsel vermehrt. Die Akne der Jugendlichen wird als ein Ausdruck dieser unbeherrschten Stoffwechselvorgänge betrachtet, die natürlich auch im Mund stattfinden: Der Speichel wird zähflüssiger, die Plaque stärker und der pH-Wert saurer. Unter diesen Bedingungen entwickelt sich rasch eine Pubertätskaries, die dann den vorzeitigen Ersatz des teuren Gold-Inlays erfordern könnte.

Nachdem die Füllung gelegt ist, touchiert der Zahnarzt Kathrins Zähne mit Fluorlack, um sie vor neuen Löchern zu schützen. «Natürlich verwenden wir die Fluoride», erklärt er der erstaunten Mutter, «nur geben wir keine Tabletten und achten streng darauf, daß die Fluoride nicht in das Gewebe dringen. Fluor ist ein Erdenelement. Es führt zu Verhärtungen – und zwar nicht nur an den Zähnen, sondern auch im Organismus.»

Für die Anthroposophen ist die frühreife und altkluge Kathrin ein sogenanntes *Fluorprozeßkind*. Der Zahnarzt verschreibt ihr das fehlende Magnesium zum Ausgleich und zur Stabilisierung des Gleichgewichts. Das Gegenbild dazu nennen die Steiner-Anhänger *Magnesiumprozeß*. Kinder dieses Typs sind eher rundlich-weich, haben schwaches Bindegewebe, sind verträumt und langsam. Ihr Zahnwechsel erfolgt später und sie tendieren weniger zu Karies. Ihnen verordnet der Arzt *Fluorit D 12* und *Kiesel*, um die Strukturbildung in Seele, Geist und Körper der kleinen Phlegmatiker anzuregen.

Wichtiger noch als die Arznei ist in der anthroposophischen Medizin die aktive Betätigung des Kranken. Bewegungstherapie (Heileurythmie), Malen oder Musizieren sollen das Bewußtsein stärken und dem erkrankten Organismus wieder zur Harmonie verhelfen. Einem Patienten zum Beispiel, der seine seelische Anspannung über das Zähneknirschen äußert, hilft eine Maltherapie.

Herde: Hokuspokus oder energetische Beziehungen?

Eine junge Frau kommt diesmal nur zur Kontrolle zu ihrem ganzheitlich arbeitenden Zahnarzt. Sie ist schwanger. Im Jahr zuvor war sie von ihrem Gynäkologen überwiesen worden. Mit 27 Jahren wünschte sie sich schon lange vergeblich ein Kind, aber der Frauenarzt konnte keine «organische» Ursache für die Unfruchtbarkeit finden. Bei genauer Untersuchung der Mundhöhle stellte sich heraus, daß unter einem Oberkiefer-Schneidezahn der jungen Frau ein *Granulom* saß. Das Eitersäckchen an der Wurzel hatte sich ganz still und ohne Beschwerden gebildet – und war doch der Grund für das vergebliche Warten auf eine Schwangerschaft. Vier Monate nach der Entfernung des Granuloms erwartete die Patientin ein Kind.

Für den ganzheitlichen Zahnarzt war die Verbindung klar. Die Schneidezähne stehen in Beziehung zu Niere und Blase und dem gesamten Genitalbereich bei Frau und Mann. Und so erklärt er den Zusammenhang:

Am Anfang steht die Keimzelle. Sie teilt und vermehrt sich und nimmt dabei ihre Erbanlage von Schwäche und Stärke mit sich. Am Ende der Entwicklung haben wir einen ausgebildeten Organismus. Immer noch steht jeder Teil unseres Körpers mit den anderen Bereichen in Verbindung: Die Grundlage ist ja *eine* Zelle.

Auch die Zähne haben noch immer diese Beziehung: Der *holistische*, der ganzheitlich orientierte Zahnarzt spricht aber nicht nur vom Zahn, sondern von ganzen *Odontonen*, womit er auch das Zahnfleisch und das umgebende Knochengewebe meint. Wird ein Zahn gezogen, hat der Eingriff Auswirkungen auf das Odonton und darüber wiederum auf andere Organe, mit denen es in Beziehung steht.

Was für die einen, die Schulmediziner, eine «Grauzone von Halbwahrheiten und Spekulationen» darstellt, führte die anderen, die Naturheilkundler, in Versuchung, hinter jeder ungeklärten Krankheit «schlechte Zähne» zu suchen. Das Phänomen ging als «Exodontismus» in die zahnmedizinische Literatur ein. Gar manchem Patienten blieb kein einziger eigener Zahn im Mund, weil Zahnärzte den Verdacht hatten, dort seien *Herde* anderer Krankheiten versteckt. Am bitteren Ende hatte der arme Zahnlose zwar noch immer seine ursprünglichen Beschwerden, dafür aber Probleme beim Essen. So ist es kein Wunder, daß die Suche nach den Herden ziemlich in Mißkredit geriet, selbst wenn manchen Patienten damit zu helfen wäre.

Herderkrankungen gibt es. Darüber sind sich inzwischen die Fachleute einig. Ein chronischer Eiterherd an einem Zahn führt nicht nur zu Entzündungen um die Wurzelspitze herum. Von dort aus schleichen sich Bakterien und ihre Giftstoffe, die *Toxine*, über Blut- und Lymphbahnen in ganz entfernte Körperregionen. Irgendwo, an einer Stelle, die schon leicht geschädigt oder in ihrer Abwehr geschwächt ist, entzündet sich das Gewebe. Das kann am Herzen, an der Niere oder am Auge sein, oder es kann Wirbelsäulenschmerzen hervorrufen. Der Herd muß nicht unbedingt am Zahn sitzen, auch Entzündungen der Rachenmandeln oder eine Infektion im Mittelohr können Erreger und Gifte streuen.

Der Streit der Schulmediziner mit den Naturheilärzten dreht sich darum, was als Herd anzusehen ist und welcher Art die Verbindungen zwischen Zahn und Organ sein könnten.

An den Universitäten der Bundesrepublik wurde bisher keine Erfahrungswissenschaft gelehrt – erst seit kurzer Zeit gibt es zwei Lehrstühle dafür. Es zählt ausschließlich das physikalische Weltbild, in dem alles naturwissenschaftlich nachzuweisen ist. Dietrich Volkmer, ganzheitlich arbeitender Zahnarzt, kommentiert

«Das Gefühl für Gesundheit ...

... erwirbt man sich nur durch Krankheit», hat schon der große deutsche Aphoristiker Lichtenberg erkannt. Das erinnert an Sentenzen wie «Durch Schaden wird man klug» oder «Einsicht ist der erste Weg zur Besserung».

Allen Aussprüchen gemeinsam ist die Erkenntnis, daß man in erster Linie durch persönliche Erfahrung motiviert wird, in den verschiedenen Bereichen des Lebens das Richtige zu tun. Das gilt für die Gesundheit genauso wie für das Sparen.

 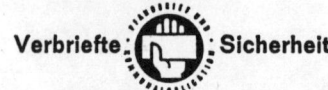

diese Sichtweise: «*Würde jemand – am besten ein Naturwissen-schaftler – ein lichtmikroskopisch oder elektronenmikroskopisch sichtbares Verbindungskabel zwischen Zähnen und Organen fin-den, dann wäre dieses Problem des Nichtanerkennens vom Tisch.*»

Biologische Zahnärzte sprechen von *energetischen Wechselwir-kungen* oder von *Resonanzketten* zwischen Zähnen oder Zahn-gruppen und Körperorganen wie Niere, Blase, Lunge, Herz oder Magen. Diese Wechselwirkungen beeinflussen auch die seelische Verfassung. Warum fällt ein Zahn der Fäule zum Opfer, während der Nachbarzahn heil bleibt? Der erkrankte Backenzahn war offen-bar die schwache Stelle in diesem Wechselspiel, seine Substanz durch zuviel Zucker schon von innen her anfällig, so daß die Karies-erreger in der Mundhöhle von außen her leichtes Spiel haben.

Ein Herd – soweit stimmen sie mit den Schulmedizinern überein – entsteht aus einer krankhaften Veränderung an einer Stelle im Bindegewebe. Vor Ort und im ganzen Organismus kämpft die kör-pereigene Abwehr, um die Krankheitserreger und ihre Gifte in Schach zu halten. Zu irgendeinem Zeitpunkt bricht die Abwehr-schranke an der kranken Stelle zusammen: Durch äußere oder in-nere Einflüsse hat das Immunsystem nicht mehr genügend Kraft, den Schaden zu begrenzen – andere Organe sind jetzt in Gefahr.

In diesem Herd entstehen energetische Schwingungen, die *Reso-nanzstörungen* verursachen. Solche Störungen belasten zunächst diejenigen Organe, die ebenfalls auf diesem Meridian liegen. Als Meridiane werden die Kanäle der Lebensenergie bezeichnet, auf denen jeweils bestimmte Organe miteinander in Verbindung ste-hen. Über Querverbindungen oder Kopplungen gelangen die ener-getischen Störungen auch in Organe, die nicht direkt auf diesem Meridian liegen.

Der Zahnarzt Volkmer beschreibt das so: «*Ein Herd ist mit einem Damm vergleichbar, den man in einen bis dahin ruhig da-hinfließenden Strom hineinbaut. An dieser Stelle wird die Strö-mung (analog: Fließen der Energie) gestört, es bilden sich Turbu-lenzen und Strudel, die mitgeführte Partikel und Gegenstände (analog: Toxine) sich ablagern lassen. Ein Anhäufen führt zu wei-teren Veränderungen des Fließverhaltens an dieser Stelle (Versan-dung, Auswaschung der gegenüberliegenden Uferseite). ...Ein Teufelskreis beginnt.*»

Marktote Zähne, auch wenn sie mit Wurzelfüllungen sorgfältig behandelt wurden, gelten als Herde. Doch nicht jeder so behandelte Zahn macht wirklich krank. Zunächst einmal – so die biologischen Zahnärzte – versucht der Körper, seine Selbstheilungskräfte zu aktivieren und den Schaden zu reparieren, abzugrenzen, abzukapseln. Wenn Krankheit, Streß, Gifte aus der Umwelt oder akute Vergiftungen seine Abwehr überfordern, wird der Herd aktiv und richtet Schaden an. Zu viele wurzelgefüllte Zähne überlasten ebenfalls die körpereigenen Abwehrkräfte und machen auf Dauer krank.

Der Weg führt aber nicht nur vom Zahn zu den Organen. Die Störung kann zum Beispiel auch von einem kranken Darm, vom Blinddarm oder von der Niere aus in den Mund wirken. Neben der Behandlung im Mund wird sich der ganzheitlich orientierte Zahnarzt dann auch darum kümmern, den eigentlichen Herd zu heilen.

Ganzheitliche Diagnostik beim Zahnarzt

«*Die Therapie soll jedem Kranken wie ein maßgeschneiderter Anzug sitzen*», sagt Dr. Benno Ostermayr, Homöopath und Internist, Chefarzt am Krankenhaus für Naturheilweisen in München-Harlaching. Damit sie so perfekt passen kann, steht beim ganzheitlich orientierten Zahnarzt eine umfangreiche Diagnostik am Anfang.

Er wird den Patienten ausführlich befragen und sich ein Bild davon machen, unter welchen besonderen Belastungen und körperlichen Beschwerden er leidet. Auch eher unauffällige Störungen wie Magen- und Darmprobleme spielen für die Diagnose eine Rolle, denn während der «normale» Zahnarzt nur nach massiven Krankheiten fragt, geben ihm selbst kleinere Störungen Hinweise auf das Gesamtbild. Für die Suche nach den Ursachen setzt er nicht nur Röntgenbild, Sonde und Spiegel ein. Darüber hinaus kennt er noch eine Reihe weiterer Hilfen.

Mit sanftem Druck seines Fingers berührt der Zahnarzt seitlich an der Schulter, wo das Schlüsselbein beginnt, einen Muskel des Patienten. Er bittet ihn schließlich zu dessen Erstaunen, die Bauchgegend freizumachen, und ertastet wieder mit leichtem

Druck eine Stelle, zwei Finger breit unterhalb des Nabels des Zahnpatienten.

«Ihnen fehlt Kalzium und Magnesium!» erläutert der Arzt dem verblüfften Patienten. «An diesen Untersuchungspunkten habe ich eine Schwäche festgestellt. Bevor wir die Zahnbettbehandlung beginnen, verschreibe ich Ihnen entsprechende Präparate – Ihr Knochen wird sich sonst trotz aller Bemühungen weiter abbauen!»

Der Test ist Teil einer *kinesiologischen Untersuchung*. Die «Bewegungslehre der Muskulatur» prüft die Muskelfunktionen des Körpers, die durch Krankheit oder Mangelzustände gestört werden. Jede Muskelgruppe entspricht einem Energiemeridian. Der Zahnarzt, der die Technik beherrscht, spürt mit seinen Fingern, ob der Patient unter einem Defizit der wichtigsten Mineralien und Vitamine leidet.

Die Münchner Zahnärztin Ruth Herfurtner testet mit der Kinesiologie, ob ihre Patienten allergisch auf bestimmte Metall-Legierungen reagieren: *«Das geht nur bei Menschen, die keine Wirbelsäulen-Probleme oder schweren Verspannungen haben – das muß ich zuerst klären. Ich bitte dann meinen Patienten, sich entspannt hinzulegen, die Arme nach oben ausgestreckt. Die Daumen der flachen Hand liegen exakt nebeneinander. Die Legierung, die ich einsetzen möchte, lege ich dann auf Stirn oder Hals des Patienten. Das Ergebnis ist oft verblüffend: Danach liegt ein Daumen nicht mehr auf der gleichen Höhe wie der andere. Wenn die Legierung – und das ist oft sogar bei hochgoldhaltigen Verbindungen der Fall – den Energiefluß stört, merke ich das mit dem Armlängentest.»*

Die Kirlian-Fotografie war der Ausgangspunkt für ein anderes diagnostisches System. Dem russischen Forscher-Ehepaar Kirlian gelang es erstmals, energetische Felder von Pflanzen auf einem Foto sichtbar zu machen. Der Bruchsaler Heilpraktiker Peter Mandel nutzte diese Technik als Grundlage für seine *Energetische Terminalpunkt-Diagnostik (ETD):* Er fotografiert energetische Felder von Fingerspitzen und Fußzehen und schließt aus der abgebildeten Strahlungsqualität auf Belastungen und Störzonen im Körper.

In der Praxis des ganzheitlichen Zahnarztes erscheint eine Patientin im Alter von vierzig Jahren. Als er sie gründlich auf ihren

Gesamtzustand befragt, erfährt der Arzt, daß sie sich seit Monaten schlecht fühlt. Sie ist ständig müde, mutlos, ihre Zunge brennt, und sie wacht nachts schweißgebadet auf. Mit Hilfe der *Elektroakupunktur* mißt der Arzt an einer der sechs Amalgamfüllungen in ihrem Mund eine Stromspannung von tausend Millivolt und eine Stärke von zwanzig Mikroampère. Als gut verträgliche Werte gelten hundert Millivolt und etwa drei Mikroampère.

Schon Jahre bevor der Münchner Toxikologe Max Daunderer (siehe Seite 75) mit seinen Amalgamergebnissen Furore machte, war es den Ganzheitsmedizinern aufgefallen: Patienten klagten über Unruhe, Nervosität, ungeklärte Durchfälle, Depressionen und psychische Veränderungen, die bis zur Einweisung in psychiatrische Krankenhäuser führten. Holistische Zahnärzte nehmen deswegen schon sehr lange eine kritisch distanzierte Haltung zum umstrittenen Amalgam ein. Zwar richtet die Quecksilbermischung nicht bei jedem Patienten Schaden an (eine «echte» Alternative ist ja noch nicht in Sicht), aber wenn die Füllungen Beschwerden verursachen, müssen sie vom Arzt entfernt und die restliche Quecksilberbelastung mit einem homöopathischen Mittel ausgeleitet werden. Soweit möglich, versuchen die holistischen Zahnärzte von vornherein, auf die kritischen Füllungen zu verzichten.

Seit Anfang der siebziger Jahre lassen sich die bioelektrischen Ströme mit einem Gerät messen. Der Arzt Reinhold Voll hat diese Methode entwickelt: Nach der Lehre der Akupunktur erzeugen alle großen Organe Ströme und schicken diese auf bestimmten Bahnen, den Meridianen, in die verschiedensten Körpergebiete, bis zu den Finger- und Zehenspitzen, um alle Gewebe, die keine elektrischen Potentiale bilden, mit Bioelektrizität zu versorgen. Auf diesen Strombahnen liegt eine große Anzahl von Punkten, die sich von der umgebenden Haut dadurch unterscheiden, daß sie einen stark verminderten Widerstand gegenüber elektrischem Strom in biologischer Größenordnung aufweisen. Die Werte an der Meßskala des Gerätes geben Auskunft über die energetische Leistungsfähigkeit des zu dem jeweiligen Meßpunkt gehörigen Organabschnittes und über entzündliche und degenerative Zustände.

Über neunhundert Meßpunkte hat der Arzt in dreißig Jahren gefunden, die für Diagnostik und Therapie wichtig sind. Er testet damit auch Medikamente, indem er sie in den Meßkreis einschaltet. Sind sie geeignet, steigt der Meßwert an. Wenn sich nichts ändert oder der Zeiger abfällt, so Voll, dann ist es nicht das richtige Mittel. Für die Suche nach Störfeldern setzen die Zahnärzte, die nach Volls Methode arbeiten, *Nosoden* ein, aus der krank machenden Substanz selbst gewonnene Medikamente, die nach homöopathischen Gesetzen hergestellt und sterilisiert sind. Damit spüren sie dann die Unruheherde auf und stellen deren Stärke fest. Die Schwierigkeit bei der EAV-Methode liegt darin, daß sie sehr abhängig vom Wissen und Können des Arztes ist. Je nachdem, wie gut ein Arzt diese Methode beherrscht, können die Meßergebnisse sehr unterschiedlich sein.

Die Apotheke der Natur: Gefahr oder Chance?

Ob Fingerhut oder Tollkirsche, Weidenrinde oder Mutterkorn: jede Universitätsklinik, auch jeder strikt schulmedizinisch orientierte Arzt ist auf die Wirkstoffe der Pflanzen angewiesen. *Digitalis* für schwache Herzen liefert der Fingerhut. *Belladonna* ist die krampflösende Substanz aus der Tollkirsche. Lange bevor die Pharmafirma Bayer den Renner Aspirin auf den Markt brachte, lieferte die Weidenrinde den Wirkstoff *Salicylsäure*. Die *Alkaloide* im Mutterkorn werden von Gynäkologen bei der Einleitung einer Geburt benutzt, um Wehen auszulösen.

Bis heute sind von mehr als einer Viertelmillion Pflanzen nur zehn Prozent auf ihre Heilwirkung analysiert. Jedes Jahr werden rund 1500 neue Pflanzenstoffe entdeckt. Von den Pflanzen, die in der klassischen Medizin verwendet werden, sind überhaupt nur bei hundert alle Bestandteile bekannt. Noch wissen wir wenig, eigentlich fast nichts über die Heilkräfte der Natur. Dennoch streiten sich zwei Lager. Die eien schwören auf alles, was uns das Pflanzenreich liefert. Sie halten es für unbedenklich, dem Menschen angemessener und weniger giftig als die Pharmachemie. Die anderen sehen den Teufel in der Apotheke Gottes: Gerade die giftigsten Substanzen stammen aus der Natur. Eine Überdosis Tollkirsche, Fingerhut oder Schlafmohn hat schon vielen den Tod gebracht. Genaue Zahlen sind nicht bekannt.

Im Frühjahr 1989 sorgte das Bundesgesundheitsamt mit der Meldung, Huflattich und Beinwell, Pestwurz und Kreuzkraut könnten Krebs auslösen und die Leber schädigen, für Aufruhr und Erschrecken bei Naturheilärzten und ihren Patienten. Wenn es nach den Arzneimittelprüfern aus Berlin geht, sollen 2500 von mehr als 50000 Naturheilmitteln in der Bundesrepublik vom Markt genommen werden.

Dabei hat Paracelsus hier wie da recht: Erst die Dosis macht das Gift. Unsere Forscher ermittelten das Risiko nach dem Prinzip, Kaninchen und Ratten das Hundertfache einer für den Menschen üblichen Dosis zu verabreichen. Fanden die Naturwissenschaftler dann Nebenwirkungen, erhoben sie Einspruch gegen die Substanz.

Die Naturärzte protestierten. Bei den Versuchen waren die Tiere mit Mengen des Wirkstoffs gefüttert worden, die ein Mensch niemals zu sich nähme. Für die Biomediziner sind Naturstoffe hinreichend getestet, nämlich über die langen Zeiten der Evolution und der Entwicklung des menschlichen Lebens.

Von fehlender Erfahrung, was Gefahr und Nutzen angehe – so die Naturärzte –, könne man allenfalls bei den neuen Wundermitteln der pharmazeutischen Industrie sprechen, denn da genügen manchmal zwei bis drei Jahre der Erprobung. Ein Präparat, das seit zwanzig Jahren im Handel ist, gilt den obersten Gesundheitshütern in Berlin als gut und bewährt.

Hinzu kommt, daß Naturstoffe und natürliche Arzneien meist andere Zusammensetzungen haben als die in der Retorte hergestellten Arzneimittel. Die Pharmakologen gehen von der Annahme aus, daß ein synthetischer Einzelstoff eine ganz bestimmte Wirkung zur Folge hat. Das kann im Einzelfall aber zuviel oder zuwenig sein. Manchmal fehlt auch schlicht etwas, das im Naturstoff mit enthalten ist. So dämpfen zum Beispiel natürliche Gerbstoffe die ätherischen Öle der Pfefferminze, die bei isolierter Anwendung schaden könnten. Die Substanzen der Natur befinden sich im Gegensatz zum synthetischen Stoff in ihrer natürlichen Umgebung, in ihrer Kombination mit anderen Stoffen, die die Pharmakologen als überflüssig einstufen.

Nun kennt gerade die Schulmedizin Kombinationspräparate – die ja in ihrer Zusammensetzung oft genug umstritten sind. Pflanzenextrakte sind aber keine Kombination von ein oder zwei Wirkstoffen, sondern beinhalten alle Stoffe einer Pflanze. Welche dabei wirken und welche nicht – dafür interessieren sich die biologischen Ärzte erst in zweiter Linie. So sehen etwa Pharmakologen eine bestimmte Substanz in einem Gebräu aus Teeblättern als unnütz an, weil sie nicht heilend wirkt. Durch ihre Bitterstoffe schützt sie den Kranken aber entschieden vor Mißbrauch: Wenn eine halbe Tasse Heiltee gallebitter schmeckt, wird der Patient sicher nicht literweise davon trinken. Fehlt diese Beimischung und ist nur der isolierte Wirkstoff in einem Präparat enthalten, ist die Vergiftungsgefahr natürlich größer.

Ein schönes Beispiel dafür ist der Roßkastanienextrakt: Solange die Naturheilkunde die Gesamtpflanze verwendete, etwa zur Vorbeugung von Zahnfleischerkrankungen oder bei Durchblutungsstörungen, gab es keine Vergiftungen. Als die Wirksubstanz, das *Aescin*, ermittelt war und die Pharmaindustrie den Stoff als isoliertes Arzneimittel anbot, dosierten manche Patienten zu hoch und erlitten prompt Vergiftungen.

Denkbar ist auch ein Zusammenspiel oder eine Wechselwirkung der verschiedenen Wirkstoffe einer Pflanze, auch solcher, die pharmakologisch zunächst unwichtig erscheinen. Möglicherweise gibt es auch energetische Beziehungen zwischen den Stoffen, die mit den heutigen physikalisch-chemischen Analysen noch nicht erfaßt werden können.

«Zaumzeug und Bügel: überflüssiger Unfug für die Zähne»

Mit solch harschen Worten reagiert Dr. Christoph Herrmann, Kieferorthopäde in Heidelberg, auf Brackets, Headgears, Bänder und Spangen, wie sie jedes zweite Schulkind schon im Munde trägt (siehe Seite 153).

Ihm und mittlerweile vielen anderen Kollegen ist es ein Greuel, wenn die Zähne mit Drähten und Bändern in die gewünschte Stellung geschoben werden, ohne die Umgebung des Mundes, die Entwicklung der Nasennebenhöhlen, die Beziehung zum Nacken, zur Halswirbelsäule und zur Atmung zu berücksichtigen. Herrmann benutzt zur Korrektur von Fehlstellungen den *Bionator*, ein kleines Gerät aus Plastik und Metall, das im Mund verschwindet.

Es wirkt mit Saugkräften und Schwingungen und liegt locker auf der Zunge und dem Mundboden.

«*Man muß sich das vorstellen wie bei einer Geige, deren Holzkörper klingt, wenn die Saiten ins Schwingen kommen*», sagt Herrmann. Er setzt bei seiner Behandlung nicht bei der «Korrektur der Zahnreihen» an, sondern im Raum, in den sich die Zahnreihen hineinentwickeln. In diesem geschlossenen Raum können sich erst die Kräfte entfalten, können Lymphe, Blut und Speichel fließen. Für die Fehlbildungen, so Herrmann, sind Staus dieser Kräfte verantwortlich, die durch das Gerät aufgehoben werden.

Wachstum läßt sich aber nicht ausschließlich in Millimetern ausdrücken, sondern ist ein ständiger Prozeß, der bis zum Tode anhält. Das *Wie* und *Wieviel* dieses Prozesses ändert sich ebenfalls, ist also kein stabiler Zustand, der in einem bestimmten Alter abgeschlossen ist. Deshalb, sagt der Heidelberger Arzt, bringen auch bei Erwachsenen kieferorthopädische Behandlungen mit dem Bionator gute Erfolge.

Hatten sich die Krankenkassen zunächst geweigert, die Kosten dafür zu übernehmen, schwenkten mit dem unübersehbaren Erfolg inzwischen viele um. Die Bionator-Therapie kostet ein Drittel weniger als die herkömmliche Behandlung, und die Zähne bleiben gesünder. Das sanfte Gerät verändert die Zahn- und Kieferstellung nicht mit Druck und Zug, wie herkömmliche Apparate (siehe Seite 164), sondern gibt eher Anstöße zur Veränderung. Das dauert allerdings länger als mit den martialisch aussehenden Bändern, Brackets und Kopfbögen.

Mehr als 3500 Patienten hat der Heidelberger Zahnmediziner behandelt – Gebißabdrücke und Röntgenaufnahmen beweisen den Erfolg.

Bei kieferorthopädischen Fehlstellungen braucht ein Kind mehr als die Korrektur des Kiefers, davon sind auch die Anthroposophen überzeugt. Sie verwenden nur herausnehmbare Geräte, betrachten die Behandlung aber nicht als rein mechanische Angelegenheit. Hat das Kind einen Zahnengstand, so braucht es nach ihrer Ansicht auch Hilfe bei der Weitung seiner geistig-seelischen Kräfte.

Die Zahnärztin Ruth Herfurtner arbeitet ebenfalls mit dem Bionator und konzentriert sich dabei nicht nur auf die fehlerhafte Zahnstellung: «*Ich habe einen kleinen Patienten, der sich verströmt, der keine Grenzen nach außen kennt. So sehen auch seine*

Zähne aus: Sie zeigen alle weit nach außen, so wie das Kind in seiner Persönlichkeit.»

Die unterstützende Therapie wirkt sich nicht nur auf die Behandlungsdauer günstig aus, *«wir haben damit auch einen guten und dauerhaften Erfolg. Sehen Sie sich doch die enorme Rückfallquote bei Brackets und Multiband-Behandlungen in der konventionellen Kieferorthopädie an!»* erläutert der Zahnarzt Haupt das anthroposophische Konzept.

Kritische Anmerkungen zur Ganzheitsmedizin

Unversöhnlich standen sich Befürworter und Gegner gegenüber. Wo die einen den «wissenschaftlichen Nachweis» und «fehlende» Theorien reklamierten, hielten die anderen mit dem klassischen Satz dagegen: Wer heilt, hat recht.

Die moderne Quantenphysik und die Chaos-Theorie könnten den Verfechtern «rein naturwissenschaftlicher» Prinzipien möglicherweise auf die ganzheitlichen Sprünge helfen. Sobald sich Schwingungsbereiche der elektromagnetischen Wellen im Körper nachweisen und messen lassen, ist das Weltbild der Naturwissenschaftler wieder in Ordnung.

Die – noch – fehlende streng physikalisch-chemische Erklärung ist jedoch nicht der einzige Grund für ein verbreitetes Unbehagen über die biologische Medizin.

Kritiker werfen ihren Vertretern vor, eine typische Mittelstands-Heilkunde zu etablieren, die in einer Nabelschau die eigene Verantwortung und den Umgang mit sich selbst zum Kult erhebt. Zuviel Fett, Zucker, Alkohol und Nikotin könne man nicht einfach mit dem nebulösen Begriff «Zivilisationskrankheiten» ad acta legen. Sehr viele Menschen haben – so die Stimmen der Kritiker – wenig oder gar keine Wahl, sich ihre Lebensumstände auszusuchen. Bewußtsein für den eigenen Körper, Sport und gesunde Ernährung setzten einen gewissen Luxus voraus, nämlich das Wissen darum, die notwendige Zeit und auch Geld. Ein Arbeitsplatz, der durch seine Monotonie, durch Dauerlärm oder Schwermetallbelastung den dort Beschäftigten krank macht, sei kein individuelles Problem. Gegen die steigende Vergiftung von Luft, Boden und Wasser und gegen Arbeitsstreß könnten keine homöopathischen, sondern nur politische Mittel helfen. Das eine schließt aber das andere nicht aus. Die biologische Medizin kann und soll nicht die Ursache der Krankheit verschleiern, sondern den Menschen dann behandeln, wenn er leidet. Dazu gehört auch, daß er Verantwortung für sich selbst und seine Gesundheit übernimmt, Zusammenhänge erkennt und danach handelt. Die Lösung kann nicht darin bestehen, daß der einzelne die Verantwortung für Krankheit und Therapien *nur* auf die Gesellschaft oder die Ärzte abschiebt.

Andere empfinden Widerwillen, weil sie spüren, daß aus der biologischen Medizin eine «Pflicht zur Gesundheit» abgeleitet werden kann – das gab es in Deutschland schon einmal. Das Land hatte eine große Tradition in der Naturheilkunde. Anfang der dreißiger Jahre hatten Naturheilbünde eine riesige Zahl von Mitgliedern, die Zahl der Sympathisanten schätzen Experten auf sechs bis zehn Millionen. Die Nationalsozialisten wußten sich ihrer zu bedienen. 1935 schlossen sie alle Bünde und Richtungen zusammen in der «Reichsarbeitsgemeinschaft der Verbände für naturgemäße Lebens- und Heilweise» und die ärztlichen Vereinigungen in der «*Reichsarbeitsgemeinschaft für eine Neue Deutsche Heilkunde*», in der unter anderem auch die homöopathischen und anthroposophischen Ärzte zusammengefaßt waren.

Ihr Leiter hieß Karl Kötschau und war ein führender Naturheilkundler. Entschieden wandte er sich gegen die Hauptrolle von «Analysen, Zerlegungen und Mikroskop» und forderte statt dessen: «*Es ist nötig, vom Ganzen her zu kommen, die Natur als Ganzes zu betrachten und Gesundheit und Krankheit im Rahmen des Naturganzen zu erforschen.*»

Kötschau hatte Großes vor: «*Wir wollen den deutschen Volksgenossen durch Übung an der freien Natur stark und kräftig machen, damit er kommenden Seuchen gewachsen ist… Die biologische Medizin setzt an die Stelle der Fürsorge die Vorsorge… Wir müssen unsere Jugend so führen, daß die Leistungsschwäche sich gar nicht erst entwickelt…*» Und so wollte er es erreichen: «*Die biologische Medizin erreicht dieses Ziel durch fortgesetzte Übung des noch Gesunden, aber auch des schon Kranken an der Natur, an einer natürlichen Ernährung, an den Naturfaktoren*

Licht, Luft, Wasser, durch Bewegungsübungen, Massage, Psycho-
therapie und schließlich durch Arzneireize, die nicht lokalistisch
gerichtet sind, sondern ebenfalls der Übung des Gesamtorganis-
mus dienen...»

Aus dem Recht aus Gesundheit war eine gemeinschaftliche
Pflicht geworden – wehe denen, die nicht mithalten konnten:
«Der Schwächling ist nicht dazu da, geschont zu werden. Er soll
kämpfen, um zu zeigen, was in ihm steckt... Mit anderen Wor-
ten: entweder Leistungsfähigkeit oder natürliche Ausmerze»,
schrieb er 1938.

Die *Kneipp-Blätter* forderten 1936: *«Sorgt für die Gesundheit*
und Reinheit eures Blutes, bleibt naturverbunden, damit Ver-
weichlichung und Krankheit in eurem Körper keine Wurzeln
schlagen können.»

Außerdem war die biologische Medizin äußerst kostensparend:
«Kein Kneippianer wird den Arzt wegen jener sogenannten ‹Baga-
tellschäden› aufsuchen, er wird vielmehr sich mit den einfachen
Kneippanwendungen selbst zu helfen wissen.»

Die «Großen» unter den Ernährungsreformern wie M. O. Bruker, Werner Kollath und Otto Schnitzer, deren Lehren heute (wieder) wichtiger Bestandteil der biologischen Medizin sind, hatten
damals ihre Hoch-Zeit. Die Volksgesundheit lag und liegt ihnen
aus verschiedenen Gründen am Herzen: *«Schließlich ist der ge-*
sunde Mensch auch der billigste Mensch» (Kollath).

«Nicht eine Hochzivilisation auf Kosten der Gesundheit und um
den Preis allgemeiner Bevölkerungsdegeneration – sondern eine
vollkommene Synthese von Hochzivilisation und Gesundheit ist
das Ziel, welches des Schweißes der Edlen wert ist und welches
wir unsrer Jugend schuldig sind». Dieses Zitat stammt indessen
nicht aus dem Jahre 1936, sondern aus einem Vorwort von 1973. In
seinem Buch *Gesunde Zähne von der Kindheit bis ins Alter*
beklagt hier Dr. Johann Georg Schnitzer den Verfall der bundesdeutschen Gesundheit: *«Der hierdurch entstandene Arbeitskräf-*
temangel hat uns z. B. in der Bundesrepublik Deutschland ge-
zwungen, zwei Millionen Fremdarbeiter zu beschäftigen. Diese
‹Gastarbeiter› werden in erheblichem Umfange recht seßhaft
und vermischen sich auch mit der einheimischen Bevölkerung.
Das Steigen der Preise, verursacht durch uferlose steigende So-

*ziallasten – ...schwächt unsere Konkurrenzfähigkeit gegenüber
dem Ausland zunehmend. Von gesünderen Völkern, z. B. den Japanern, werden wir auf unseren bisherigen aus- und inländischen
Märkten mehr und mehr bedrängt.»* Da ist die Katze wieder aus
dem Sack: Die Pflicht zur Gesundheit gegen «Verfallserscheinun-
gen» hilft heute wie damals auch noch Kosten sparen und schützt
vor «Überfremdung».

*«Vor Zeiten sicherte die Mikrobe die natürliche Auslese, in-
dem sie die Schwachen verschwinden ließ, bevor sie erwachsen
wurden. So blieben nur gesunde Erzeuger für eine gesunde
Menschheit übrig. Einerseits werden heute wegen der besseren
hygienischen Bedingungen, andererseits wegen der Vorsorgemit-
tel im Kampf gegen die Mikrobengefahr Menschen zu Eltern, deren Terrain verdorben ist. In der Tat verfolgt die moderne Medizin
aus dieser Sicht heraus in Verblendung ein unheilvolles Ziel: Sie
arbeitet daran, eine chronisch kranke Menschheit zu schaffen. Es
gibt keinen gewissenhaften Tierzüchter auf der Welt, der zustim-
mend gleiche Methoden anwenden würde.»*

Auch dieses Zitat stammt nicht aus «unheilvollen Zeiten»,
sondern aus dem Vorwort zu dem französischen Lehrbuch «*Homöotherapie in der Zahnärztlichen Praxis*» von Jean Meuris, das
1988 in der zweiten Auflage erschien.

So sinnvoll die sanften Methoden der biologischen Medizin für
den einzelnen auch sind – die ideologische Nähe mancher ihrer
Verfechter zu biologistischem Rassismus sollten deren Anhänger
nicht einfach übersehen. Das Thema Gesundheit ist nicht nur eine
Privatsache des einzelnen, und die Gefahr, politisch mißbraucht zu
werden, besteht für die biologische Medizin ebenso wie für die
Schulmedizin. Über unsere Gesundheit entscheiden nicht nur wir,
sondern auch Politiker, indem sie Gesetze zum Beispiel zum Ar-
beitsschutz und zur Kostendämpfung erlassen oder indem sie zu-
lässige Grenzwerte für Schadstoffbelastungen festlegen.

«Körperliche Unversehrtheit» ist ein allgemeines Menschen-
recht, das ausnahmslos jedem zusteht, und niemandem, weder
Gesundheitspolitikern noch Medizinern, darf es erlaubt sein, ihr
politisches Süppchen auf der Ausgrenzung bestimmter Gruppen
von diesem Grundrecht zu kochen oder gar ökonomische Vorteile
daraus zu ziehen.

15 Süßes gibt den Zähnen Saures

Zuckeralarm

Ein Schwarzwaldmärchen

Es war einmal ein junger Zahnarzt. Der lebte mit seiner Familie in einer kleinen Stadt im Schwarzwald. Er hatte aber einen großen Kummer: In der kleinen Stadt ging eine schlimme Plage um. Alle Kinder, auch die kleinen, die zu ihm kamen, hatten braune, zerstörte Zähne und litten unter Schmerzen. Weil seine eigenen Kinder aber gesunde, schöne Zähne hatten und weil der Arzt das Geheimnis der bösen Krankheit kannte, begab er sich zum Bürgermeister. Beide beschlossen, den Kindern zu helfen. So verschickten sie Briefe, versammelten die Lehrer und die Eltern um sich und erklärten, daß die Fäule im Mund von ihrem Essen käme. Die Leute verstanden, was der Arzt ihnen erklärte. Sie aßen nun kein gekochtes Gemüse mehr, sondern verzehrten es roh als Salat. Die Bäcker buken Brot aus vollem Korn und verkauften es viel häufiger als Weißbrot, weil es so gut schmeckte. Die Ladenbesitzer verschenkten keine Bonbons mehr. Die Tanten, Onkel und Großeltern schenkten den Kindern Äpfel und Nüsse statt Schokolade. Immer wieder hörten die Leute, wie sie es richtig machen müßten, damit die Seuche nicht wieder aufträte. Nach kurzer Zeit waren die Kinder nicht mehr krank. Alle Menschen waren dem jungen Arzt dankbar, und immer mehr wollten von ihm wissen, wie er die Epidemie besiegt hatte. Schließlich gab es kein Dorf und keine Stadt mehr, in der die schlimme Krankheit wüten konnte. So lebten die Leute glücklich mit guten Zähnen bis an ihr Ende.

Natürlich ist das Ende der Geschichte ein Märchen. Der größte Teil aber stimmt: Sie spielte sich zu Beginn der sechziger Jahre in der kleinen Gemeinde Mönchweiler im südlichen Schwarzwald ab, und der junge Arzt heißt Johann Georg Schnitzer. Zu Beginn der sechziger Jahre erregte seine «Aktion Mönchweiler» großes Aufsehen, allerdings auch bei neidischen Kollegen. Binnen kurzem fand sich der Zahnarzt vor dem Standesgericht wieder. Die Zahnärztekammer warf ihm vor, er habe sich um Dinge gekümmert, die ihn nichts angingen. Öffentliche Gesundheitspflege sei nicht Aufgabe eines einzelnen Zahnarztes. Außerdem habe er unerlaubte Werbung für die eigene Praxis betrieben, vor allem «kostenlose Untersuchungen und Beratungen» angeboten. Die Verhandlungen endeten zugunsten Schnitzers, weil die engstirnige Position der zahnärztlichen Funktionäre den Richtern in der Tat unhaltbar schien.

Während des Hickhacks der Standesvertreter lief die Aktion weiter. Drei Jahre lang, bis 1967, wurden die Mönchweiler Bürger kontinuierlich aufgeklärt. Unermüdlich brachte ihnen Schnitzer in Merkblättern und Veranstaltungen gesundes Essen bei, und das Erstaunliche geschah: Die Leute hielten sich daran. Die Hausfrauen erhielten Vollwertrezepte, den Bauern erläuterte der Arzt die Regeln des biologischen Land- und Gartenbaus, für große Ereignisse in Mönchweiler machte er Vorschläge für «die große Festtafel.»

Als die bürokratischen Hindernisse aber immer größer wurden und sich keine Instanz zu finanzieller Unterstützung bereitfand, gab Schnitzer die Aktion schließlich auf. Er schrieb statt dessen Bücher und etablierte eine eigene Getreidemühle.

Was bleibt, sind die eindeutigen Resultate seines Versuchs: Karies läßt sich durch richtige Ernährung verhindern, mindestens stark eindämmen. Interessant ist andererseits auch das Resümee, das Schnitzer nach dem Ende seiner Aktion zog: «*Eine Aufklärung wirkt nur so lange, wie sie durchgeführt wird. Sobald die Aufklärung aufhört, erliegen die Leute wieder der massiven täglichen Werbung der Schokoladen-, Süßwaren-, Zucker-, Eiskrem-, Weißmehl-, Pudding-, Feingebäck-, Teigwaren- usw. usw. Industrie und kehren allmählich zu der von diesen Industrien gewünschten Gewohnheit des braven, tiefenpsychologisch programmierten Konsumenten zurück.*»

Damit hat er zweifellos recht. Die Bundesbürger essen falsch: zuviel Fett, zuviel Salz, zuviel Zucker. *«Karies ist seit 1980 die teuerste ernährungsbedingte Krankheit!»* klagte im April 1989 ein hoher Beamter im Bonner Gesundheitsministerium. *«Jede vierte Krankheit wird durch falsche Ernährung mitverursacht: Herz-Kreislauf-Erkrankungen, Zucker, Rheuma oder Bluthochdruck.»* Damit stehen die Deutschen aber nicht allein. Die gesamte westliche Zivilisation hat die gleichen schlechten Eßgewohnheiten und exportiert sie sogar. Epidemiologen prägten das bittere Wort von der «Missionars-Karies» bei Afrikaner und «Bulldozer-Karies» der Indianer in den Wäldern Amazoniens: Folgen des gestiegenen Zuckerkonsums und des veränderten Ernährungsverhaltens, eingeschleppt von den Weißen.

Dabei sind sich ausnahmsweise Ernährungswissenschaftler, Zahnärzte, Schul- und Alternativmediziner weitgehend darin einig, wie gesunde Ernährung aussehen müßte. Was dem Körper hilft, ist gut für die Zähne – was ihm schadet, schwächt die Abwehr und nährt krank machende Erreger, auch im Mund. Über Zucker und Weißmehl machen sich nicht nur Streptokokken und Laktobazillen her, auch Hefepilze vermehren sich rasch und tragen ihren Teil zur Kariesentstehung bei.

Stärke allein verursacht keine Karies

«Keine Karies ohne Zucker», soweit sind sich Ernährungsexperten und Zahnmediziner einig (wie diese niedermolekularen Kohlenhydrate für den Lochfraß sorgen, steht im Kapitel 4). Bei der Stärke, die zum Beispiel in Brot, Nudeln und Reis enthalten ist, scheiden sich allerdings die wissenschaftlichen Geister. Die einen, wie etwa der Hamburger Professor Adolf Knappwost, machen ganz entschieden auch die hochmolekularen Kohlenhydrate der Stärke für Karies verantwortlich. Beim Kauen spalten Enzyme auch dem Speichel die Riesenmoleküle in kleinere Bruchstücke, darunter die Zucker Maltose und Glukose. Egal ob Brot oder ein Stück Würfelzucker verzehrt wurde, so Knappwost, bildet sich im Mund unmittelbar nach dem Kauen Säure, die Voraussetzung für die Entstehung von Karies.

Das bestreitet auch sein Kollege, der Zahnmediziner K. G. König aus Holland nicht. Trotzdem hält er den Zucker für den Hauptfeind der Zähne: Stärkehaltige Lebensmittel allein verursachen keine Karies. Deutlich wird das bei Patienten, die wegen einer angeborenen Stoffwechselkrankheit (hereditäre Fruktose-Intoleranz, HFI) auf Haushaltszucker und Obst verzichten müssen. Alle anderen Nahrungsmittel, die Stärke enthalten, dürfen sie hingegen essen. Der erzwungene Verzicht auf Zucker beschert dieser Gruppe fast kariesfreie Zähne. Diesen «Patienten» – sie fühlen sich ganz gesund und wohl, solange sie keinen Zucker essen – fehlt ein bestimmtes Enzym, die *Leberaldolase*. Die süßen Schleckereien vermissen sie nicht; sie entwickeln sogar eine starke Abneigung gegen alles Süße, einschließlich Obst. Die «gesunden» Geschwister der zuckerfrei ernährten Menschen, die ungeniert bei Bonbons, Bananen und Butterkeks zugreifen dürfen, sind in jeder Hinsicht normal: Ihre Zähne sind genauso häufig und so tief angefressen wie beim Durchschnitt der Bevölkerung.

Die Stärkemoleküle sind wesentlich größer als Zuckermoleküle und können daher nicht so leicht durch den Zahnbelag dringen. Der Zucker, aus einem Bonbon etwa, überschwemmt mit seinen kleinen Molekülen in hoher Konzentration die Bakterien der Plaque. Unter der erdrückenden Fülle des Nahrungsangebots stellen die Bakterien ihren Stoffwechsel um auf reine Milchsäureproduktion, wobei sich Streptokokken und Laktobazillen der süßen Umgebung am besten anpassen. Die Zucker aus der abgebauten Stärke, die Maltose- und Glukosemoleküle, sind weniger dicht konzentriert und geben auch anderen Bakterien Nahrung und Raum zum Überleben. Je mehr Zucker in kleinen Molekülen in den Mund gerät, desto besser behaupten die Karieserreger ihre bereits errungene Vorherrschaft. An demineralisierten Stellen am Zahn lassen sich die meisten Streptokokken zählen, und der gefürchtete Plaque-Rasen wächst und bedeiht am schnellsten mit den Molekülen des Haushaltszuckers.

Noch mehr Arbeit als mit der Stärke aus Brot und Nudeln hat der *Streptococcus mutans*, der hauptsächliche Karieserreger, mit Süßem aus der Stärke von Pflanzenfasern in Früchten, Nüssen oder ungeschältem Getreide. Umso willkommener ist ihm alles, was süß ist und klebt: Kuchen, Nuß-Nougat-Creme, Honig, Bonbons – am liebsten Karamel. Dabei spielt es keine Rolle, ob der

Zucker weiß oder braun, raffiniert oder natürlich ist, weil der Teppich mit dem klebrigen Stoff mitgeliefert wird. Die zähen Teilchen setzen sich mit Vorliebe an unzugänglichen Stellen im Gebiß fest, wo sie ein Zuckerreservoir bilden, das über längere Zeit seine Moleküle an den Speichel abgibt.

Vielen Schadstoffen sind wir unfreiwillig und ohne unser Wissen ausgesetzt. Andere dagegen nehmen wir freiwillig und in großen Mengen zu uns, zum Beispiel 37 Kilogramm Zucker pro Jahr und Einwohner, vom Neugeborenen bis zum Greis. Zucker enthält nichts außer Kalorien: kein Einweiß, kein Fett, weder Vitamine noch Mineral- oder Ballaststoffe.

«Zucker ist Nervennahrung!» lautet ein ebenso alter wie unsinniger Spruch, mit dem noch immer viele Unbelehrbare die Warnungen vor Zahnschäden in den Wind schlagen und Kindern Süßigkeiten zustecken.

«*Isolierte, das heißt industriell verarbeitete, chemisch reine Haushaltszucker sind für die Ernährung des Menschen absolut unnötig*», erklärt hingegen Professor Claus Leitzmann, Ernährungswissenschaftler an der Universität Gießen. Aber Zucker, ganz gleich, ob braun oder weiß, ist nicht nur überflüssig, sondern schadet außer den Zähnen auch dem übrigen Körper. Denn ebenso wie Weißmehl verbraucht Zucker bei seinem Abbau im Körper essentielle Nährstoffe, wie Vitamin B1. Er entzieht also dem Organismus lebenswichtige Substanzen, ohne zur Versorgung beizutragen. Er greift die Zähne an, verstopft die Arterien und trägt zur Entstehung von *Diabetes mellitus*, der Blutzuckerkrankheit, bei. Zucker macht dick – das ist eine Binsenweisheit, die niemand bestreitet. Inzwischen tauchte außerdem die neue Vermutung auf, daß er gerade bei Kindern noch einen ganz anderen Effekt haben kann, nämlich:

Mangel durch Wohlstand

Zahnärzten fiel es zuerst auf: Viele Kinder, die Löcher in den Zähnen hatten und bereitwillig erklärten, daß sie viele Süßigkeiten naschten, waren sehr schlank. Manche von ihnen hatten sogar

Untergewicht. Eine Reihenuntersuchung bayerischer Schulanfänger zeigte die gleiche Tendenz: Die Untersuchenden erschraken über den zum Teil haarsträubenden Zustand der Kinderzähne, aber auch über das Ausmaß an Fuß- und Wirbelsäulenschäden bei einem Drittel der Sechs- bis Siebenjährigen. Gleichzeitig brachte nur ein ganz geringer Prozentsatz der Erstkläßler zuviele Pfunde auf die Waage: Drei von hundert Kindern waren zu dick.

Möglicherweise gibt es zwischen diesen Befunden – eher Unter- als Übergewicht, Veränderungen des Skelettsystems und des Bewegungsapparats und schadhafte Zähne – einen Zusammenhang: Zuviel Zucker frißt nicht nur den Schmelz an, sondern sorgt für schnelle Sättigung der Kinder mit leeren Kalorien. Die Hauptmahlzeiten, die Spurenelemente, essentielle Nährstoffe und Vitamine enthalten, lassen sie oft kaum angerührt auf dem Tisch stehen – so entsteht ein Mangelsyndrom mitten im Überfluß.

Kinder, Jugendliche und Schwangere sollten am Tag bis zu 800 Milligramm Kalzium zu sich nehmen, Erwachsene etwa 400 Milligramm. Der Organismus braucht von diesem Mineralstoff verhältnismäßig große Mengen. Milch und Milchprodukte sind die wichtigsten Kalziumlieferanten, in allen anderen Nahrungsmitteln ist zuwenig davon enthalten. Ernährungswissenschaftler sind sich darin einig, daß Kinder und Jugendliche bei uns nicht ausreichend mit Kalzium versorgt werden.

Vor allem für unsere Zähne und Knochen ist das Mineral lebenswichtig. Im Skelett eines Erwachsenen ist mehr als ein Kilogramm Kalzium gebunden, und es ist gleichzeitig ein wichtiger Bestandteil des Zahnbeins und des Schmelzes. Wenn das Baby im Mutterleib heranwächst, haben die Zähne bei der Kalziumversorgung Vorrang, sie sind also von der Natur zunächst gut geschützt. Leidet die werdende Mutter unter Kalziummangel, mobilisiert ihr Organismus den Stoff aus ihren Knochen, aber nicht aus ihren Zähnen. Gefährdet ist zunächst auch das Skelett des Babys, sein Organismus führt das Kalzium vor allem den wachsenden Zahnkeimen zu. Kleinkinder brauchen besonders viel von dem Mineralstoff für die Entwicklung des bleibenden Gebisses und für das Knochenwachstum. Ist die Gebißentwicklung aber erst einmal abgeschlossen, kann ein früher Kalziummangel an den Zähnen nicht mehr repariert werden: Dort wird es – anders als vom Skelett – nicht aus der Nahrung aufgenommen.

Käse ist als Milchprodukt ganz besonders wertvoll, da er die De- und Remineralisationsprozesse im Zahnschmelz beeinflußt. Wissenschaftler ließen Versuchspersonen Käse essen und dann den Mund mit einer Zuckerlösung spülen. Anschließend maßen sie die Plaque-Werte auf den Zähnen: Nicht einmal der massive Säureangriff aus dem Zucker drückte den pH-Wert unter 5,7. Ob Roquefort oder Allgäuer Emmentaler, spielte offenbar keine Rolle: Zwölf verschiedene Käsesorten zeigten das gleiche Ergebnis. Wer sein Stückchen Käse nicht vor, sondern nach dem süßen Dessert verzehrt, hat seinen Zähnen Gutes getan. Das Zähneputzen läßt sich allerdings auch dadurch keinesfalls ersetzen.

Vitamine sind auch für die Zähne lebenswichtig

In den Industriestädten Englands im letzten Jahrhundert, aber auch noch um 1917 erkrankten in Wien massenweise Säuglinge und Kleinkinder an *Rachitis*. Die «Knochenerweichung», auch «englische Krankheit» genannt, führte zu schweren Deformationen der Wirbelsäule, der Kiefer und der Zähne. Die kranken Kinder hatten alle eins gemeinsam: die desolaten Lebens- und Wohnverhältnisse in dunklen, zum Teil fensterlosen Räumen in den engen Arbeitervierteln. Sonne und Licht aber braucht der Körper, um *Vitamin D* zu bilden. Sinkt der Vitamin-D-Spiegel im Organismus ab, ist auch die Aufnahme von Kalzium, dem Mineralstoff für Knochen und Zähne, gestört.

Für Schulkinder und Erwachsene genügt es, sich im Sommer häufiger im Freien aufzuhalten. Vitamin D wird auch durch die Nahrung geliefert. Es ist in Fisch und Innereien enthalten, allerdings finden sich darin auch Schwermetalle. Weil es fettlöslich ist, muß dem Fisch ein bißchen Butter oder Öl beigegeben werden, damit der Körper das Vitamin aufnehmen kann.

Kinderärzte empfehlen dringend, Säuglingen vorbeugend Vitamin D zu geben, weil auch die Muttermilch zuwenig davon enthält, doch darf die tägliche Dosis von zehn Mikrogramm nicht überschritten werden, denn zuviel davon ist giftig. Vitamin-D-Überdosen können nicht mit dem Harn ausgeschieden werden, sondern lagern sich in der Leber und im Fettgewebe ab. Erbrechen,

Verdauungsstörungen und Kopfschmerzen sind die ersten Anzeichen einer Vergiftung. Im Laufe der Zeit löst sich durch die Hypervitaminose das Kalzium aus den Knochen und verkalkt die Gefäßwände.

Als die großen Segelschiffe noch monatelang auf großer Fahrt über die Weltmeere unterwegs waren, kannten alle Seeleute das Phänomen und nahmen es als unabänderlich hin: Viele verloren ihre Zähne durch *Skorbut*, dem chronischen Mangel an *Vitamin C*. Getrocknetes Fleisch und verfaulte Kartoffeln waren die Hauptnahrung, es gab keine Möglichkeit, frisches Obst und Gemüse zu sich zu nehmen. Dabei entzündet sich zunächst das Zahnfleisch, dann lockert sich der gesamte Zahnhalteapparat. Die Zähne haben nicht mehr genügend Halt, bis sie schließlich ausfallen. Das Vitamin ist nötig für alle kollagenhaltigen Gewebe (Kollagen ist das Gerüsteiweiß): Knorpel, Knochen, Muskeln und Schleimhaut.

Vitamin C (Ascorbinsäure) spielt bereits bei der Entwicklung des Gebisses eine wichtige Rolle, indem es die Einlagerung von Mineralien im Dentin und im Schmelz unterstützt.

Kleinen und großen Patienten, die an Rissen in den Mundwinkeln, an Mundschleimhaut- oder Zungenentzündungen leiden, fehlt möglicherweise ein Vitamin aus der *B-Gruppe*. Dazu gehören die Vitamine B 1, B 2, B 6, B 12. Niacin, Biotin, Folsäure und Pantothensäure, allesamt Teile des Fermentsystems im Organismus, die in den Geweben den Stoffwechsel regulieren. Die Weißmehle, also die Auszugsmehle, haben bei der Behandlung das lebensnotwendige Vitamin B 1 verloren: Je feiner das Mehl, desto weniger Vitamin B 1 ist darin enthalten. Fünfzig bis neunzig Prozent seiner Vitamine und Mineralien kommen dem Korn bei der Verarbeitung abhanden, weil die unverdaulichen, aber wichtigen Randschichten, die *Kleie*, entfernt werden.

Wer Fleisch und Fleischwaren ablehnt, muß gut darauf achten, daß sein Bedarf an *Vitamin A* – zum Beispiel aus Gemüse – gedeckt wird. Ein früher Mangel beeinträchtigt die Zahn- und Knochenentwicklung. Auch Schleimhautentzündungen können durch ein Defizit an Vitamin A entstehen. Dabei weiß sich der Körper ganz gut zu helfen: In «guten Zeiten» legt er Vorräte an und holt sich bei längerer Mangelernährung aus diesen Depots die Mengen, die er braucht.

Zuckeraustauschstoffe: Bald in aller Munde?

Kaugummis, Orangendrops, Pfefferminzdragees, Mentholbonbons werden, will man der Werbung glauben, neuerdings «von Ihrem Zahnarzt empfohlen». Ist Süßes bald keine Sünde mehr?

Das kommt ganz darauf an. Die «zahnfreundlichen» Näschereien enthalten entweder *Zuckeraustauschstoffe* oder *Süßstoffe*. *Xylit*, *Mannit* und *Sorbit* sind Zuckeralkohole oder Kohlenhydrate, die biochemisch eng mit den echten Zuckern verwandt sind. Sie haben zwar einen geringeren Süßungsgrad als die Saccharose, aber ebenso viele Kalorien.

Diabetikern wird der Zuckeraustauschstoff *Fructose* empfohlen, der jedoch ebenso zahnschädigend ist wie normaler Zucker. Alle Zuckeraustauschstoffe haben eins gemeinsam: Reichlicher Verzehr «geht in die Hose», wie die Verbraucherzentrale Niedersachsen e. V. schreibt: Sie verursachen Durchfall. Bei der Fructose liegt die kritische Menge bei sechzig Gramm, Sorbit und Xylit lassen den Dickdarm schon bei viel geringeren Dosen unruhig werden. Bei der Bakterienverwertung im Darm entstehen Gase, die Bauchschmerzen, Blähungen und schließlich Durchfall verursachen. Vor allem bei Kindern setzt die abführende Wirkung schnell ein.

Neuere Entwicklungen sind die Produkte *Lycasin*, *Palatinit*, *Maltit* und *Lactit*. Als wirklich «zahnschonend» gilt bis jetzt allerdings nur das *Xylit*. Die anderen Austauschstoffe sind weniger karieserregend – aber nicht völlig ungefährlich.

Süßstoffe hingegen gibt es schon lange. Seit 1886 ist das *Saccharin* im Handel, aber bereits 1902 gelang es der Zuckerwirtschaft, den gefürchteten Mitbewerber am Markt schachmatt zu setzen: Saccharin wurde wegen möglicher Gesundheitsschäden verboten. Als im Krieg die Zuckerversorgung schwierig wurde, tauchte auch das Saccharin wieder auf dem Markt auf. In den fünfziger Jahren stöhnte die westliche Welt unter der Last der vielen Pfunde – die kalorienfreien Süßstoffe verkauften sich besser denn je. Seit 1950 war auch das *Cyclamat* hinzugekommen. Die amerikanischen Zuckerbosse begannen, nachzudenken und zu rechnen. Schließlich veranlaßten sie Untersuchungen, in denen Ratten mit hohen Dosen der ungeliebten Konkurrenten gefüttert wurden. «Saccharin und Cyclamat verursachen Blasenkrebs», lautete das alarmierende Ergebnis, das später widerrufen wurde. Inzwischen vermuten Wissenschaftler, daß das Cyclamat die krebsauslösende Wirkung anderer Substanzen unterstützt.

Es folgte eine bunte Reihe von Verboten, Zulassungen, erneuten Verboten und Wiederzulassungen. In der Bundesrepublik sind derzeit beide Stoffe zugelassen. In den Vereinigten Staaten räumte die Gesundheitsbehörde FDA 1989 ein, es seien beim Verbot im Jahre 1969 «Fehler gemacht» worden, und die Wiederzulassung stehe ins Haus.

Wer sich über die Zusätze informieren will, ist schlecht bedient. Auf den Lebensmitteln ist zwar vermehrt, womit sie gesüßt sind, aber nicht, mit welcher Menge. Häufig kombinieren die Süßwarenhersteller einen Zuckeraustauschstoff mit der faden Süße von Saccharin oder Cyclamat, um dem Originalgeschmack der Saccharose so nahe wie möglich zu kommen.

Süßstoffe verstecken sich in sehr vielen Lebensmitteln. Je gesünder die Bezeichnung klingt – «kalorienreduziert», «light» oder gar «extra light» –, desto tiefer haben die Hersteller von Getränken, Joghurts, Süßigkeiten und Desserts in den Topf mit der synthetischen Süße gegriffen.

Aspartam (zum Beispiel NutraSweet oder Canderel-Tabletten) und *Acesulfam-K* (das K steht für Kalium) sind neuere Süßstoffe, die bisher noch nicht im Verdacht stehen, krebserregend zu sein. Beide sind in der Bundesrepublik per Ausnahmegenehmigung zugelassen, die allgemeine Zulassung wird erwartet.

Für das Aspartam setzten die Chemiker die natürlichen Aminosäuren *Asparaginsäure* und *Phenylalanin* mit dem Alkohol *Methanol* zusammen. Letzterer ist eigentlich Gift für den Organismus, wird aber nur in kleinsten Mengen für die Süße aus der Retorte verwendet.

Gepriesen wird das Aspartam von der Nahrungsmittelindustrie, weil es praktisch kalorien- und kohlehydratfrei und im Geschmack von Zucker nicht zu unterscheiden ist. Solange mit Tabletten und Konzentrationspulver aus dem Stoff gesüßt wird, gestehen ihm die Chemiker auch das Prädikat «zahnfreundlich» zu. Eher feindlich verhält sich das Aspartam aber, wenn es in Form von Süßpulver verwendet wird, dem der Zucker *Maltodextrin* als Füllstoff beigemischt ist.

Die Industrie jedenfalls profitiert zumindest vom Schlankheitswahn der Amerikaner nicht schlecht: Hundert Millionen US-Bürger, so schätzt man, nehmen aspartamgesüßte Produkte zu sich.

«Gehen Sie doch mal (in den USA) in ein Lebensmittelgeschäft – es ist fast unmöglich, ein Produkt zu finden, das kein Aspartam enthält!» erklärte H. J. Roberts, Direktor des *Palm Beach Institute for Medical Research* auf der Jahrestagung der Amerikanischen Wissenschaftsakademie 1988. 3,6 Millionen Kilogramm *Phenylalanin* setzt die amerikanische Lebensmittelindustrie jedes Jahr ihren Produkten zu. Die Aminosäure ist im Körper ständig vorhanden, und die Konzentration im Blutspiegel steigt nach dem Genuß des «natürlichen Kunst-Stoffes» an. Schon gibt es Hinweise, daß Migräneanfälle durch aspartamgesüßte Getränke ausgelöst wurden.

Roberts befürchtet noch Schlimmeres: Selbst der geringe Gehalt an Methanol könne die Netzhaut des Auges schädigen, und eine hohe Konzentration von *Phenylalanin* beeinträchtige das zentrale Nervensystem. Der Arzt hatte bei einem Drittel von 551 untersuchten Patienten starken Schwindel konstatiert, die Hälfte litt an Kopfschmerzen. Auch für Gedächtnisverlust und Verwirrungszustände machte Roberts den Süßstoff verantwortlich. Seit Jahren sind Ärzte und Öffentlichkeit über die Zunahme der Alzheimerschen Krankheit beunruhigt, einer chronisch verlaufenden Alterskrankheit, bei der das Gehirn degeneriert und schwindet. Roberts befürchtet, daß das Aspartam mit dazu beitrage.

Wie reagiert die Industrie darauf? Im März 1988 meldete die *Frankfurter Allgemeine Zeitung* lakonisch: *«Das Deutsche NutraSweet-Informationsbüro stellt die Aussagen von Roberts, denen auch die amerikanische Arzneimittelbehörde wenig Bedeutung beimißt, grundsätzlich in Frage. Die Ergebnisse beruhten auf Aussagen von Patienten und seien niemals wissenschaftlich überprüft worden, heißt es.»*

Da wird es wohl höchste Zeit. Unbestritten und sicher ist auf jeden Fall, daß das Phenylalanin aus dem Aspartam für Menschen mit der angeborenen Stoffwechselkrankheit *Phenylketonurie* eine echte Bedrohung ist. Ein entsprechender Hinweis muß auf allen Aspartam-Produkten stehen.

Technische Probleme bereitet Aspartam, wenn es gelagert, erhitzt oder Flüssigkeiten zugesetzt wird, da der Süßstoff dann zerfällt und sich umwandelt. Bei diesem Prozeß entsteht ein neuer Stoff, dessen Unbedenklichkeit noch umstritten ist.

Die Chemiker in den Versuchsküchen und Labors mixen und probieren unterdessen weiter und machen dabei auch um die Gentechnologie keinen Bogen. *Thaumatin* heißt ein aus der westafrikanischen Ketemfe-Beere isolierter Süßstoff, der gentechnisch erzeugt werden soll. *Monellin* ist ein pflanzliches Protein aus den roten Beeren einer afrikanischen Liane. Beide Proteine, Thaumatin und Monellin, sind hunderttausendmal süßer als Rohrzucker. Wie das aus Aminosäuren bestehende Aspartam sind sie empfindlich gegenüber Hitze- und Säureeinwirkung.

Der «perfekte» Zuckeraustausch- oder Süßstoff ist aber bei allem Eifer noch nicht gefunden. Ob toxisch oder nicht – der Streit der Gutachter und Gegengutachter über Austausch- und Ersatzstoffe geht mit Sicherheit weiter.

Ein Süßstoff kommt selten allein

Inzwischen überlassen die gestreßten Berufstätigen der zivilisierten Welt die Auswahl der Grundstoffe und die Zubereitung ihrer Speisen immer mehr mächtigen Industriezweigen. Zweistellige Zuwachsraten hat allein die Tiefkühlbranche zu verzeichnen. Jeder dritte Bundesbürger greift täglich zu industriell tiefgefrorenen Speisen, Knabberriegeln und Fast Food, ohne zu wissen, was den Süßigkeiten und Fertiggerichten in welcher Kombination beigemischt ist.

Mal stört ein Nebengeschmack nach Lakritze, Menthol oder Bitterstoffen, wenn Zucker ersetzt wird, mal schmeckt der synthetische Stoff ganz einfach leer und fade. Dann wieder fehlt die konservierende und gelierende Eigenschaft des Zuckers. Die chemische Industrie springt bereitwillig ein. *Alginate* zum Andicken und zur Verbesserung der Konsistenz, *Fructose* zum Bräunen, *Füllmittel* fürs Volumen, *Konservierungsmittel* und *Antioxidantien* zum Haltbarmachen sind nur einige der kleinen Helfer der Lebensmittelproduzenten. *Emulgatoren* müssen Mischungen aus Fett und Wasser stabilisieren (wie bei Mayonnaise), künstliche *Aromen, Geschmacksverstärker* und *Farbstoffe* das auffrischen, was beim Fabrikationsprozeß verlorenging. Die Abhängigkeit von solchen Wundermitteln aus der Retorte steigt mit dem Grad der industriellen Verarbeitung von Lebensmitteln. Die Zeitschrift *natur* vom Dezember 1987 zitiert dazu Dr. Gunter Josst vom Landwirtschaftsministerium: Ohne den Einsatz von Zusatzstoffen *«entstünde nur ein ausgesprochen unansehnliches Produkt niederer Geschmacksqualität, an dem der Verbraucher keinen Gefallen fände».*

Ob Farbzusätze, Aromastoffe oder Antioxidantien – wissenschaftliche Erkenntnisse sind immer nur der «aktuelle Stand», Überraschungen gibt es immer wieder. Von 45 verschiedenen Farbstoffen, die 1967 in der EG erlaubt waren, mußten neun Jahre später acht verboten werden. Andere sind erst Jahrzehnte nach ihrer Zulassung ins Gerede gekommen: *Tartrazin*, der Farbstoff, der die heißgeliebten Gummibärchen gelb färbt, verändert das Erbgut an Zellkulturen im Labor. Die Hersteller der Gummibärchen verzichten inzwischen darauf.

Als fragwürdige Sicherheitsmarge haben viele Gesundheitsbehörden «akzeptierbare Tagesdosen» festgelegt, den ADI-Wert (*Acceptable Daily Intake*). Das ist der hundertste Teil der Substanzmenge pro Kilogramm Körpergewicht, der einem Versuchstier noch nicht geschadet hat. Dabei nehmen die Behörden an, daß die Kunststoffe beim Menschen auch dann keinen Schaden anrichten, wenn er die «akzeptierbaren Tagesdosen» *jeden Tag* schluckt. Die «höchste wirkungslose Dosis» schwankt allerdings je nach Versuchsbedingungen und je nach Tierart, so daß *natur* die sarkastische Frage stellt: «Ähnelt der Mensch mehr der Ratte oder mehr dem Schwein?»

In vielen Fällen ist er allerdings eher ein armes Schwein, nämlich dann, wenn er mit einem Asthma-Anfall im Schockzustand ins Krankenhaus muß. *Pseudoallergische Reaktionen* (also keine Allergien im klassischen Sinne) nennen die Mediziner die Beschwerden nach dem Verzehr mancher Substanzen mit den E-Nummern, den synthetischen Zutaten. Immer mehr Menschen quälen sich damit. Vom leichten Jucken und Brennen über Migräne bis zu Gelenkschmerzen reicht die Skala der Symptome. Da wendet sich manche Naschkatze mit Grausen, das süße und bequeme Leben fordert oft einen hohen Preis.

Demnach führt kein Weg daran vorbei: Wer gesund essen will,

muß auf Zucker und industriell hergestellte Nahrungsmittel weitgehend verzichten. Je naturbelassener und ballaststoffreicher das Essen auf den Tisch kommt, umso besser ist es auch für die Zähne. «Wer rastet, der rostet», dieses Sprichwort gilt auch für das Gebiß. Wer ganz vergißt, daß Zähne zum Kauen da sind, weil er nur noch weiche Hamburger, Kuchen oder Pudding schluckt, der verliert sie irgendwann. Der Zahnhalteapparat kümmert vor sich hin, der Knochen darum herum wird brüchig und baut sich ab, und die Stützfasern verschwinden eine nach der anderen.

Faulheit beim Kauen schafft faule Zähne. Harte, feste Nahrung, etwa ein kräftiger Bissen Vollkornbrot, kann zwar die Beläge auf den Zähnen nicht verhindern – es gibt keine «Zahnbürste der Natur» –, ein Stück Karotte oder hartes Brot entfernt aber immerhin locker sitzende Reste, besonders wenn intensiv gekaut wird. Kauen regt außerdem den Speichelfluß an, der seinerseits Bakterien und Speiseteilchen wegschwemmt, bevor sie sich zersetzen können.

Viel rohes Gemüse, Obst und vollwertige Getreideprodukte, Milch, Käse und Joghurt sind nötig für eine ausgewogene Ernährung, die dem Organismus alles liefert, was er braucht: Kohlenhydrate, Eiweiß, Fette und vor allem die diversen Mineralstoffe, Spurenelemente und Vitamine.

Ein Kapitel Gesundheitsreform

Zahnlos mit vierzig?

In der Bundesrepublik leiden mehr Leute an Karies als in den meisten anderen Ländern Europas. In Hamburg leitete Hans-Jürgen Gülzow von der Klinik und Poliklinik für Zahn-, Mund- und Kieferkrankheiten der Universität eine große Untersuchung. Sein Ergebnis faßte er mit den Worten zusammen: «*Die ermittelte Kariesfrequenz beträgt 99,9 Prozent.*»

Der *Deutsche Ausschuß für Jugendzahnpflege* zog das drastische Resümee: «*Der Zahnstatus unserer Bevölkerung ist heute vielfach schon in jüngsten Jahren so niederschmetternd, daß spätere Generationen von Archäologen vermutlich bei der Untersuchung unserer Gebisse nicht aus dem Staunen herauskommen werden, wieso eine Hochkultur wie unsere bei der Lösung von prinzipiell lösbaren Problemen derart umfassend versagt hat.*»

Mit 318 Mark Aufwand für die zahnmedizinische Versorgung (pro Jahr und Einwohner) hält die Bundesrepublik die Spitze der europäischen Länder (zum Vergleich: Schweden 167 Mark, Schweiz 230 Mark, Frankreich 145 Mark, Niederlande 124 Mark, Österreich 172 Mark, Großbritannien 60 Mark). Was die Zahngesundheit betrifft, ist sie dagegen einsames Schlußlicht. Seit kurzer Zeit haben zwar insgesamt mehr Kinder bessere Milchzähne, aber die schon beschädigten kleinen Gebisse sind dafür umso desolater, bis hin zum kompletten Zusammenbruch der Stützzonen im Kiefer. Nur die Hälfte der Jugendlichen unter 25 Jahren hat noch alle Zähne im Mund, jeder zehnte trägt bereits eine herausnehmbare Teilprothese. Zwischen 35 und 55 Jahren verlieren die Bundesdeutschen im Schnitt zehn Zähne, und vierzig Prozent der

Sechzigjährigen sind schon völlig zahnlos. Zwar werden bei uns immer weniger Zähne gezogen – 1970 waren es 17,2 Millionen, im Jahre 1987 noch 11,5 Millionen, gleichzeitig stieg jedoch die Zahl der großflächigen Zahnfüllungen von knapp sieben Millionen auf 16,6 Millionen: Ein Anstieg um 140 Prozent. Für zahnärztliche Behandlungen zahlten die gesetzlichen Krankenversicherungen im Jahr 1988 16,91 Milliarden Mark, davon allein für Zahnersatz 9,23 Milliarden.

Gesundheitspolitiker und Behörden konnten mit dem schlechten Gebiß der Bundesbürger offenbar gut leben. Kein Wunder: Rund um die Zahnmedizin rankt sich eine bunte Lobby von Interessenvertretern, die sich an den kranken Zähnen gesundstößt. Der fortschreitende Zahnverfall, die Karies, wird deshalb mit Vorliebe als selbstverschuldet dargestellt, als Schicksal einer verwöhnten und faul gewordenen Zivilisationsgesellschaft. Erst der drohende Zusammenbruch unseres Gesundheitssystems zwang zu einer Reform, in der auch die Prophylaxe berücksichtigt wird, wenn auch nur halbherzig und heftig umstritten.

In anderen Ländern ist das schon lange anders. «Wenn du deine Zähne gut pflegst», versprechen die schwedischen Zahnärzte ihren Patienten, «hast du keine Probleme damit. Heutzutage braucht niemand mehr dritte Zähne zu haben.» In Schweden werden neunzig Prozent aller Drei- bis Neunzehnjährigen untersucht und behandelt, und zwar bevor es weh tut und gebohrt werden muß.

Das hat den Bedarf an Zahnärzten schon deutlich reduziert, denn die Prophylaxe wird zum größten Teil von Zahnhygienisten übernommen. Sie reinigen die Oberflächen der Zähne von Plaque und Zahnstein, säubern die Zwischenräume mit Seide und tragen Fluorlack auf. Außerdem geben sie Unterricht im Zähneputzen – auch für Erwachsene, denn die meisten Menschen pflegen ihr Gebiß nicht nur zuwenig, sondern auch falsch (wie Sie es richtig machen, steht im Kapitel 18).

Seit zwanzig Jahren gibt es die Zahnhygienisten in Schweden, und seit 1982 ist die Jugendzahnpflege voll ausgebaut. Der Erfolg bleibt nicht aus. Vor fünfzehn Jahren war nur knapp die Hälfte aller Dreijährigen kariesfrei. In Schweden sind es jetzt schon 85 Prozent. Damals hatte nur jeder fünfte Vorschüler kerngesunde Zähne, heute jeder zweite (bei uns nur knapp fünfzehn von hundert). Und während früher von den zehnjährigen Schweden nur ein winziger Teil ein intaktes Gebiß besaß, sind es heute immerhin schon 35 Prozent.

Die schwedische Antwort auf Karies heißt vor allem: putzen, putzen, putzen. Dabei werden in der Prophylaxe auch Fluoride verwendet, individuell dosiert als Zahnlack oder Mundspülung.

In der Schweiz rechnen Experten damit, daß 1993 weniger als zehn Prozent der dann Fünfzig- bis Siebzigjährigen völlig zahnlos sein werden; 1973 waren es noch rund dreißig Prozent. Dort setzt man auf die landesweite Versorgung der Bevölkerung mit Fluoriden. 79 Prozent der Schweizer kochen mit fluoridiertem Salz, und die Stadt Basel führt ihre glänzenden Erfolge bei der Zahnerhaltung vor allem darauf zurück, daß das Anti-Karies-Mittel dem Trinkwasser zugesetzt wird.

Die Schulzahnklinik Basel lädt bereits die Eltern der Dreijährigen zu einem Beratungsgespräch ein. Später rollen mobile Zahnpraxen zur Nachuntersuchung in die Kindergärten, wo Erzieherinnen mit den Kleinen spielerisch die Zahnpflege üben. Im Schulalter kommen die Kinder dann alle sechs Monate in die Schulzahnklinik zur Untersuchung und Behandlung. Die Kosten trägt der Staat. Martin Büttner, der Leiter der Klinik: «*Wir kennen unsere Patienten oft schon Jahre, bevor zum erstenmal gebohrt werden muß. Das wird schon wieder zum Problem, daß sie vergessen, daß Zahnbehandlung auch weh tun kann.*»

Andere Schweizer Gemeinden zeigen, daß Prophylaxe auch ohne Fluoride aus der Wasserleitung funktioniert. Im Kanton Zürich hatten noch 1963/64 zwölfjährige Kinder einen DMF-Index von 8,08. (Die Zahl gibt an, wieviel Zähne kariös (*D*ecayed) sind, fehlen (*M*issing) oder gefüllt (*F*illed) sind.) Nach zwölfjähriger Vorbeugung im Kanton Zürich ank diese Durchschnittszahl auf 3,87, also auf weniger als die Hälfte.

Wie halten wir es mit der Prophylaxe?

Der Baseler Martin Büttner hat gemeinsam mit der AOK auch für deutsche Schulen und Kindergärten ein Karies-Prophylaxe-Modell erstellt: In Heilbronn ging nach Putzkursen, regelmäßiger

Kontrolle und Fluoridierung die Karies in sieben Jahren um fünfzig Prozent zurück. Auch in anderen Regionen hatten Modellversuche Erfolg, so zum Beispiel in Göttingen, wo Professor Wolfgang Krüger ein Prophylaxeprogramm für Kleinkinder und deren Eltern einführte.

Damit kommt jetzt schrittweise aus der Schweiz zurück, was das Deutsche Reich zu Beginn des Jahrhunderts schon einmal vorbildlich eingeführt hatte: ein Schulzahnpflege-System. 1909 gab es in Deutschland achtzehn, 1912 bereits 124 Schulzahnkliniken in 122 verschiedenen Städten. In den dreißiger Jahren wurde Professor Alfred Kantorowicz mit seinem «Bonner System» weltberühmt: Hauptamtliche Schulzahnärzte untersuchten und behandelten Kinder und Jugendliche. Damals hatten 93 Prozent aller Kinder sanierte Gebisse. Der zahnärztliche Dienst der Stadt Bonn ließ auch vor sechzig Jahren die erste fahrbare Zahnstation rollen – das hatte es in Europa bis dahin noch nicht gegeben.

In der Nazizeit wurden die sozialpolitisch engagierten Zahnkliniken und Ambulatorien zerschlagen, und später, im öffentlichen Dienst der Bundesrepublik, verkümmerte die Zahnpflege immer mehr. Heute gibt es nur noch knapp dreihundert Schulzahnärzte für Kindergärten und Sonderschulen, die oft nicht einmal behandeln, sondern nur die Löcher zählen dürfen.

Ihre Arbeit müßten eigentlich die 30 000 niedergelassenen Zahnärzte übernehmen, doch läßt die geplante Zusammenarbeit zwischen Kassen, Zahnärzten und Behörden zu wünschen übrig. Die Ersatzkassen streiten mit den Ortskrankenkassen. Die Jugendzahnärzte im öffentlichen Dienst fürchten weitere Stellenstreichungen. Viele niedergelassene Kollegen wiederum betonen, sie hätten ohnehin kaum Kapazitäten frei, um Kinder und Jugendliche zu versorgen.

An Versuchen, die Misere in der Prophylaxe zu beheben, hat es dennoch nicht gefehlt. In vielen Bundesländern wurden *Landesarbeitsgemeinschaften für Jugendzahnpflege und Prophylaxe* gegründet. Zahnärzte in freier Praxis übernahmen Patenschaften für Kindergärten und Schulklassen, um Kindern und Eltern die richtige Mundhygiene und Ernährung beizubringen. Doch der Erfolg steht und fällt mit dem Engagement (und der Bezahlung) der niedergelassenen Ärzte: In einigen Ländern bröckelte die angestrebte großflächige Versorgung wegen Streitereien mit den öffentlichen Gesundheitsdiensten und den Kassen schon bald wieder ab.

Der Kompetenzwirrwarr von Ländern, Kassen und Ärztekammern hat bislang ein einheitliches *Bundesjugendzahngesetz* verhindert, das dringend notwendig wäre. Hier ein Modell, dort ein Versuch – das zeitigte zwar jeweils gute Ergebnisse, aber ein flächendeckendes Konzept war nie vorhanden.

Heftig bekämpften Standesvertreter der Zahnärzte bislang auch das Berufsbild der Zahnhygieniker/in, deren Tätigkeit sie als massive Konkurrenz für ihren eigenen Stand ansehen. So stehen Brotneid und das Festhalten an alten Zöpfen einer sinnvolleren und am Ende kostengünstigeren Prophylaxe für die maroden Gebisse der Deutschen entgegen.

Experten für saubere Zähne: Dentalhygieniker

Einige wenige – meist Frauen – arbeiten in der Bundesrepublik, doch alle sind zwei bis drei Jahre lang an speziellen Schulen im Ausland ausgebildet worden.

In der BRD gibt es keine Schulen für Dentalhygieniker. Von Norwegen bis Italien sind sie in den Praxen und Kliniken tätig, Japan entläßt jedes Jahr 30000 Dentalhygienikerinnen in den Beruf, in den Vereinigten Staaten gibt es zweihundert Schulen. Offenbar wissen diese Länder zu schätzen, was die Fachfrau für Zahnhygiene in Karies- und Parodontitis-Prophylaxe leisten kann. Sie informiert den Patienten über die richtige Mundpflege und Ernährung, säubert und poliert die Zähne, kürettiert Zahnfleischtaschen und beugt den noch viel zu häufigen Zahnbetterkrankungen vor. Dafür ist sie oft besser ausgebildet als der Zahnarzt.

Sie fragt ihre Patienten, ob sie in das *Recall-System* der Praxis aufgenommen werden möchten: Je nach dem Zustand ihres Mundes erhalten die «Kunden» einen telefonischen oder schriftlichen Hinweis, wann es wieder Zeit für die Kontrolle und Säuberung ist. Bei gesunden Zähnen reichen zwei Besuche im Jahr, Patienten mit Zahnfleischerkrankungen sieht die Dentalhygienikerin entsprechend öfter auf ihrem Stuhl. Tiefe Karies und Taschen können sich dann erst gar nicht mehr entwickeln, weil sie schon im frühen Stadium erkannt und behandelt werden. Wer es ernst meint mit Prophylaxe und Vorbeugung, kommt am Beruf der Dentalhygienikerin nicht vorbei.

Die Gesundheitsreform: Was bringt sie wirklich?

Zum erstenmal ist ein *einheitliches Vorsorgeprogramm* in Sicht: Die Strukturreform im Gesundheitswesen sieht 520 Millionen Mark jährlich für eine verbesserte Kariesprophylaxe für Kinder und Jugendliche vor. Auch Erwachsene sollen jährlich eine Vorsorgeuntersuchung wahrnehmen. Nur wer regelmäßig zum Zahnarzt geht, wird künftig den vollen Zuschuß zum Zahnersatz erhalten.

Noch streiten Kassen und Zahnarztverbände heftig um die Verwendung der fünfhundert Millionen Mark, die eigentlich ab 1989 für die Prophylaxe ausgegeben werden sollen. Für die Altersgruppen bis zu zwölf Jahren ist die *Gruppenprophylaxe* vorgesehen, Aufklärung von Kindergarten und Schulkindern. Wie das aussehen wird, steht auch ein dreiviertel Jahr nach der Reform des Gesundheitsgesetzes noch in den Sternen. Erst ab dem zwölften Lebensjahr setzt nach dem Gesetz die *Individualprophylaxe* ein. Die Jugendlichen zwischen zwölf und zwanzig werden einzeln untersucht, üben die richtige Mundhygiene ein, werden über Ernährung beraten, und ihre Zähne werden fluoridiert.

«Viel zu spät!» protestieren die Zahnarztverbände – «Können Sie sich eine Schulklasse voller Zwölfjähriger vorstellen, deren Mundhygiene durch einen Gruppenvortrag zu verbessern ist?» Sie möchten, daß auch die kleineren Kinder zur Vorbeugung in ihre Praxen kommen, noch bevor die typischen Pubertätsschäden an den Zähnen auftreten. Doch nur die privaten Versicherungen zahlten bis jetzt für alle Altersstufen die individuelle Prophylaxe.

«Was die Zahnarztverbände da wollen, hatten wir bisher im Prinzip auch schon. Das hat nur gekostet und nichts gebracht! Jetzt wollen sie noch ein größeres Stück vom Finanzkuchen!» kontern die Kritiker, die die Vorbeugung und Behandlung bei Kindern lieber in Händen speziell ausgebildeter Jugendzahnärzte an

Schulzahnkliniken, also im öffentlichen Gesundheitsdienst, sähen. Es sei weder nötig noch hilfreich, so die Gegner des geplanten Programms, daß niedergelassene Zahnärzte im Kindergarten Aufklärungsarbeit leisteten. Billiger und zweckmäßiger sei dafür der Einsatz von Fachkräften – den Dentalhygienikern. Zahnärzte und ihre Fachkräfte könnten Hausfrauen, Studenten, arbeitslose Erzieher und Lehrer in Mundhygiene und Ernährung unterrichten und so mehr Kinder öfter erreichen.

Außerdem müßte die Ausbildung von Lehrern und Erziehern das Fach «Zahngesundheit» enthalten, das die Kultusministerien in die Lehrpläne der Schulen aufnehmen sollten.

In Basel kostet die Kariesprophylaxe inzwischen nur noch acht Franken jährlich pro Kind. Insgesamt spart die Schweiz allein dadurch eine Million Franken, die sonst für Zahnbehandlungen ausgegeben werden müßten. Die bundesdeutschen Krankenkassen haben bisher lieber den Zahn*ersatz* statt den Zahn*erhalt* finanziert – und die Ärzte lernen noch immer mehr über Prothesen als über Prophylaxe. Die Universität Göttingen richtete eine zweite Abteilung für Zahnersatz ein, im Gegensatz dazu werden Parodontologie und Kinderzahnheilkunde in Forschung und Lehre weiterhin stiefmütterlich behandelt. Auch einen Facharzt für Kinderzahnheilkunde kennt die Bundesrepublik nicht. Und der Kampf um die Anerkennung der Dentalhygieniker geht weiter.

Neues von der Prophylaxe: Impfen und Versiegeln

Der letzte Schrei der Kariesbekämpfung ist die Impfung gegen Streptokokken, die im Mund vergärbare Kohlenhydrate umbauen. Die klebrige Plaque ist die erste Stufe auf dem Weg zur Karies. Dazu der Arzt und Ernährungsexperte Max Otto Bruker: «*Der Streptococcus mutans ist aber nicht die Ursache der Zahnkaries, sondern die Folge des Verzehrs raffinierter Kohlenhydrate, vor allem der verschiedenen fabrikatorisch hergestellten Zuckerkonzentrate.*»

Eine sinnvolle Möglichkeit der Kariesprophylaxe ist die Fissurenversiegelung. Die Molaren, unsere Backenzähne, sind besonders beliebte Nistplätze für die zahnschädigenden Bakterien.

Während sich die Zahnsubstanz aufbaut, wirken verschiedene Schmelzbildungszentren an der Zahnoberfläche zusammen. So entstehen in den aneinanderstoßenden Zonen Falten und Einschnürungen, Spalten und Grübchen – wie beim geologischen Aufbau eines Gebirges. Diese Fissuren sind oft schlecht mit der Bürste zu erreichen, weil ihr Durchmesser kleiner ist, als die Borsten dick sind. Gerade bei Kindern befällt die Karies oft Kauflächen.

Seit langem schon reizte Zahnforscher die Idee, Schmelzoberflächen durch eine Lackbeschichtung zu schützen. Sie experimentierten mit verschiedenen Materialien, die sich aber alle als unzulänglich erwiesen. Inzwischen gibt es neue Lacke, so daß sich die *Deutsche Gesellschaft für Zahn-, Mund- und Kieferheilkunde* zu einer Empfehlung der Versiegelung durchgerungen hat. Und so funktioniert das Verfahren:

Zunächst reinigt und säubert der Arzt den Zahn. Danach trägt er mit einer dünnen Kanüle eine Säure auf, die die Zahnoberfläche anätzt und dadurch aufrauht, damit sich Kunststoff und Schmelz dicht verbinden können. Der aufgepinselte Lack härtet von selbst oder unter Blaulicht aus. Wie für die «normalen» Zähne gilt auch für die versiegelten: Der Zahnarzt muß sie zweimal im Jahr kontrollieren.

Eine weitere Voraussetzung für den Erfolg der Versiegelung ist, daß die Kinder häufig in der Praxis erscheinen. Die bleibenden Zähne brechen ja nicht alle zum gleichen Zeitpunkt durch, doch sollten sie spätestens sechs Monate nach dem Durchbruch versiegelt sein. Das «Schlußlicht» bildet der letzte Backenzahn, der meist im Alter von zwölf Jahren erscheint. Die Versiegelung tut nicht weh, doch müssen die Kinder bei der Behandlung lange den Mund offenhalten.

Viele Zahnärzte befürchten, daß sich unentdeckte kleine Kariesschäden unter der Beschichtung weiterfressen könnten, weiß man doch, daß sich gerade der *Streptococcus mutans* und die *Milchsäurebakterien* auch auf sehr schlechte Lebensbedingungen ohne Sauerstoff einstellen können. Ist die versiegelte Oberfläche intakt, haben die Erreger wenig Möglichkeiten, an die notwendigen Nährstoffe zu kommen. Ist sie aber unvollständig, abgerieben oder nicht äußerst präzise ausgeführt, wiegen sich die Kinder in trügerischer Sicherheit: Die Karieserreger finden ihren Weg durch die feinsten Spalten. Da die Fluoridierung allein nicht verhindern kann, daß sich in den Fissuren Karies bildet, heißt die neue Devise: *Fluoridierung + Versiegelung = Schutz vor Karies.*

Mit Mikroskop und Spucke auf der Suche nach Erregern

Schwedische Zahnärzte tun es schon lange: Sie zählen die Karieserreger. Auch bei uns forschen manche Zahnärzte nach der Anzahl der Streptokokken und Laktobazillen im frühmorgendlichen Speichel. Je mehr davon vorhanden sind, desto mehr läuft der Patient Gefahr, daß sich die Zahnfäule ausbreitet. Die mikrobiologische Analyse, so die Schweden, erlaubt es, den Kariesrisikograd festzustellen und Schwachstellen in der Mundhygiene zu entdekken, lange bevor Kreideflecken oder gar braune Stellen behandelt werden müssen. Allerdings ändert auch die bakteriologische Untersuchung nichts an der altbekannten Konsequenz: Weniger Zucker und sorgfältig putzen.

17 Klebrige Allianz

Der Karies-Zucker-Fluor-Filz

Fluoride: Rettungsanker oder Ablenkungsmanöver?

Fluoride härten den Zahnschmelz, darüber sind sich eigentlich alle Experten einig. Trotzdem wird heftig darum gestritten, ob sie nötig sind oder eher schädlich. Die wissenschaftlichen Aussagen dazu sind mehr als widersprüchlich, und für jede Expertenmeinung läßt sich eine passende Studie finden. Wer sich allerdings die Geschichte des Streits um das angebliche Wundermittel Fluoride ansieht, erhält dort einigen Aufschluß: Hinter der Fluorid-Lobby stehen handfeste Wirtschaftsinteressen.

Als sich Dr. Gerald Cox vom Mellon-Institut 1938 dafür einsetzte, Fluoride über das öffentliche Leitungsnetz für Trinkwasser zu verbreiten und so Millionen US-Bürger zwangsweise mit dem Zahnschutz zu beglücken, hatte Amerika gerade ein Abfallproblem: Die Aluminium- und Stahlindustrie des Landes saß auf Bergen von Fluorverbindungen. Mehr noch: Das private Forschungsinstitut war genau der richtige Ansprechpartner für die Suche nach Verwertungsmöglichkeiten, denn der Mellon-Familie gehörte die Aluminium-Gesellschaft der USA.

Schon zu Beginn dieses Jahrhunderts hatten Zahnärzte herausgefunden, daß Fluoride den Zahnschmelz härten können. Zu Beginn der vierziger Jahre formierte sich nach dem Vorstoß des Mellon-Instituts rasch eine Lobby aus Industrie, Wissenschaftlern und Marketingexperten, die sich für die Vermarktung des Fluors einsetzte... Allerdings galt es, eine erhebliche Schwierigkeit zu überwinden, nämlich den Widerstand der amerikanischen Zahnärzte. 1943 hieß es im *Journal of American Medical Association:* «*Fluoride sind Zellgifte, wahrscheinlich aufgrund ihrer Fähig-*

keit, den Stoffwechsel von Zellen dadurch zu ändern, daß sie die Durchlässigkeit der Zellmembrane verändern und gewisse Enzym-Systeme beeinträchtigen. Der genaue Mechanismus derartiger Vorgänge liegt im Dunkeln.» Noch am 1. Oktober 1944 gab die amerikanische Zahnärzte-Vereinigung öffentlich zu bedenken, daß eine Fluoridierung eher schaden als nützen könne.

Nur drei Monate später hatte die Fluor-Lobby sich durchgesetzt, und die Stadt Grand Rapids im Bundesstaat Michigan wurde zwangsfluoridiert. Der öffentliche Gesundheitsdienst der USA und die amerikanische Zahnärzte-Vereinigung hatten praktisch über Nacht ihre schwerwiegenden Einwände beiseite gelegt und waren plötzlich einverstanden. Zum erstenmal sollte der wissenschaftliche Beweis für die Wirksamkeit der Fluoride geliefert werden. Die Zähne der Einwohner von Grand Rapids müßten demnach weniger Karies aufweisen als die der Vergleichsstadt Muskegon. Die Kritiker der Trinkwasserfluoridierung, wie der amerikanische Biochemiker John Yiamouyiannis, sehen in solchen «Untersuchungen» nur einen großen Betrug, denn schon kurze Zeit später wurde auch Muskegon fluoridiert. Der Wissenschaftler ist davon überzeugt, daß es sich dabei um ein Ablenkungsmanöver gehandelt hat, da auch das zunächst fluorarme Muskegon zur gleichen Zeit einen allgemeinen Kariesrückgang zu verzeichnen hatte – ebenso wie die Vorzeigestadt Grand Rapids mit ihrem behandelten Trinkwasser.

Der Fluorid-Abfallverwertung war indessen kein Erfolg beschieden. Um für die Kariesvorbeugung tauglich zu sein, muß das Spurenelement nämlich hohe Reinheitsansprüche erfülen, weshalb es nur aus Mineralvorkommen, etwa aus Flußspat, gewonnen werden kann. Trotzdem rollte die gigantische Fluoridierungswelle weiter. Inzwischen hatten sich auch die Zahnärzte vom Nutzen der Fluoridierung überzeugen lassen und setzten sich gemeinsam mit der Aluminium-Industrie, den Fluorid-Produzenten und den Süßwaren-Herstellern kräftig dafür ein.

Auf der ganzen Welt trinken heute etwa 350 Millionen Menschen fluoridhaltiges Trinkwasser, hundert Millionen allein in den USA. Neuseeland und Australien setzen ihrem Wasser Fluoride zu, in Europa sind es Irland, Polen, die Sowjetunion und die Tschechoslowakei. Basel und ein paar kleine Gemeinden in der Schweiz, auch mehrere Städte in der DDR versorgen die Bevölkerung übers Wasser mit Fluoriden. Insgesamt wird in 6500 Städten künstlich fluoridiert, etwa fünftausend Städte und Gemeinden haben natürlich erhöhte Werte in der als wirksam angesehenen Konzentration. Andere europäische Länder dagegen verbieten die Anreicherung des Trinkwassers: Schweden, Dänemark, Belgien, Norwegen, Frankreich, Italien und Spanien. Die anfängliche Begeisterung kühlt inzwischen weltweit ab. Hatten sich 1969 noch dreißig Prozent der anwesenden Mitgliedsländer der WHO (World Health Organization) für die Trinkwasserfluoridierung ausgesprochen, waren es knapp zehn Jahre später nur noch sieben Prozent. Argentinien, Holland, Ungarn und Chile haben sie mittlerweile wieder eingestellt.

In der Bundesrepublik könnten zwar die einzelnen Länder eine Trinkwasserfluoridierung verfügen, die aber wegen zunehmenden Widerstands und auch aus ökologischen Gründen nicht durchgeführt wird. Immerhin würden von den ins Wasser eingeleiteten Fluoriden 99,95 Prozent ins Abwasser gelangen und die Umwelt belasten.

Als *Massenprophylaxe* wird die Fluoridierung nicht nur über die Wasserleitung propagiert. Auch Kochsalzzusätze werden von den Fluorverfechtern immer wieder gefordert, um die Bevölkerung flächendeckend zu versorgen. Die Gegner bezeichnen solche Maßnahmen als «Zwangsmedikamentierung». Nach dem geltenden Lebensmittelrecht sind Fluoridzusätze zum Kochsalz in der BRD verboten.

Die *Individual-Prophylaxe* setzt beim einzelnen ein. Achtzig Prozent der in der Bundesrepublik verkauften Zahnpasten sind fluoridiert. Wer sein Baby mit Vitamin-D-Präparaten vor Rachitis schützen will, erhält diese meist in der Kombination mit Fluoriden. Kinderärzte verschreiben Fluortabletten, in manchen Städten werden sie auch in Kindergärten und Schulen direkt abgegeben. Ein Kind, das nach Ansicht von Zahnärzten «gut versorgt» ist, schluckt bis zur Pubertät fünftausend Tabletten.

Im Supermarkt der Fluoridfabrikanten ist das Angebot aber auch sonst reichhaltig: Außer Tabletten und fluoridierten Zahnpasten sind Gele, Lacke, Kaugummis und Fluorspülungen im Angebot. Wer seine Zähne ohne Fluoride pflegen will, muß schon sehr genau auf den Inhalt von Pasten und Präparaten achten.

Was für ein Stoff ist das eigentlich, der in so reicher Auswahl für die Zahngesundheit angepriesen wird? *Fluor* ist ein aggressives, giftiges Element in Gasform. Weil es sehr reaktionsfreudig ist, kommt es in der Natur nur in Verbindungen vor, den *Fluoriden*. Diese sind in unterschiedlicher Konzentration als natürliche Spurenelemente in jedem Wasser auf der Erde enthalten. In den Weltmeeren finden sich Mengen von einem bis 2,7 Milligramm pro Liter. Im Trinkwasser der Bundesrepublik liegen die Konzentrationen überwiegend unter 0,25 Milligramm pro Liter. Vulkanische Aschen und bestimmte Mineralien können für einen erhöhten Fluoridgehalt im Grundwasser sorgen.

Über die Nahrung gelangen Fluoride vor allem mit Seefisch, Tee und Mineralwasser in den Körper. Die Unterschiede bei der täglichen Aufnahme über Wasser, Luft und Nahrung sind allerdings beträchtlich, weil auch bestimmte Industriezweige für erhöhte Fluorwerte verantwortlich sind. So geben zum Beispiel Aluminium- und Keramikindustrie, Ziegeleien, Flußspat- und Glasindustrie das Spurenelement an die Umgebung ab. Je nach Lebensweise und Wohnort nehmen wir tägliche Mengen zwischen 0,2 Milligramm und 1,1 Milligramm zu uns, auch ohne künstliche Zusätze.

Das Spurenelement kommt bei Mensch und Säugetieren in den Knochen und als *Fluorapatit* im Zahnschmelz vor. Mediziner sehen die Fluoride daher als wichtige Bauelemente für den Körper an, allerdings ohne streng wissenschaftlichen Beweis, denn eine fluoridfreie Umgebung läßt sich nicht herstellen.

Fluoride in geringen Konzentrationen sind also sozusagen unser täglich Brot: wahrscheinlich notwendig, aber sicher nicht zu vermeiden. Versuche haben gezeigt, daß sie in hohen Konzentrationen das Zellwachstum und die wichtige Aktivität der Enzyme hemmen können. Patienten, die an Knochenschwund (*Osteoporose*) leiden, werden mit hohen Dosen an Fluoriden – bis zu achtzig Milligramm täglich – behandelt. Damit soll der Gefahr von Brüchen vorgebeugt werden. Ab einer bestimmten Menge, die von Patient zu Patient unterschiedlich sein kann, schaffen die Fluoride jedoch neues Unheil. Die Knochen fangen an zu wuchern und brechen noch leichter. Mediziner sprechen dann von einer *Skelettfluorose*.

Der österreichische Fluoridgegner Rudolf Ziegelbecker weist

auf ein Problem hin, das lange Zeit außer acht gelassen wurde: Die Fluoridzufuhr ist nicht so exakt zu dosieren, wie die Befürworter vorgeben. Oft nimmt der Körper durch Essen, Trinken und die künstlichen Zusätze mehr auf, als die Experten empfehlen. Kleinkinder schlucken beispielsweise mit Vorliebe aromatisierte Kinderzahnpasten, manche essen sie regelrecht auf. In der Schweiz drängten deshalb die Zahnärzte mit Erfolg darauf, daß den Kinderpasten weniger Fluoride zugesetzt werden.

Schwedische Experten ließen zwölf freiwillige Versuchspersonen zwanzig Milligramm Fluoride in einer Lösung schlucken. Alle hatten vor dem Test eine gesunde Magenschleimhaut. Zwei Stunden nach der Einnahme fanden die untersuchenden Ärzte bei elf Patienten mehr als zehn Blutungen. Aus diesem erschreckenden Ergebnis zogen sie den Schluß, daß die Anwendung hochkonzentrierter Fluoridgele «sehr vorsichtig» gehandhabt werden müsse. Gerade bei Kindern ist aber die Kontrolle äußerst schwierig. Erwachsene können bereits mit zwei Tassen Tee pro Tag ihre empfohlene Dosis erreichen. Von 151 untersuchten deutschen Mineralwässern weisen immerhin mehr als ein Drittel Fluoridgehalte von 0.75 Milligramm bis mehr als drei Milligramm auf. Erst bei mehr als 1,5 Milligramm muß die Wasserflasche den Vermerk «fluoridhaltig» tragen. Sogar in Babyfertignahrung wurden überhöhte Werte gefunden: Bei der Herstellung von Hühnermenüs waren durch die Entbeinungstechnik natürliche Fluoride aus den Geflügelknochen in das Essen geraten.

Die offizielle Lehrmeinung an den zahnärztlichen Fakultäten ist eindeutig: Die Professoren halten Fluoride für notwendig, um eine Verminderung der Zahnfäule bei den Deutschen zu erreichen. Zahnärzte empfehlen daher für Erwachsene eine Dosis von einem Milligramm Fluoridzufuhr am Tag. Sie haben sich dabei in eine merkwürdige Allianz begeben, die in der Bundesrepublik die Trinkwasserfluoridierung durchsetzen will. Zuckerindustrie und Fluoridhersteller kämpfen Seite an Seite mit Zahnarztverbänden gegen eine Handvoll Gegner. Wirtschaftlich stärker sind mit Sicherheit die Befürworter. Die Fluoridforschung wird hauptsächlich von zwei Arbeitsgemeinschaften unterstützt, der im Auftrag der Zuckerindustrie gegründeten *Informationsgemeinschaft Mundhygiene und Ernährung (IME)* und der *Europäischen Arbeitsgemeinschaft für Fluorforschung und Kariesprophylaxe*

(ORCA), die ihr Geld unter anderem von *Coca Cola*, einem der größten Zuckerverbraucher der Welt, und von *Zyma Blaes*, einem Fluortablettenhersteller erhält. 1985 fragten die Grünen im Bundestag bei der Bundesregierung nach, ob ihr von der Zuckerindustrie unabhängige Institutionen bekannt seien, die für Fluoridierung werben. Die Antwort war ein klares Nein.

Das Forum der Gegner wirkt dagegen vergleichsweise bescheiden. Der Österreicher Rudolf Ziegelbecker gehört dazu, der seine Kinder anfangs brav mit Fluortabletten versorgte. Erst als sie erkrankten und die Symptome nach Absetzen der Pillen verschwanden, befaßte er sich mit der Fluoridierung und ist seither ein heftiger Kritiker. Ökologen weisen darauf hin, daß die Wirkung von Fluoriden in der Umwelt weitgehend unerforscht ist, und fordern eine Prüfung der Umweltverträglichkeit. Die katastrophalen Auswirkungen der jahrzehntelangen Verwendung von Massenchemikalien wie etwa Phosphaten und Schwermetallen sind mittlerweile für alle erkennbar. Solche Gefahren könnten auch von einer Trinkwasserfluoridierung ausgehen. Auch Ernährungswissenschaftler wenden sich dagegen: Durch eine Massenfluoridierung würde die Karies zwar abnehmen, aber als Grundproblem nicht verschwinden. Dieser Effekt steht in keinem Verhältnis zu den gesundheitlichen Risiken. Sie fordern daher andere Ansätze. Auch SPD und Grüne sind skeptisch bis ablehnend gegenüber den Fluorkampagnen, die sie als Zwangsmedikation und fragwürdige Maßnahme ablehnen.

Strikt dagegen sind auch Deutschlands Naturheilärzte. Sie sehen im Fluor ein Zellgift, das im Körper mehr Schaden als Nutzen anrichten kann. Der deutsche Naturheilbund stellte fest, daß seit Ende der sechziger Jahre fluoridkritische Arbeiten nicht mehr in zahnärztlichen Zeitschriften veröffentlicht werden: Etwa dreißig warnende wissenschaftliche Artikel seien abgelehnt worden. So werde eine Erschütterung des Fluor-Dogmas vermieden und gleichzeitig den Gegnern obskure Quellen ihrer Ergebnisse vorgeworfen, ohne daß diese die Möglichkeit hätten, öffentlich Stellung zu beziehen.

Die Möglichkeiten der Gegner, zu forschen und ihre Ergebnisse zu veröffentlichen, sind deswegen vergleichsweise bescheiden, weil die Sponsoren aus der Wirtschaft fehlen. Die Attacken sind trotzdem heftig. Jedes Lager wirft dem anderen vor, Statistiken zu manipulieren und bedenkenlos die Volksgesundheit aufs Spiel zu setzen. Die einen verteidigen sich mit dem Argument, die Fluoridierung sei die billigste und wirksamste Kariesprophylaxe schlechthin. Die anderen berufen sich auf Untersuchungen, die auf eine vorzeitige Alterung des Skeletts und Krebs als Folgen der Fluoridierung hinweisen. Dr. Aly H. Mohamed, Biologieprofessor an der Universität von Missouri in Kansas City, fand in Tierversuchen heraus, daß die Fluoride im Trinkwasser zu genetischen Schäden bei Mäusen führen. Die Schäden waren von der Konzentration abhängig. Wurde ein bestimmter Wert überschritten, fanden die Forscher drastisch zerstörte Chromosomen.

In vierzig Jahren Forschungsarbeit wurden weit über dreißigtausend Untersuchungen zum Einsatz von Fluoriden angestellt. Nahezu alle, so die Befürworter-Lobby, ergeben, *daß* Fluoride wirken, wenngleich nicht, *wie* sie wirken. Man nimmt an, daß sie den Widerstand des Zahnschmelzes gegen die Säure erhöhen, gleichzeitig säureproduzierende Mikroorganismen auf der Plaque hemmen und die Remineralisation durch den Speichel fördern. Das ergaben auch die Remineralisations-Forschungen an der Zahnklinik der Universität Würzburg: Aminfluoride – das sind organische Fluoride – trugen erheblich dazu bei, daß sich das Kalziumphosphat an den entkalkten Stellen auf dem Zahnschmelz niederschlagen konnte (siehe Seite 57).

Das renommierte *Wissenschaftliche Institut der Ortskrankenkassen* hat sich zu der vorsichtigen Formulierung entschlossen, es sei «plausibel», daß Fluoride *ein* wirksamer Faktor bei der Kariesprophylaxe seien. Die Kassen empfehlen sie weiterhin zur Individualprophylaxe, nicht jedoch zur Massenversorgung über das Trinkwasser. Auch Ganzheitsmediziner halten die *Touchierung* kariesgefährdeter Zähne beim Arzt für sinnvoll und notwendig.

Nur wenige Arbeiten dagegen untersuchen die Wirkung von Fluoriden auf die Gesundheit. Epidemiologische Studien, die verschiedene Krankheiten mit der Fluoridaufnahme in Verbindung setzen, existieren kaum. Die wenigen Arbeiten, die bisher bekannt sind, blieben bis auf eine «leichte Dentalfluorose» ohne Ergebnis. Dabei handelt es sich um weiße oder bräunliche Flecken auf dem Zahnschmelz, die immer auf Überdosierung hinweisen. Die Schweizer Gemeinde Volketswil hat inzwischen die Ausgabe von Fluortabletten eingestellt, weil jedes fünfte Kind eine Zahn-

fluorose aufwies. Holländische Zahnärzte untersuchten Schmelz-
flecken im bleibenden Gebiß auf einen möglichen Zusammenhang
mit der Einnahme und Anwendung von Fluoriden im Kindesalter
durch Tabletten, Zähneputzen mit fluoridhaltiger Zahnpasta, Spülungen oder Lackanwendungen beim Zahnarzt. 54 Prozent der insgesamt 83 Kinder hatten Schmelzflocken auf mehr als der Hälfte
ihrer Zähne. Alle Kinder mit Fluorose hatten die Fluoride gleich
mehrfach angewandt oder zu sich genommen. Von den Experten
werden die Schmelzflocken als zwar bleibendes, aber rein kosmeti-
sches Problem abgetan.

In Kizilcaoern, einem kleinen Dorf in der Türkei, leiden alle
Kinder ab sieben Jahren an bräunlichen Verfärbungen der Schneide-
zähne, ältere haben ein völlig braunes Gebiß, die Erwachsenen
meist überhaupt keine Zähne mehr. Ein Zahnarzt ließ die Bewoh-
ner des Dorfes von Ärzten der Universität Eskisehir untersuchen.
Das Ergebnis ist erschreckend. Ihre Knochen wuchern und zersplit-
tern wie Glas, die Muskeln sind geschwächt, und bereits im dritten
Lebensjahrzehnt sehen die Einwohner von Kizilcaoern aus wie
Greise. Die Mediziner von Eskisehir vermuten eine chronische
Fluorvergiftung: Das Wasser des Dorfes hat einen Fluoridgehalt
von 5,4 Milligramm pro Liter, ein Wert, der nach Einschätzung
westlicher Experten völlig unschädlich ist.

Ein ganz ähnliches Phänomen wird aus Dörfern des Dharwar-
Bezirks in Indiens berichtet. Auch hier wird ein hoher natürlicher
Fluoridanteil im Trinkwasser gemessen. Zu den schlimmen Gesundheitsschäden kommt es aber offenbar erst durch das Zusammenwirken mit einem weiteren Faktor, der sowohl auf das türki-
sche Dorf als auch auf den indischen Distrikt zutrifft: Die Menschen leben dort unter armseligen Bedingungen und leiden unter
Fehl- und Mangelernährung. Solche krassen Bedingungen lagen
den epidemiologischen Studien hierzulande natürlich nicht zugrunde.

Daß schädliche Wirkungen nicht zu finden sind, heißt aber noch
lange nicht, daß sie nicht existieren. Möglich sind komplizierte
Wechselwirkungen, für deren Erfassung die jetzigen Meßmöglich-
keiten oder unser simples Ursache-Wirkungs-Denken nicht aus-
reichen. Der klinische Nachweis von Fluoridschäden ist auch für
die Kritiker schwer zu führen, da ihnen fast immer ein komplizierter Wirkungsmechanismus zugrunde liegt. So haben Biochemiker

die Fluoride beispielsweise im Verdacht, das Körpereiweiß zu verändern. Weil der Körper das denaturierte Eiweiß nicht mehr als «Eigenproduktion» erkennt, attackiert das Immunsystem den vermeintlichen Feind. Allergische Reaktionen sind die Folge.

Nun streiten zwar die Fluoridbefürworter solche Wirkungen heftig ab, doch läßt sich nicht leugnen, daß Allergien mittlerweile zur Volksseuche Nummer eins geworden sind. Die Liste der Allergene ist lang, doch ist ihre unmittelbare, direkte Wirkung längst nicht in jedem Fall nachweisbar. Mehrere Faktoren, die einzeln keine Reaktion auslösen, können auch in kleinsten Mengen synergistisch wirken. Das heißt, sie können sich addieren, potenzieren oder völlig neuartige Wirkungen hervorrufen. So können Dosierungen, die als völlig unschädlich gelten, zusammen mit der schleichenden Vergiftung aus vielen anderen Quellen, denen wir in einer schwer belasteten Umwelt ausgesetzt sind, zu einer unheilvollen Reaktion führen.

Es bleibt also festzustellen: Fluoride härten den Zahnschmelz. Die individuelle Versorgung durch Lacke und Spülungen in der Zahnarztpraxis hilft, Karies vorzubeugen und Kreideflecken am Schmelz wieder verschwinden zu lassen. Aber: Die Zähne faulen nicht deshalb, weil wir zuwenig Fluor zu uns nehmen, sondern weil wir falsch essen, sie zuwenig putzen und weil die geerbte Zahnsubstanz mit ihrer mikrobiologischen Umgebung vielleicht besonders anfällig ist.

Lange Zeit wurde bei uns Karl-Marx-Stadt, das frühere Chemnitz, als großes Vorbild gepriesen. Seit 1959 galt es als «Mekka der Trinkwasserfluoridierung». Die Karies ging bei den elf- bis fünfzehnjährigen Kindern zunächst um 41 Prozent zurück. Von 1975 bis 1983 stieg sie jedoch wieder an, jetzt um 33 Prozent – proportional zu dem zunehmenden Zuckerverbrauch in der gesamten DDR. Zucker ist unbestritten der Zahnfeind Nummer eins – ob die Fluoride nur Gutes tun, ist längst nicht so sicher.

Verständlich ist, daß sich die Zuckerindustrie so vehement für die Fluoridierung einsetzt. Das lenkt ab und vertuscht die wahre Ursache der Löcher. Die vierzig Stück Würfelzucker, die sich zum Beispiel in einem Liter Coca-Cola befinden, sind ein massiver Angriff auf den Zahnschmelz. Daran würde sich auch nichts ändern, wäre der Wasseranteil des braunen Elixiers mit Fluoriden versetzt.

Was haben Zahnärzte mit der Zuckerindustrie gemeinsam?

Jeder Bundesbürger verzehrt pro Jahr 37 Kilogramm Zucker, in Süßigkeiten, Pralinen, Fertiggebäck und -gerichten, zum Einmachen und Backen im Haushaltsverbrauch. Vor ein paar Jahren gerieten einige Zahnarztverbände, die sich öffentlich gegen den hohen Verbrauch gewandt hatten, und die darob ergrimmte Zuckerindustrie in Nordrhein-Westfalen heftig aneinander bis hin zu gerichtlichen Auseinandersetzungen. Möglicherweise handelte es sich dabei jedoch lediglich um Spiegelfechtereien. 1967 jedenfalls hatte eine denkwürdige Sitzung stattgefunden, die unter dem Namen «Süßes Gespräch» bekannt wurde. Vertreter des Zahnarzt-Bundesverbands hatten mit der Wirtschaftlichen Vereinigung Zucker vereinbart, «*die gesundheitliche Aufklärung und Erziehung mit der Werbung für den Zuckerverbrauch zu koordinieren*». Mehr noch: «*Schließlich sollte ein Weg zur gegenseitigen Unterstützung gesucht werden, um extreme Äußerungen abzuwehren, die nur Unruhe in die Bevölkerung tragen.*»

Es handelte sich offenbar um ein fruchtbares Gespräch, denn in der ganzen Bundesrepublik kehrte ein merkwürdiger Friede ein. Statt dem enormen Verbrauch engagiert entgegenzutreten, erklärten Vertreter der Zahnärzte öffentlich, sie hätten resigniert. Der Schwarze Peter wird kurzerhand den Patienten zugeschoben, die einfach nicht bereit seien, ihr Verhalten zu ändern: «*An Karies sind die Patienten absolut selber schuld. Sie essen zuviel Zucker und pflegen ihre Zähne zuwenig.*» Die fünfhundert Kollegen, denen Professor Hans-Jürgen Gülzow im Oktober 1989 auf der dritten Jahrestagung der *Deutschen Gesellschaft für Zahnerhaltung* so eindeutig Entlastung erteilte, hörten es sicher mit Erleichterung.

Der hohe Zuckerkonsum ist nicht zuletzt eine Frage der Werbekapazitäten: 1986 gab die Zuckerindustrie 410 Millionen Mark für Werbung aus, das öffentliche Budget dagegen sah zur Aufklärung der Verbraucher nur kümmerliche 7,5 Millionen Mark vor.

IME, der aus Geldern der Zuckerindustrie finanzierte Arbeitskreis für Mundhygiene und Ernährung, betreibt indessen seine eigene Art der Aufklärung. Er verschickt den *Leitfaden für richtige Mundhygiene* an Landes- und Kreisbildstellen so lange, bis es alle Verantwortlichen «gefressen» haben – Zucker schade nicht, wenn nur anschließend gebürstet werde: «*Ohne Bakterien gibt es keine Karies… Also müssen wir unsere Zähne nach jeder Mahlzeit gründlich reinigen – so wie ein Handwerker nach der Arbeit sein Werkzeug säubert. Schuld an einer rostigen Kelle ist nicht der nasse Zement, sondern der schlampige Maurer!*» behauptet IME. «*Zwei Minuten Zähneputzen nach jeder Mahlzeit – also nach dem Frühstück und immer nach Süßem. Auf belagfreien Zähnen haben Bakterien keine Chance.*»

Das ist keine Aufklärung, sondern eine Nebelrakete, in deren Schwaden die Zusammenhänge verschwinden: Belagfreie Zähne gibt es im Mund nicht (siehe Seite 24), und den dicken, schädlichen Plaque-Teppich weben überhaupt erst die Moleküle des Industriezuckers. Der ist aber nach Auffassung von IME nicht schuld, sondern das schlampige Kind, das ihn nicht wegbürstet.

«*Naschkatzen sollten ihren Appetit auf Süßigkeiten zu den Mahlzeiten stillen und anschließend ihre Zähne putzen*», heißt es beruhigend auch in einem Leitfaden der Techniker-Krankenkasse zur Zahngesundheit und Zahnpflege. Das ist keineswegs erstaunlich: Für die Dokumentation ist der gleiche Mann verantwortlich, der jahrelang in einer Frankfurter Werbeagentur für Zucker warb.

Solche zuckersüßen Sirenentöne verwirren die Sinne der Verbraucher. Ein anderes Faltblatt gibt sich direkter und erklärt schlankweg: «*Karies zerstört die Zähne. Die Mundbakterien vergären Zucker in wenigen Minuten zu Säure. Die Säure löst allmählich den Zahnschmelz auf. So entsteht ein ‹Loch› im Zahn. Ohne Zucker keine Karies!*» Das ist allerdings nicht vom Informationskreis Mundhygiene und Ernährungsverhalten herausgegeben, sondern die Schweizerische Zahnärztegesellschaft und der Apothekerverein drücken sich so unmißverständlich aus.

Der eifrige *IME*-Arbeitskreis organisiert zudem Tagungen und Kongresse: «*Das 7. IME-Symposium brachte eine Übersicht über den Stand der Zahnmedizin*», meldete das Bayerische Zahnärzteblatt im Januar 1988. Das Symposium trug den immerhin zutreffenden Titel «*Gesunde Zähne – kein Zufall*». Einer der «namhaften» Wissenschaftler, deren Teilnahme befriedigt vermerkt wurde, war Professor Günther Siebert, damals Chef des einzigen Lehrstuhls in Europa für Experimentelle Zahnheilkunde an der Universität Würzburg. Ganz im Sinne der Veranstalter äußerte sich der Professor zu Zusammenhängen zwischen Ernährung und Zahngesundheit, speziell über Fluoride und Zucker. So teilte Siebert der Öffentlichkeit mit, daß Zucker «weder ein Kalk- noch ein Vitaminräuber», die Menge des täglichen Zuckerkonsums von geringer Bedeutung sei, entscheidend seien die Häufigkeit und die Verweildauer im Mund. Die Entwicklung von nicht kariogenen Süßungsmitteln könne dabei viel verhüten und «*zum Teil der Kariesentstehung sogar entgegenwirken*».

Sind das jetzt bundesdeutsche Irrungen und Wirrungen, oder handelt es sich vor allem um eine dicke Plaque aus besonders guten Beziehungen? Der dicht gewebte Fluor-Zucker-Filz zwischen Universitäten, Industrie und Zahnärzten trieb in Hessen eine besondere Blüte. Die Landeszahnärztekammer freute sich dort, «*daß Verwaltungsrat und Verwaltung auch bei den Anlagen des Versorgungswerkes auf dem Immobiliensektor eine glückliche Hand hatten*». Solventer Mieter des zwölfstöckigen Gebäudes ist der süße Branchenführer Ferrero.

Die «Resignation» gegenüber der Unbelehrbarkeit der Menschen, was deren Ernährung angeht, erscheint in diesem Licht als recht durchsichtige Begründung für den massiven Fluoreinsatz. Aus der Laissez-faire-und-gebt-ihnen-Fluoride-Haltung spricht nicht nur eine abgrundtiefe Menschenverachtung. Sie ist außerdem falsch und gefährdet unsere ganze Gesundheit, nicht nur die unserer Zähne.

Nie zuvor war bei uns das Interesse an gesünderer Ernährung größer als heute. Der Schwarzwald-Zahnarzt Schnitzer hat es bereits vor fast dreißig Jahren in die Tat umgesetzt – da zogen die ehrenwerten Kollegen allerdings nicht mit. Unter diesem Aspekt ließen und lassen sich die Zahnmediziner vor den falschen – mit viel Zucker und Geld beladenen Fluorid-Karren spannen.

Die neue Einigkeit: «Aktion Zahnfreundlich e. V.»

Der Himmel über dem einträglichen Flirt zwischen Zahnärzten und der Zuckerindustrie drohte sich zu verdunkeln, die fluoridgestützte Eintracht geriet in Gefahr: «*Auch siebzehn Jahre nach Einführung der Trinkwasserfluoridierung im Kanton Basel-Stadt*

sind Häufigkeit und Ausmaß des Kariesbefalls bei Mittelschü-
lern mit der Süßigkeitenkonsumfrequenz korreliert. Insbeson-
dere mit dem Zwischendurch-Konsum von Schokolade, Bonbons
etc. besteht diese statistische Abhängigkeit», bekannten die
Schweizer Fluoridbefürworter Mühlemann und Büttner.

Nachdem in der Bundesrepublik der Massenversorgung über
Tabletten und Trinkwasserzusätze außerdem *«starke Hemm-*
nisse» entgegenstehen, so Professor Knappwost, haben sich die
Kontrahenten von einst, Zuckerlobby und Zahnarztverbände, zu
gemeinsamem Nutz und Frommen einen neuen Weg ausgeguckt:
Sie fanden sich in der *«Aktion Zahnfreundlich e. V.»* zusammen.

Diese Aktion verleiht das *«Zahnmännchen mit Schirm»* an
«zahnschonende» Schleckereien. Nach der Definition des
schweizerischen Eidgenössischen Gesundheitsamtes aus dem
Jahre 1969 dürfen sich Süßwaren mit dem Zahnmännchen
schmücken, *«wenn durch Prüfung des Fertigproduktes ... am*
Menschen der Beweis erbracht wurde, daß das pH im Zahnbelag
innerhalb 30 Minuten nicht unter 5,7 absinkt». Zuckeraus-
tausch- und Süßstoffe machen es möglich. Wieder wird mit großem Einsatz geforscht und publiziert, die Säure in der Plaque
gemessen, verglichen und empfohlen – wie ehemals bei den Fluoriden.

Dem Verbraucher soll das Etikett, so der Würzburger Zahn-
männchen-Protagonist Professor Friedrich Gehring, *«optisch si-*
gnalisieren, daß der Verzehr solcher Produkte die Gesundheit sei-
ner Zähne nicht beeinträchtigt und den schmelzschädigenden
Säureregen von ihnen fernhält, der auf sie beim Konsum zucker-
haltiger Süßwaren niedergeht».

Nach anfänglicher Verwirrung bei der Zuckerindustrie – sollen
wir mitmachen, sollen wir nicht? – hat sie schließlich doch *«weit-*
sichtig die Zeichen der Zeit erkannt», freuen sich die Zahnärzte.

Doch offenbar sind von dieser Idee nicht alle gleichermaßen an-
getan. *«Tatsächlich gibt es unter den Zahnärzten eine Reihe von*
‹Fundamentalisten›, die den süßen Geschmack schlechthin ab-
lehnen und die in der Aktion zahnfreundlich verwirklichte Idee
als verwerfliche ‹Systemstabilisierung› ablehnen», stellt der Kieler Universitätsprofessor Klaus Bößmann fest.

Vielleicht sind diese aufsässigen Kollegen aber auch nur ein bißchen weitsichtiger und blicken über den Rand des Kariesloches

hinaus. Die «Fundamentalisten» stehen nämlich nicht allein mit ihren Bedenken, auch Zahnarztverbände und Universitätsprofessoren mäandern zwischen ungebremster Begeisterung und verhaltener Unzufriedenheit über den recht einseitigen Forscherdrang auf ihrem Fachgebiet hin und her:

«Von den ‹vier Säulen der Prophylaxe› (das heißt Ernährung, Putzen, Fluoridierung und Kontrolle) ist nach Ansicht zahlreicher Fachleute die ‹richtige› Ernährung die wichtigste, da sie schon die Entstehung der Noxen (schädliche Stoffe) Plaque bzw. Säure verhüte. Um so erstaunlicher ist es, daß sich im zahnärztlichen prophylaktischen Schrifttum kaum wissenschaftliche Untersuchungen zu dem Thema finden – es sei denn Veröffentlichungen über Zuckerersatzstoffe oder den Spurenstoff Fluorid», wundert sich der *Bundesverband der Deutschen Zahnärzte e. V.* in seinem Mitteilungsblatt «*interdent*».

Ob dieses Erstaunen nun von heiliger Einfalt oder von Scheinheiligkeit zeugt: Der Verband könnte eigentlich wissen, wie wenig verwunderlich die emsige Forschertätigkeit auf dem Gebiet der Fluoride und Süßstoffe ist – und woher das Geld dafür kommt.

18   Schaum im Mund

Die richtige Zahnpflege

Zahnpasta – und was sich darin verbirgt

Richtiges Zähneputzen ist eine Kunst, die gelernt sein will. Aber von wem? Zahnärzte haben zuwenig Zeit und werden dafür auch nicht bezahlt, Dentalhygienikerinnen gibt es kaum. Dafür setzt uns die Dentalindustrie ins Bild: Zahnpasten mit mysteriösen Kombinationswirkstoffen und Spezialformeln, die Karies und Zahnstein «hemmen», ihnen «entgegenwirken» oder sie «verhindern», oder die gar gegen Zahnfleischbluten helfen. Letzteres tun sie gewiß nicht, denn dann wäre die Paste ein Arzneimittel und fiele unter das entsprechende strenge Gesetz. Die Auswahl an Zahnbürsten, mechanisch oder elektrisch, ist riesig, dazu Munddusche, Zahnseide, Zahnhölzchen – selbst der gutwilligste Verbraucher ist damit überfordert, zu entscheiden, wie er was am besten benutzt.

Noch im 18. Jahrhundert hielten die Ärzte mehr von diversen Zahnreinigungsmittelchen als vom Bürsten: Pulverisierte Krebsaugen, Perlmutt oder Hirschhorn wurden mit wohlriechenden Flüssigkeiten vermischt und sollten für die nötige Hygiene im Mund sorgen.

Heute können die Bundesbürger unter mehr als neunzig Zahnpasten wählen, von denen sie jährlich mehr als 25 000 Tonnen verbrauchen. Nicht genug, meinte ein Referent auf einem Symposium mit dem Titel: *«Mundhygiene: wirksame Vorbeugung gegen parodontale Erkrankungen und Zahnverlust».* Der Redner hatte nachgerechnet: Vier Tuben Zahnpasta pro Kopf und Jahr ergaben 120 Putzvorgänge. Nötig seien sehr viel mehr, nämlich zwischen tausend und 1800 Bürstenattacken jährlich auf die Plaque –

mit Zahnpasta selbstverständlich. Letzteres hat aber vielleicht nur damit zu tun, daß die Veranstaltung von der chemischen Industrie finanziell kräftig unterstützt wurde.

Nicht wenige Konsumenten handeln beim Zähneputzen nach dem Motto «viel hilft viel» und verlassen sich wie die Menschen vor zweihundert Jahren mehr auf die geheimnisvollen Superkombinationswirkstoffe gegen Karies und Parodontitis als auf die Bürste. Strahlend weißer Schaum im Mund beschwichtigt unser schlechtes Gewissen, denn als aufgeklärte Menschen wissen wir oft selbst, daß wir falsch essen und zuwenig putzen. Heilung bei Zahnkrankheiten kommt aber nach wie vor nicht aus der Tube – manchmal sogar eher das Gegenteil, auch wenn statt der Alchimie die moderne Chemie mitgemischt hat.

«Reizende» Substanzen

Die Vertreter der Kosmetikindustrie schäumten vor Wut und Erregung. Der Auslöser war eine *Monitor*-Sendung im deutschen Fernsehen über den Inhalt von Zahnpasten. «*Zahnausfall aus der Tube*», überschrieb das *Ökotest-Magazin* im September 1987 seinen Untersuchungsbericht über 55 der gebräuchlichsten Zahncremes. In 37 Proben hatten die Tester eine Substanz gefunden, die plötzlich in aller Munde war: das Tensid *Natriumlaurylsulfat (NLS, Texapon)*, eine stark schäumende, waschaktive Substanz. Sie ist wichtiger Bestandteil aller Waschmittel und löst den Schmutz von den Textilfasern. Im Mund, so erklärten die *Monitor*-Redakteure, löst NLS das Zahnfleisch auf. Es läßt die Haut um bis zu 300 Prozent aufquellen und reizt sie zusätzlich. Mit Gurgeln und Ausspucken des Schaumes läßt sich diese Wirkung nicht verhindern, da der Stoff in großen Mengen in der Haut gebunden wird. Schon 1975 hatte der New Yorker Professor W. J. Hamilton erausgefunden, daß NLS die Zähne viel empfindlicher für Säureattacken macht.

Die amerikanische Gesundheitsbehörde NIOSH führt eine Giftliste, auf der die Substanz in der Rubrik «*primary irritant*» aufgeführt ist: erregt unmittelbar Entzündungen. Als sei es damit nicht genug, steht NLS außerdem im Verdacht, heftige Allergien auszulösen. Der Schaumstoff bringt zudem das Gleichgewicht unserer Mundflora durcheinander: Er greift die harmlosen Bakterien an, während sich die krank machenden Erreger aus der Koli- und Streptokokken-Familie mit ihm arrangieren. «*Karies und Zahnbetterkrankungen durch Pasta!*» lautete der Schreckensruf nach der Veröffentlichung dr NLS-Untersuchung.

Professoren, Ärztekammern und Verbände taten, was sie in solchen Fällen immer tun: Sie veschwichtigten und beruhigten die aufgebrachten Konsumenten mit der Behauptung, die in den Pasten übliche Tensidkonzentration von ein bis zwei Prozent sei unschädlich für Mundschleimhaut und Zahnfleisch.

Die Hersteller erklärten, NLS sei notwendig, um die Zahnpasta zu verteilen und die Speisereste dort zu entfernen, wo die Bürste nicht hinkommt. Auch die hessische Zahnärztekammer verkündete damals, die Substanz lockere den Zahnbelag. Der Präsident der Bundesärztekammer sprang eilends den attackierten Zahnpastaproduzenten bei und beteuerte, daß der Schaumbildner unverzichtbar sei.

Merkwürdig an der Sache war nur, daß ausgerechnet der Branchenriese Blendax bei seinen meistverkauften Pasten sehr wohl ohne Natriumlaurylsulfat auskommen konnte. Und genau da liegt der wunde Punkt: Die ganze Diskussion um die Funktionen des NLS entpuppte sich als reine Schaumschlägerei. Es ist nämlich von geringem Interesse, ob und in welcher Konzentration die Substanz schädlich ist: Sie ist schlicht unnütz und überflüssig.

Tenside befreien zwar die Wäsche von Schmutz, aber die Zähne nicht von der Plaque. Dafür schäumen sie beeindruckend – und das, so dachten sich offenbar die Pastahersteller, macht die Kunden glauben, daß sie auch kräftig reinigten. Zudem war ihnen die Substanz zwar lieb, aber nicht teuer: Sie ist aus billigem Kokosöl zu produzieren, gut wasserlöslich und außerdem der einzige Waschrohstoff, der nicht bitter schmeckt.

300000 Zuschauer machten nach der Sendung vom Angebot des Fernsehredakteurs Gebrauch und ließen sich eine Liste der texaponhaltigen beziehungsweise -freien Zahncremes schicken. Der Entrüstungssturm der Produzenten, der zeitweilig fast zum Orkan angewachsen war, legte sich in den letzten drei Jahren. Heimlich, still und leise änderten sie die Rezepturen. Bei einer neuen Untersuchung im Jahre 1989 fand Ökotest immerhin in der

Hälfte der neunzig getesteten Zahncremes kein Natriumlaurylsulfat.

Das heißt jedoch noch lange nicht, daß jede Zahnpasta empfehlenswert ist. Die Zahncremes bestehen zur Hälfte aus mineralischen Pulvern, den Putzkörpern, die die Plaque abschleifen, den Schmelz und den Zahnhals jedoch nicht abreiben sollen. Alles, was «strahlend weiße» Zähne verspricht, oder auch was speziell für Raucher angeboten wird, sollte man möglichst nicht auf die Bürste drücken, denn diese Pasten enthalten besonders wirksame Schleifkörper.

Was sonst noch drin steckt, steht außen leider meist nicht drauf. Wer die Geheimnisse einer Rezeptur erfahren will, hat keine guten Karten: Die Deklaration der Inhaltsstoffe ist bei Kosmetikartikeln nicht vorgeschrieben. Manches läßt sich nur erahnen, andere sind zwar genannt, aber die Konzentration ist nicht angegeben. Feuchthaltemittel, Konservierungsmittel, Aromen und Süßstoffe(!), Farben und Fluoride wandern in die Tube. Zurückhaltung ist immer dann geboten, wenn eine Paste mit bakterizider oder antibakterieller Wirkung angedient wird. Keines der darin verwendeten Mittel legt ausschließlich krank machende Keime lahm, stets wird das natürliche Gleichgewicht der zwei- bis dreihundert im Mund vorkommenden Bakterien ganz erheblich gestört. Chlorhexidin, Bromchlorophen und Formaldehyd gehören zu den Substanzen, die sowohl konservieren als auch Bakterien hemmen sollen. Als Konservierungsmittel oder zur Einstellung des pH-Werts verwenden einige Hersteller auch PHB-Ester, der bei manchen Menschen Allergien auslöst.

Die meisten Pasten tragen den Hinweis «*Enthält Natriummonofluorphosphat*». Das war ursprünglich als Warnung gedacht – die Creme sollte nicht verschluckt werden. Erlaubt sind 0,15 Prozent Fluoridzusatz.

Inzwischen wissen die Zahnforscher, daß die organischen Verbindungen der *Aminfluoride* wirksamer sind als die anorganischen Natriumfluorid-Verbindungen. Die Aminfluoride sollen außerdem auch Bakterien hemmen. Die Schwierigkeit besteht darin, daß Aminfluoride ein saures Milieu brauchen, weil sie sonst nicht wirken können. Säure jedoch schadet dem Zahnschmelz, weshalb der pH-Wert einer Zahncreme nicht unter 7 sinken sollte. Klettert er über den Wert von 9,5, ist die Pasta alkalisch und läßt das Zahnfleisch aufquellen, das dann leicht verletzt werden kann.

Manche Wissenschaftler sehen in der sauren Pasta kein Problem, da der Speichel genügend Pufferkraft habe, die Zähne vor Säureschäden zu bewahren. Andere Experten hingegen sind überzeugt, daß es gerade die Säure ist, die zur besseren Wirkung der Aminfluoride gegenüber den Natriumfluoriden beiträgt, denn sie ätzt den Schmelz leicht an, wodurch die Fluoride ihrer Ansicht nach besser wirken können.

Wer seine Zähne mit Fluoriden pflegen will, sollte die Tube nicht offen liegen lassen und bald verbrauchen, denn Fluoride bauen sich bei der Lagerung rasch ab. Da Kinder bis zu einem Drittel des Zahnpastaschaumes schlucken, sollten Sie für die Kleinen auf fluoridfreie oder gering dosierte Zahnpasta zurückgreifen, vor allem, wenn die Kinder auch noch anderweitig mit Fluoriden versorgt werden, beispielsweise durch Tabletten oder Mundspülungen, oder wenn Ihr Trinkwasser fluoridiert ist.

Die zahnfleischfreundliche Wirkung von Vitaminzusätzen oder Pflanzenauszügen ist nicht nachgewiesen. Das gilt ebenso für die Wirkung von Zahnpasten, die die Empfindlichkeit der Zahnhälse herabsetzen sollen.

Allgemein gilt: Je weniger Pasta verwendet wird, desto besser. Je weniger sie schäumt und je herber ihr Geschmack ist, um so empfehlenswerter ist sie. In jedem Fall sollte man die Schaumreste gut ausspülen, um die verschiedenen Chemikalien nicht länger als unbedingt nötig auf die Schleimhäute einwirken zu lassen.

Eine Ausnahme bei der Geheimniskrämerei um die Rezepturen macht seit 1988 Blendax. Die Firma deklariert alle Inhaltsstoffe ihrer Produkte nach dem einheitlichen System der amerikanischen *CTFA* (*Cosmetic Toiletry Fragrances Ass.*), allerdings in englischer Sprache, da eine einheitliche deutsche oder europäische Regelung noch immer fehlt.

Eine solche Regelung wäre allerdings dringend geboten. Einige Marken werden in mehreren Ländern unter gleichem Namen verkauft, unterscheiden sich jedoch erheblich in der Zusammensetzung. Schweizer Zahnärzte fordern, daß diese Regelung außerdem alle umstrittenen Stoffe aus den Pasten verbannen müsse: Konservierungsmittel und andere Allergene sollen daraus verschwinden. Inhaltsstoffe müssen in verständlicher Sprache mit genauen Prozentangaben deklariert werden. Auch die Anbieteradresse für Rückfragen und ein Verfalldatum muß der Kunde ablesen können. Und das alles möglichst – so die Verbraucherverbände – auf der Tube und nicht auf den aufwendigen Kartons, die beträchtlich zum Anwachsen der Müllberge beitragen. Ihr Rat lautet, Schachteln und Kartons als Abfall im Geschäft zurücklassen und so eine Reaktion der Pasten-Produzenten zu erzwingen.

Wer der Chemie und dem Müllproblem ganz aus dem Wege gehen will, kann sich sein Zahnpulver selber mischen. Dr. Sándor Rózsa vom *BUND* (Bund für Umwelt- und Naturschutz) Köln empfiehlt sein Spezialrezept: Schlämmkreide-Zahnpulver. Dafür braucht er aus der Apotheke *Menthol* (1 Teelöffelspitze), das die Speichelsekretion anregt und den Kreidegeschmack überdeckt, außerdem – allerdings nicht unbedingt erforderlich – einen halben Teelöffel *Kernseife* oder Seifenflocken, die in einer Schale fein zerrieben werden. Hauptbestandteil des Eigenbaupulvers ist die *Schlämmkreide* (3 Teelöffel, feinstgemahlen). Sie dient als Putzkörper und nimmt die Fäulnis-Geruchsstoffe in der Mundhöhle auf. Ein Teelöffel *Sorbit* (Zuckeraustauschstoff) lockert das Pulver auf.

Zum Zähneputzen nimmt man ein wenig Pulver aus dem Glas mit dem Zahnbürstenstiel auf, streut es auf die Zähne und putzt mit angefeuchteter Bürste. Die hausgemachte Mischung ist billig, frei von Konservierungsmitteln und gut haltbar. Ohne einen Grund zu nennen, empfiehlt Rózsa allerdings, das Eigenbau-Präparat nicht ausschließlich zu verwenden: «*Ich empfehle, das Zahnpulver abwechselnd mit verschiedenen einfachen Zahnpasten zu benutzen.*»

Die Entscheidung zwischen selbst gerührtem Pulver für ein paar Pfennige oder einem pH-neutralen Edelprodukt aus der Apotheke ist am Ende jedoch nicht entscheidend für den Zahnerhalt.

Am Anfang aller Zahnübel steht der Zahnbelag (siehe Kapitel 4). Selbst in einer «jungen» Plaque, die erst einige Stunden alt ist, tummeln sich achtzig Prozent lebende Bakterien, der Rest ist bereits abgestorben. Zahnpasten, die das hochwirksame Chlorhexidin enthalten, töten sie (und leider auch andere Keime der Mundflora) zwar alle ab, aber schon nach acht bis vierundzwanzig Stunden sind die Unheilstifter in neuen Belägen wieder am Werk.

Ob die Plaque entfernt, das Zahnfleisch massiert und Zahnstein verhindert wird, darüber entscheiden zwei Faktoren: Die richtige Zahnbürste und vor allem die richtige Putztechnik.

Rütteln, Drehen, Kehren: So werden Zähne richtig sauber

«Nachdem ich seit fünfzehn Jahren den gleichen Zahnarzt aufsuche, sagt er erst jetzt ganz beiläufig, daß ich mir schon tiefe Querrillen in die Zähne gebürstet habe!» beklagte sich ein Mann mittleren Alters. Da hat er wohl etwas falsch gemacht, obwohl er an der Informationsquelle sitzt: Er ist Justitiar einer Zahnärztekammer.

Der Göttinger Parodontologe Eckhard Krüger macht an einem Beispiel deutlich, warum das Putzen in Querrichtung nicht nur schädlich für Schmelz und Zahnfleisch, sondern auch unnütz gegen die Plaquebesiedelung ist: *«Versuchen Sie einmal, Watte aus den Zähnen eines Kammes mit seitlichem Bürsten zu entfernen! Das wird nicht funktionieren.»*

Man nehme also seine Bürste in die Hand und werfe zunächst einen kritischen Blick darauf. In deutschen Badezimmern steht manch trauriges Exemplar in den Zahnputzbechern, dessen Borsten in alle Richtungen nach außen zeigen und auf dessen Bürstenkopf sich ein gelblicher Belag am Boden festgesetzt hat. Da hilft nur eines: ab in den Müll.

Die «neue» hat auf alle Fälle viele und engstehende Bündel Borsten, die Sprache der Hersteller bezeichnet dies als *multi-tufted*. Die Borsten sind gleich lang und aus Kunststoff. Naturborsten quellen auf und sind mit ihrem dünnen Hohlraum und ihrer rauhen Außenfläche ein idealer Nährboden für allerlei unerwünschte Bakterien. Außerdem hat eine gute Zahnbürste Borsten mit abgerundeten Spitzen. Der Bürstenkopf ist nicht zu groß, er bedeckt höchstens zwei bis drei Zähne, damit alle Zahnflächen auch an schwierigen Stellen gut zugänglich sind. Die Bürste muß nicht hart sein, wer empfindliches Zahnfleisch hat, wählt eine Bürste mit weichen Borsten. Länger als zwei bis drei Monate soll eine Zahnbürste nicht in Gebrauch sein. Es gibt Aufkleber, auf denen man das Einsatzdatum vermerken kann. Auf alle Fälle gehört sie auch schon vor Ablauf dieser Frist in die Tonne, wenn sich die Spitzen nach außen biegen, da diese sich beim Putzen unter das Zahnfleisch schieben und es dabei verletzen könnten.

Inzwischen wissen es viele Kinder schon im Kindergartenalter und haben auch ihre Eltern instruiert: Von «Rot» nach «Weiß», vom Zahnfleisch zur Krone, muß «ausgekehrt» werden. Das allein reicht jedoch nicht. In der ein bis eineinhalb Millimeter tiefen natürlichen Furche zwischen Zahnfleischrand und Zahnhals, die sich in vielen Fällen bereits weiter vertieft hat, bildet sich Plaque und mineralisiert sich mit der Zeit zu Zahnstein. Die Bakterien darin setzen laufend Giftstoffe aus ihrem Stoffwechsel frei. Das Ergebnis sind Zahnbetterkrankungen, die Folgen Knochenauflösung und Zahnausfall. Die Rot-weiß-Methode kehrt über die Minitaschen mit der darin angesammelten Plaque weg.

Und so machen Sie es richtig: Die Zahnbürste wird *schräg*, im Winkel von 45 Grad, auf Zähne und Zahnfleisch angesetzt. Die äußere Borstenreihe berührt das Zahnfleisch, die mittlere die Zahnfleischfurche und die innere den Zahn. Jetzt drücken Sie die Bürste leicht an und rütteln auf der Stelle hin und her, damit die Beläge gelockert werden. Wichtig ist, daß Sie nicht nach der Seite schrubben. Die Putzexperten empfehlen, langsam bis drei zu zählen. In dieser Zeit lösen zehn bis zwölf Rüttelbewegungen pro Zahnabschnitt den haftenden Belag. Dann «kehren» Sie zur Kaufläche hin aus.

Nacheinander kommen alle Außen-, alle Innen- und danach die Kauflächen dran. Letztere dürfen nach dem Rütteln auch waagerecht geschrubbt werden.

Damit Sie keinen Zahn vergessen, sollten Sie systematisch vorgehen. Rechtshänder fangen rechts außen an – das ist die schwierigste Region. Linkshänder haben die meisten Probleme mit der anderen Seite und beginnen daher links oben.

Das gründliche Säubern mit dem schrägen Ansatz, dem Rütteln und Auskehren ist nicht ganz einfach. Wer Probleme dabei hat, sollte sich diese *modifizierte Baßtechnik* vom Zahnarzt oder seiner Assistentin demonstrieren lassen.

Ob Sie erfolgreich geputzt haben, zeigt Ihnen eine Kontrolle mit Färbemitteln. Seien Sie jedoch auch hier wieder vorsichtig bei allen Mitteln, deren Inhaltsstoffe nicht angegeben sind. *Plaklite* etwa enthält Fluorescin, das nach dem bisherigen Wissensstand *keine* Nebenwirkungen zeigt. Andere Fabrikate sind mit *Erythro-sin* und *Tetrajodfluorescin* versetzt, die das weiche Gewebe rund um den Zahn mitfärben und allergische Reaktionen auslösen können.

Die Plaquefärbekontrolle gibt auch Antwort auf die Frage, wie lange Sie bürsten müssen. Ganz einfach: Bis der Belag verschwunden ist.

Was Hänschen nicht lernt ...

... kann Hans selbstverständlich noch lernen. Für seine Zähne ist es aber in jedem Fall besser, er weiß von klein auf, wie er sie richtig putzen muß. Schon die allerersten Zähnchen werden regelmäßig gesäubert, indem man mit einem feuchten Stückchen Mull die Babyzähne vorsichtig abwischt – aber bitte ohne Pasta.

Sobald die Milchseitenzähne, etwa im Alter von achtzehn Monaten, erschienen sind, wird die Prozedur schon umfangreicher. Mütter und Väter, die Rechtshänder sind, setzen ihren Sprößling auf das linke Knie (Linkshänder folglich auf die andere Seite) und putzen ihm mit einer kleinen, weichen Kinderzahnbürste die Zähne: Jeder einzelne kommt dran («damit keiner beleidigt ist»), mit kleinen Kreisen wird gleichzeitig die Kau-, Außen- und Innenfläche gereinigt. Auch das immer ohne «Aufstrich», weil die Kinder noch nicht gut ausspucken können.

Mit etwa drei Jahren, wenn sie ins Kindergartenalter kommen, wollen Kinder alles selber probieren: Anziehen, Brot streichen, Zähneputzen. Aber so, wie zu Beginn des Selbständigwerdens die Strümpfe und die Knöpfe nicht immer korrekt sitzen, hat auch das richtige Zähneputzen seine Tücken und will gelernt sein.

Wie bei den Erwachsenen heißt es jetzt: erst außen, dann innen, dann die Kauflächen säubern. Eltern tun gut daran, den Erfolg zu kontrollieren und die Beläge im Auge zu behalten. Sie sollten auch darauf achten, ob die Sechsjahrmolaren durchgebrochen sind, da die neuen Backenzähne besonders gefährdet sind. Notfalls wird mit elterlicher Hilfestellung noch einmal nachgeputzt.

Selbst wenn der Nachwuchs des Alters und der Übung halber die korrekte Technik eigentlich schon sehr gut im Griff hatte –

erfahrene Eltern wissen, daß die Ablenkungsgefahren nirgendwo größer sind als beim Erledigen eher lästiger Dinge wie der Hausaufgaben und der Säuberungsvorgänge im Badezimmer. Da dient schon mal die eben angefeuchtete Zahnbürste als «Nachweis» einer Putzaktion. Eine ebenso freundliche wie nachdrückliche Aufforderung zur gebotenen Zahnhygiene ist öfter vonnöten, zumal gerade in der Zeit der Pubertät die Zähne für Karies besonders anfällig sind.

Mit Motor geht es nicht schneller

Wer glaubt, er könne den Zeitaufwand von zwei bis drei Minuten für die Zahnhygiene mit Hilfe der elektrischen Zahnbürste noch mehr kürzen, der irrt sich. Die motorisierten Putzgeräte schwingen zwar rascher, gleichen damit aber nur aus, daß beim Putzen von Hand stärker angedrückt wird.

Über den Nutzen elektrischer Zahnbürsten sind sich die Zahnmediziner so weit einig, daß es besser ist, motorisiert zu putzen, als von Hand lediglich Schaum im Mund zu verteilen. An der Kieler Universität wollten Zahnärzte wissen, bei welcher Patientengruppe der größere Reinigungseffekt vorlag. Die «motorisierte» Putzgruppe lag vorne, sie hatte viel weniger Plaque aufzuweisen als die Vergleichspatienten. Die besseren Werte bei den elektrisch betriebenen Bürsten erklären sich die Kieler Ärzte damit, daß der Versuch unter «Alltagsbedingungen» durchgeführt wurde. Die Zähneputzer wurden nicht instruiert wie oft, wie lange und vor allem nicht wie sie dabei vorgehen sollten.

Das Fazit aller Untersuchungen heißt bis heute: Elektrisch putzen ist gut, richtig von Hand bürsten ist besser.

Duschen für den Mund

Wasserstrahlgeräte und Mundduschen können zwar Speisereste aus kleinen Lücken herausschwemmen, aber die Zahnbürste keinesfalls ersetzen. Gegen Plaque richten sie überhaupt nichts aus.

Bei Parodontitispatienten mit Zahnfleischtaschen sind sie manchmal sogar schädlich, da der Wasserstrahl abgestorbenes Gewebe und krank machende Keime noch tiefer in die Taschen pressen kann.

Billiger und oft genauso wirksam ist es, den Mund mit warmem Wasser gut auszuspülen und es dabei durch die Zahnzwischenräume zu drücken.

Für die Zwischenräume: Hölzchen und Seidenfaden

Nicht alle Seiten des Zahnes können von der Bürste erreicht werden. Für die unzugänglichen Stellen gibt es Zahnseide und Zahnhölzchen.

Von der *Zahnseide*, die am besten ungewachst ist, reißen Sie ein etwa dreißig Zentimeter langes Stück ab und wickeln die Hälfte davon um den linken Mittelfinger (Linkshänder natürlich umgekehrt). Das andere Ende wird von der rechten Hand sachte und vorsichtig zwischen zwei Zähnen durchgeführt. Das Zahnfleisch darf dabei nicht verletzt werden. Entfernen Sie jetzt die Plaque rund um den Zahn durch leichte «Sägebewegungen». Wer skeptisch gegenüber dem Erfolg der Reinigungsaktion ist, sollte einmal die Nase an das benutzte Stück Faden halten. Höchstwahrscheinlich wird er sie gleich rümpfen, wenn er so eindeutig riechen kann, was sich zwischen den Zähnen trotz des Bürstens alles festgesetzt hat. Daher sollten Sie auch für jeden Zahnzwischenraum einen frischen Abschnitt der Zahnseide vom Finger abwickeln.

Für Pflegebewußte, die sich in den Fäden verwickeln und mit der Technik nicht zu Rande kommen, bietet die Dentalindustrie *Zahngeigen*, Zahnseidenhalter, an. Bei den meisten läßt allerdings während des Gebrauchs die Spannung des Fadens zwischen den beiden Gabeln nach. Die Halter sind sparsam, weil zum Befestigen immer nur ein kurzes Stück gebraucht wird. Ein Preisvergleich lohnt sich allemal, denn die Hersteller verlangen recht unterschiedliche Preise für ihre Zahnseiden.

Völlig ungeeignet zur Zahnreinigung sind Metallgegenstände oder Nadeln, ebenso wie die üblichen Zahnstocher. In Apotheken gibt es jedoch spezielle *Zahnhölzchen* zu kaufen, deren Keilform sich den anatomischen Verhältnissen in den Zahnlücken anpaßt. Sie sollten aus splitterfreiem Holz (zum Beispiel Balsa) gefertigt sein, damit sie das Zahnfleisch nicht verletzen können.

Wer größere Lücken zwischen seinen Zähnen hat, kommt wahrscheinlich am besten mit einer Zahnzwischenraumbürste (auch Interdentalbürste) zurecht. Sie sieht aus wie ein Pfeifenreiniger und erleichtert auch das Säubern von Bändern und Brackets der kieferorthopädischen Geräte und von Zahnersatz.

Die richtige Pflege ist das A und O für gesunde Zähne. Deshalb sollte dieses Kapitel eigentlich am Anfang des Buches stehen. Die Motivation zur Prophylaxe kommt jedoch allein aus dem Wissen um die Folgen der Vernachlässigung, und daher ist dieses Thema nun zum Schlußwort geraten. Den Anfang für einen neuen Umgang mit Ihren eigenen Zähnen müssen Sie selber setzen, am besten sofort.

Bibliographie

Brinkmann, Manfred/*Franz*, Michael (Hg.): Nachtschatten im Weißen Land. Berlin 1982

Coleman, Vernon: Den Schmerz besiegen. Düsseldorf 1988

Ebm, Ernst: Gift im Mund. Wessobrunn 1985

Federspiel, Krista: Lückenlos. Köln 1988

Gauer/Kramer u. a.: Ernährung, Verdauung, Intermediärstoffwechsel. München 1972

Grefe, Christiane u. a.: Das Brot des Siegers. Göttingen 1985

Jäckle, Renate: Gegen den Mythos Ganzheitliche Medizin. Hamburg 1985

König, Klaus G.: Karies und Parodontopathien. Stuttgart 1987

Krüger, Eberhard: Zahn-, Mund- und Kieferheilkunde. Stuttgart 1986

Leitzmann, Claus/*Million*, Helmut: Vollwertküche für Genießer. Niederhausen/Ts. 1988

Loux, Françoise: Das Kind und sein Körper in der Volksmedizin. Stuttgart 1980

Mann, Thomas: Buddenbrooks. Frankfurt/Main 1987

Meuris, Jean: Homöotherapie in der zahnärztlichen Praxis. Heidelberg (2. Auflage) 1988

Nippert, Reinhardt Peter: Zahn- und Mundgesundheit bei Kindern und Jugendlichen. Münster 1988

Raith, Eva/*Ebenbeck*, Gerhard: Psychologie für die zahnärztliche Praxis. Stuttgart 1986

Rotgans, Jerome: Die Quintessenz des Mundgeruchs. Berlin 1984

Schnitzer, Johann Georg: Gesunde Zähne von der Kindheit bis ins Alter. Zürich 1973

Ders.: Gesunde Zähne durch richtige Ernährung. München 1988

Schraitle, Rose/*Siebert*, Günther: Zahngesundheit und Ernährung. München/Wien 1987

Selby, John: Atmen und leben. Reinbek 1987

Taatz, Hanna: Kieferorthopädische Prophylaxe und Früherkennung. Leipzig 1976

Volkmer, Dietrich: Jenseits der Molaren. Bruchsal 1988

Wetzel, Willi-Eckhard: Die Angst des Kindes vor dem Zahnarzt. München 1982

Wiegel, Paul: Zahnärzte und Zahnbehandlung im alten Frankfurt am Main. München 1957

Yiamouyiannis, John: Früher alt durch Fluoride. Ritterhude 1988

Hilfe und Selbsthilfe-Adressen

Dr. med. Dr. med. habil. Max Daunderer
Tox Center e. V.
Weinstraße 11
8000 München 2

Ellen Carl
Münchener Quecksilberkreis
Rembrandtstraße 21 a
8000 München 60

Gesellschaft für ganzheitliche Zahnmedizin
Franz-Knauff-Straße 2−4
6900 Heidelberg

Register

Hans Baumgardt
Ohne Fleisch – gesund leben

Hans Baumgardt
Keine Angst vor AIDS

Dr. P.C.Bragg
WASSER – Das größte Gesundheitsgeheimnis

Dr. P.C.Bragg
Wunder des Fastens

Dr. P.C.Bragg
Gesund essen ohne Irrtümer

H. und M. Diamond
Fit für´s Leben (Fit for Life)

H. und M. Diamond
Fit für´s Leben (Fit for Life) Teil II

Marilyn Diamond
Neue Eßkultur mit Sonnenkost

Prof. Arnold Ehret
Vom kranken zum gesunden Menschen durch Fasten

Prof. Arnold Ehret
Die schleimfreie Heilkost

T.C. Fry
Dynamische Gesundheit

Fry, Shelton u.a.
Nie wieder HERPES

Fry, Shelton u.a.
Reines Wasser für die Gesundheit

Dr. med. Heybrock-Seiff
Westliche Atemtherapie Band 1

Dr. Zane R. Kime
Sonnenlicht und Gesundheit

Michael Lukas Moeller
Gesundheit ist eßbar

Dr. Bob Owen
Geheilt von AIDS

Reinhold Schweikert
Das Narrenzeitalter

Dr. Herbert M. Shelton
Fasten kann Ihr Leben retten

Dr. Herbert M. Shelton
Richtige Ernährung durch natürliche
Nahrung

Ein Tagebuch
Was wissen Männer über Frauen?

Ein Tagebuch
Was wissen Frauen über Männer?

Dr. John H. Tilden
Mit Toxämie fangen alle Krankheiten an

Dr. Norman W. Walker
Wasser kann Ihre Gesundheit
zerstören

Helmut Wandmaker
Willst Du gesund sein?
Vergiß den Kochtopf!

Dr. John Yiamouyiannis
Früher alt durch FLUORIDE

Lebenskunde–Magazin
für GesundheitsPraktiker

**Studienreihe für
GesundheitsPraktiker**
I-Die natürliche Gesundheitslehre
II-Ernährungsgrundsätze

Lebenskunde –Schriftenreihe
• Milch, Quelle der Gesundheit oder
  Krankheit?
• Fleisch, Ursache von Zivilisations-
  krankheiten
• Lebenskraft durch Fleisch?
  Ein Märchen!
• Gesund bleiben – gesund werden,
  durch natürliche Ernährung
• Gesundheitsgeheimnis »Wasser«
• Vegetarismus gestern und heute

Waldthausen Verlag • 2863 Ritterhude